后浪出版公司

筋膜拉伸

FASCIAL STRETCH THERAPY™

Ann Frederick
［美］安·弗雷德里克

Chris Frederick
［美］克里斯·弗雷德里克　著

李哲　译

科学技术文献出版社
SCIENTIFIC AND TECHNICAL DOCUMENTATION PRESS
·北京·

图书在版编目（CIP）数据

筋膜拉伸 /（美）安·弗雷德里克（Ann Frederick），（美）克里斯·弗雷德里克（Chris Frederick）著；李哲译 . — 北京：科学技术文献出版社，2019.8（2019.11 重印）

书名原文：Fascial Stretch Therapy™

ISBN 978-7-5189-5678-4

Ⅰ . ①筋… Ⅱ . ①安… ②克… ③李… Ⅲ . ①筋膜疾病—治疗 Ⅳ . ① R686.305

中国版本图书馆 CIP 数据核字（2019）第 126485 号

著作权合同登记号　图字：01-2019-3603

筋膜拉伸

责任编辑：李　丹　王梦莹　　责任出版：张志平　　筹划出版：银杏树下

出版统筹：吴兴元　　营销推广：ONEBOOK　　装帧制造：墨白空间

出 版 者　科学技术文献出版社

地　　址　北京市复兴路15号　邮编 100038

编 务 部　(010) 58882938，58882087（传真）

发 行 部　(010) 58882868，58882870（传真）

邮 购 部　(010) 58882873

销 售 部　(010) 64010019

官方网址　www.stdp.com.cn

发 行 者　科学技术文献出版社发行　全国各地新华书店经销

印 刷 者　北京盛通印刷股份有限公司

版　　次　2019 年 8 月第 1 版　2019 年 11 月第 2 次印刷

开　　本　710 × 1000　1/16

字　　数　275千

印　　张　14

书　　号　ISBN 978-7-5189-5678-4

定　　价　68.00元

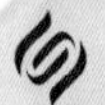

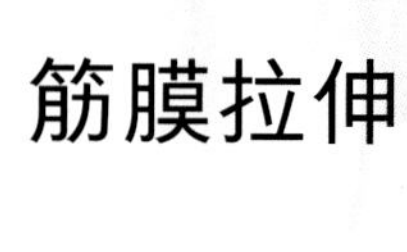

筋膜拉伸

安·弗雷德里克（Ann Frederick）

筋膜拉伸疗法创始人

经托马斯·梅尔斯“运动肌筋膜整合”认证的结构整合师

克里斯·弗雷德里克（Chris Frederick）

物理治疗师、筋膜拉伸疗法创始人

经托马斯·梅尔斯“运动肌筋膜整合”认证的结构整合师

序言由**托马斯·W. 梅尔斯（Thomas W. Myers）**撰写

第二章图标的说明

同步呼吸和运动

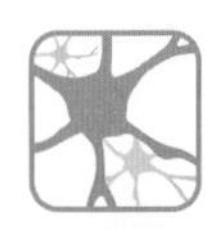

调整神经系统以适应当前需求

遵循一定的逻辑顺序

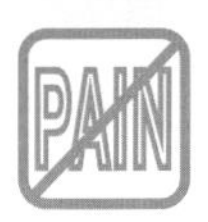

无痛增加活动范围

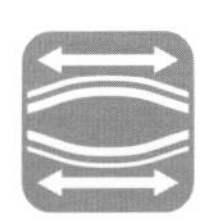

拉伸神经肌筋膜，而不只是肌肉

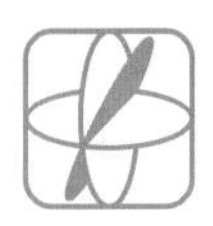

使用多个运动面

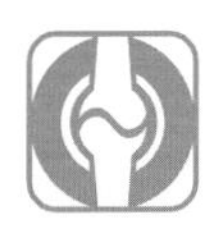

以整个关节为目标

用牵引获得最大伸长

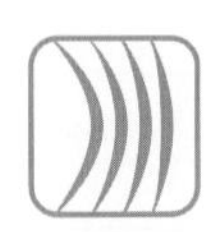

促进身体反应以获得最佳效果

根据当前目标调整拉伸

筋膜拉伸疗法的由来

这本书是由两个独立“旅行者”相遇后合作形成的作品。

安的故事

当我还是个小女孩的时候，我有一种预感，我注定要去创造将艺术和科学结合起来的东西。我不确定那是什么或者什么时候开始，但我知道这是我的使命。我也知道它会改变人们看待这个话题的方式，且最终会在全球范围内传播开来。当它出现时，筋膜拉伸疗法的发展就像是神圣指引和纯粹必要性相结合的产物。

筋膜拉伸疗法是妙不可言的。人们可能会好奇我为什么想要把自己发明的技术教授出去，因为这样一来我就失去了唯一可提供该技术服务的人的地位。我的回答一直是，当我们收到一份礼物时，回馈大众是我们的责任。这项事物可以给我自己和其他人带来如此多的欢乐和希望，我怎能不去分享它呢?

从 4 岁到 40 岁，我一直在舞蹈工作室里度过。我从 14 岁起就从事专业舞蹈练习和教学工作，运动和身体的奇妙早已融入我的日常生活。我的另一个爱好是人体科学。我在学校里修了所有与之相关的课程，尽可能多地阅读有关这一学科的文章。我清楚地记得在高中时期，我用一晚上的时间就学会了人体全部的 206 块骨头。

我花了很多年的时间训练舞蹈练习者的柔韧性，在我的监管下没有一个人受伤。我将其归因于课堂上我对柔韧性的关注，在每一节课上，我都至少要花 30 分钟进行热身训练。在舞蹈世界里，伴随着力量的极端柔韧性是不容讨价还价的要求。

当我在当地一家健身房教授一组伸展课程时，我顿悟了。看着满员的课堂，我意识到人们在生活中正迫切需要变得更加灵活，并且这堂课的参与人员主要是老年人。这种对一般人群需求的新认识，以及热切的想要帮助他们提高柔韧性的心情让我兴奋了起来。当我进入亚利桑那州立大学（ASU）后，我以运动机能学为重点，学习并研究学术舞蹈且获得了相关学位，我的视野变得更加清晰了。

仿佛是命运的安排，在我的第一节拉伸课结束之后，有个人走过来对我说："他们需要你在亚利桑那州立大学体育中心所做的事情。"

与来自 26 个不同运动项目的大学生运动员一起工作是一个机遇。

筋膜拉伸疗法的创造始于 1995 年的夏天，在亚利桑那州立大学的举重训练室里进行，发生在卧推时。当时我在一名足球运动员的腿上绑了一条举重带，以便在我拉伸他的时候保持腿不动。我意识到，如果我能通过一根固定带对这个大家伙施加适当的杠杆作用让他起来离开地面，就太好了。接下来的事，大家都知道了。在我的私人诊所中，每次有人在我的诊疗台上，我都要开发新方法。为了兼顾学业和私人诊所，我每天工作 18 个小时以上。我早上在足球场带领球队进行集体拉伸，或者在举重室和运动员一起工作。我在上课之前和下午下课后，都要工作几小时。然后会去我的办公室，花时间来琢磨我的新事业。对我来说，每天花 10 个小时为我的个人客户进行拉伸是很寻常的。

我的努力很快得到了回报——我被邀请成为 1996 年的美国奥运男子摔跤队的随行人员。人们常说，如果你以使命为生活，事情自然会步入正轨，事实正是如此！我是第一个参与奥运会的柔韧性专家。

在我离开期间需要有人照顾我的客户，于是我找到了两个年轻人，他们对我开发的技术很感兴趣。我私下对他们进行了培训，他们成为了首批筋膜拉伸疗法学生，也是我最初的员工。我的公司最初的名字是 A&F 柔性系统，很快我们就把它改为拉伸致胜中心（Stretch to Win Center），位于美国亚利桑那州坦佩。

近 20 年来，我的事业蒸蒸日上，我喜欢与来自各行各业的客户一起工作。在我的客户中有很大一部分是美国职业橄榄球运动员。从 2005 年到 2009 年，我很幸运地成为三届超级碗（美国职业橄榄球大联盟的年度冠军赛）的一员，负责三支不同的球队几乎整个首发阵容的拉伸。

随着发展培训学校的必要性越来越大，我决定结束私人执业，把全部精力放在教授他人上。我们在 2012 年关闭了私人工作室，致力于与尽可能多的人分享我们的筋膜拉伸疗法知识。这是通过我们的专业培训学校拉伸致胜学校（the Stretch to Win Institute）来实现的。

我生命中另一件意外的事情是遇到了克里斯——我的丈夫、合作伙伴和我生命中的爱人。自从 1998 年 6 月走进我的办公室以来，他就一直在我身边。在筋膜拉伸疗法的起始期，我和克里斯引入了创意之力，这使得我们能共同发展这项技术。我无法推测如果没有他，我的人生和筋膜拉伸疗法会是什么样的。

克里斯的故事

在筋膜拉伸疗法的起源中，和安一起引入创造性的力量使我们能够提高和发展这项技术。由于我是一名物理治疗师，处于这个独特的位置可以看到筋膜拉伸疗法对我的客户有什么影响。这让我的开发和发展有了一套前提，那就是基于复杂的个人分析（主观）和客观分析，在结合手法和移动技术方面的试错、直觉、特定的神经肌肉激活、抑制技术、特异性结缔组织移动性检测后再进行手法运动校正等。我开始意识到使用筋膜拉伸疗法作为一种独立的治疗方法和综合性手动疗法（manual therapy）的价值和益处。

筋膜拉伸疗法的实践结果证明，其在评估和治疗方面更快、更有效。相比之下，将筋膜拉伸疗法转化为文字，也就是说将这种体验转化为一本书的形式，可不是一件容易的事。正如你所想象的，试图解释这25年来的临床实践技术和科学，用两分钟的评估得出正确的诊断，指出正确的治疗方法，是一个巨大的挑战。我很高兴在“评估”那一章节与你们分享这些基础知识，我希望它对你们一样有益。

对于读者来说，能够理解筋膜拉伸疗法不仅仅是一门手艺是很重要的。事实上，筋膜拉伸疗法是一个综合的、有逻辑性的系统，它基于我们的10个基本原则，这10个原则为手动治疗师提供了可靠的治疗指南。它也是基于治疗师指导的原始概念，以及客户的主动运动，如我们所说的拉伸波。它是由我们自己的创新编排组成的，据我们所知，它不同于其他任何东西（抛开和承认其他有效的疗法）。是什么让这个系统有别于其他类型的拉伸技术呢？那就是对于客户来说它是主动的，而不是被动的。其目标是对大脑进行再教育，而不仅仅是进行身体治疗。它被设计成一个系统，旨在适应治疗师的独特性以及客户的个人需求。筋膜拉伸疗法的设计是为了让治疗师的身体运动更温和，不需要太多的力量和努力。它的基本理论是运用技巧而不是力量，并通过与神经系统的连接来获得最好的效果。治疗师和客户作为一个团队一起工作，这样一来可以使信任度和放松度迅速增长，以获得更好的效果。

要想成功，不仅仅是按照书中所描述的那样去做就可以了。能意识到这一点很重要，但更重要的是保持身体和心灵的开放以带来无限可能，通过这本书订制属于你自己的治疗方式和客户指导方案。经过多年的临床应用和教学，我们在这本书中提出了最有效的方法来实现打开和释放客户组织的目标。这种方法的重点是让整个系统参与控制身体神经肌筋膜链而不是孤立的肌肉。

在使用筋膜拉伸疗法近二十年的时间里，我们和我们的学生形成了关于它的理论：它解决什么问题最好及原因；与其他疗法相配合能补充或增强其他疗法或是两者皆有；如何与其他疗法结合；筋膜拉伸疗法如何以及为何能基于数千小时客户反应，解决了一些他们最棘手、最顽固的问题。事实上，现在一些医生将筋膜拉伸疗法开进处方里是因为他们已经在客户身上看到了它的有效性。这一过程最有益的一个方面是当客户认为再无改善生活质量的希望时，给他们带来希望。

正是基于筋膜拉伸疗法给客户以希望的精神，才推动了我们撰写这本书，与大家分享我们倾注极大心血的事业。我们热切希望我们的工作令人满意，希望你们能够运用本书中的内容，为客户的生活带来改变。

安・弗雷德里克
克里斯・弗雷德里克
2013 年 11 月

序 言

我很高兴看到我的朋友克里斯·弗雷德里克和安·弗雷德里克，将多年的工作所得创作成书。当然，我个人也很高兴看到解剖训练图以一种新的、实用的方式得到应用，但是我想补充一点，筋膜拉伸疗法完全是他们自己的创作。

筋膜拉伸疗法是真正的团队共同努力的成果。克里斯的创意和物理治疗师的背景与安的直觉和追求完美的态度融合在一起，他们的合作和对工作的奉献形成了一系列阶梯式方法，可以让他们（包括读者）进步并能适应各种各样的客户、学生或患者的需求变化。

关于“拉伸”的学术争论——正如克里斯早前指出的那样并没有结束，还需要多方面数年的研究。无论结果如何，可以确信这里列出的原则和实践将会基本得到保留，原因很简单，它们确实有用。与一些世界上最好的和最坚强的运动员共同实践几十年，就像在高炉中锻造钢。你可以依靠筋膜拉伸疗法，因为该方法的核心像钢一样抗拉伸。

这本书，像它的作者一样，是周密的和有条理的。虽充满了幽默，但也很认真对待眼前的目标：使每一个关节减少痛苦，得到充实、完整和高效的活动。它本身就是一个指南，让从业者了解方法的各个方面，并唤起其最大程度的细心的工作态度。但我希望能有更多专业人士参加他们的培训，在那里他们的处理技巧的细节可以得到动态传递，这是获得新手动技能的最佳方式。与此同时，这本书就像任何一个二维物体一样可以将他们的四维思想带入生活。

托马斯·梅尔斯
缅因州沃波尔
2014 年 3 月

致　谢

首先，我们要感谢从世界各地来到我们位于亚利桑那州坦佩的拉伸致胜中心（the Stretch to Win Center）的员工和客户。在过去将近 20 年的时间里，你们对我们工作的信任和信赖使得拉伸致胜中心（the Stretch to Win Center）有机会帮助你们消除疼痛、恢复功能，给你们带来了希望。你们对我们创新的疼痛、保健、健身和运动性能管理方法采取开明的态度，帮助我们证明了筋膜拉伸疗法（FST）在众多疾病、功能障碍、失衡和运动缺陷中的功效。没有你们，就没有这一疗法的存在。

特别感谢我们的院长马琳·里格斯（Marlene Riggs）、合作伙伴凯文·达比（Kevin Darby）以及所有的教师和助教，没有这些朋友我们就不可能接触到这么多的学生，并对他们的学习体验产生极大的影响。你们的激情、知识和想要有所作为的愿望都应受到高度的重视和赞赏。

接下来，我们对所有的学员表示感谢，他们足够相信我们，投入时间和金钱来参加筋膜拉伸疗法培训，现在我们的学员被称为筋膜拉伸治疗师和专家。我们与学员在结束了培训课程后的很多年里依然保持联系，有着深厚的感情，对此我们深表感激。这样一来，就形成了一个筋膜拉伸疗法网络，一个相互关怀、信任的协作网络。我们的认证学员的共同目标就是将客户的需求放在第一位，为他们遇到的问题和挑战寻求持久的解决方案。

谢谢接纳我们这个方案的前手翻出版公司（Handspring Publishing）、塞林娜·沃尔夫德（Sarena Wolfaard）、安德鲁·史蒂文森（Andrew Stevenson）。与你们这样的天才团队一起工作是一种荣誉和纯粹的快乐，同时非常感谢团队的其他成员，包括（排名不分先后）：卡佳·艾博特（Katja Abbott），感谢您出色的文案编辑；布鲁斯·贺加斯（Bruce Hogarth），感谢您出色的美术和照片设计；希拉里·布朗（Hilary Brown），感谢您在创意营销上的努力。

来自安的致谢：

首先，我需要感谢上帝在我创作这一作品时给予的神圣指引和灵感。我的丈夫对于我的意义是无法用言语表达的，但我还是要感谢我的丈夫克里斯。他提高了我们共同工作的期望和标准，我非常感谢他为我们的合作带来的一切。当一个人有幸可以与一个真正的灵魂伴侣分享生活和梦想时，她是一个非常幸运的女士，真的！特别要感谢我的父母，他们总是支持和鼓励我发展事业。妈妈曾教导我，如果我可以做到“脚踏实地，仰望星空”，那么我就可以实现我的梦想。她在我四岁的时候让我通过舞蹈学习开启了运动生涯，并给予了我创作这一作品（筋膜拉伸方法）的最初灵感。她在很早的时候就培养了我对教学的热爱，这对我很有帮助。她在很多方面都是我的导师。

我的父亲给予我一个无价的使命，那就是创造我热爱的独特职业。他说，这需要我成为这个领域中的佼佼者，并且要不断进步。我将永远感激他给我的蓝图，这使我在事业中找到了真正的幸福和成就感。

特别感谢提姆·麦克莱伦（Tim McClellan）和里奇·温纳（Rich Wenner）给了我 1995 年在亚利桑那州大学创立自己的体系的机会。衷心感谢迈克尔·J. 阿尔特（Michael J. Alter），他是《柔韧性科学》的作者，给了我希望和灵感，使我能够在基于柔韧性的全新领域中进行创作。

来自克里斯的致谢：

很难对我生命中的爱人——我的妻子、伴侣、共同创造出作品的搭档和合著者表达出我衷心的感谢，因为这是无法言喻的。筋膜拉伸疗法在很多方面——无论是个人的还是职业的，将我的生活变得更好，而且对我们的未来和我们所接触的人都有更多的承诺。对我早期的导师们表示感谢，尤其是萨特·潘（Sat Hon）和陈梅医生（Dr. Mei Chan），他们帮助我提高判断客观事实的能力和意识，引导我养成独特的能力，并造就了今天的我。衷心感谢手动治疗方面的导师玛丽卡·莫尔纳（Marika Molnar，PT，LAC），她帮助我在比她的神奇舞蹈理疗诊所更深的层次上得到发展。

同时感谢我们的导师、同事和朋友托马斯·梅尔斯，他在整合运动肌筋膜和解剖训练方面得到的实证，为我们一直在做的筋膜拉伸疗法工作提供了极大的可信度。结构整合和其他身体疗法与筋膜拉伸疗法结合使用效果非常好，因此我们看到，筋膜拉伸疗法与其他有效的手动疗法结合前景光明，这使得客户和手动治疗师可以互利互惠。

最后，我们要感谢在筋膜研究领域与筋膜研究大会有关的所有人，他们给了我们合作的机会，并继续以他们在这个令人兴奋的科学领域的领导地位激励着我们，特别是（排名不分先后）：罗伯特·施莱普（Robert Schleip）、利昂·柴托（Leon Chaitow）、托马斯·芬德利（Thomas Findley）和詹姆士·奥斯曼（JamesOschman）。

前　言

如果你还没有读过本书，我们强烈建议你先阅读前言。写这篇文章的目的就是为了分享最初的灵感和接踵而来的激情。这些灵感激发了我们进行筋膜拉伸疗法（FST）创造和不断发展的热情。前言会让你更好地了解如何应用本书。

第一章：关于拉伸的争论

关于拉伸的争论早在14年前就已经开始了。从那以后，很多专业人士在实施治疗或训练时，要么坚定地支持拉伸，要么坚定地反对。第一章有保留地说明了为什么会出现这样进退两难的困境，并且采取了更为平衡的方法，而不是极端的“要么全部要么没有”的立场。

有关拉伸的科学研究中，既有消极的结果，也有积极的结果。对柔韧性的新定义被提出，不再像传统主义者所定义的那样局限于运动范围（ROM）。这有助于理解拉伸是如何适应治疗和训练背景的。

用科学研究的证据来解释人体的组成和功能——我们的细胞确实是生物张拉整体结构。根据定义，生物张拉整体结构从原子水平到细胞和宏观组织在结构和生理上都是有韧性的。与其他手动疗法（manual therapy）相比，筋膜拉伸疗法从一个不同的（但仍然是综合性的）角度运用了这一理论支持和其他证据，来说明如何评估和治疗身体。

本章定义了肌筋膜张力，探讨了拉伸对本体感受器和内感受器的影响。最后，为下面的章节介绍了筋膜拉伸疗法的评估和治疗模式。

第二章：剖析筋膜拉伸疗法

筋膜拉伸疗法是建立在十项基本原则之上的，这些在本章中都会进行详细的描述。虽然很多治疗师-客户运动，但本章只列出了成功执行筋膜拉伸疗法的操作和对拥有最佳客户效果指南的基本原理的概述。例如，同步呼吸和运动、调整神经系统以适应当前需求、遵循一定的逻辑顺序、无痛增加活动范围、拉伸前先放松、拉伸神经肌筋膜而不只是肌肉、使用多个运动面、以整个关节为目标、用牵引获得最大伸长、促进神经反射达到最佳效果以及根据个体客户的目标和要求调整拉伸。

最后本章列出了筋膜拉伸疗法的禁忌证和适应证。

第三章：比较和对比

在本章中，对已被探索出的相关辅助手法和 / 或手动拉伸的技术和方法进行比较。又概述了其他方法和拉伸技术，以便与筋膜拉伸疗法进行比较和对比。

第四章：评估

本章节的材料是以过去 20 年中我们经营筋膜拉伸疗法诊所时评估和治疗过的成千上万的客户为基础，同时也是基于我们培养的成千上万个目前正在使用筋膜拉伸疗法进行评估的治疗的专业人士的反馈。

对手动治疗进行评价是复杂的，甚至是有争议的，因为不同的学派现在仅仅是通过站在有证据基础的同伴和训练一边来极化自己。我们采取了一种更加平衡的方法，重视研究中持续证据的必要性，同时还认同严谨的临床经验带来的价值和益处。

为了最初更容易切入这个主题，手动评估技术被便捷地归为 LSS——延长（Lengthening）、缩短（Shortening）或稳定（Stabilizing）的区域，以快速反馈治疗效果和方向。评估理论随着 SITTT——手动扫描（Scan）、识别（Identify）、治疗（Treat）、测试（Test）、再治疗（Treat）的发展而发展，引入了一种快速鉴别诊断和后续治疗的方法。这个方法帮助你证明你的假说是否正确，你可以在一个疗程内测试这些假说的有效性。从全局到局部，从静态到动态评估，治疗将通过姿势、肌筋膜、关节和神经排序有逻辑性地进行。第四章还包括功能承重部位的评估和对基于诊疗床的小型治疗的快速测试，以及更具体的评估和治疗。

第五章和第六章：筋膜拉伸疗法——下半身和上半身

本书的最后两个章节是最实用的，因为这两个章节以详细的、循序渐进的方式向读者展示治疗的基本内容，以便读者可以根据客户的需要灵活地设计治疗方案。下面的一些例子可以让读者了解到筋膜拉伸疗法涉及的各种各样的处理方法，包括身体、心理、情感甚至是精神上的治疗。

- 全身疗法：
  - 关节、神经和肌筋膜减压术。
  - 激痛点的放松。

    - 平衡筋膜链以达到正常水平的弹性刚度。
    - 放松。
    - 减少精神压力。
    - 把心态从消极变为积极。
    - 改善生理功能，如睡眠、消化和能量。
- 提高对神经系统的调节，为活动前的动态热身、纠正工作和/或心理情绪活动做准备。
- 抑制神经系统，进行活动后的恢复、再生和促进淋巴循环。
- 局部手动疗法：
    - 提高活动范围。
    - 提高力量。
    - 改善平衡。
    - 调节疼痛。
    - 减少水肿。
    - 调动中枢和/或周围神经系统。
    - 提升姿势。
    - 改正结构的不平衡，如腿长度差异。

以上的列举内容并非详尽无遗，但是可以说明筋膜拉伸疗法可以用于全身治疗，当然这还要取决于治疗师的技能和直觉。筋膜拉伸疗法经受住了时间的考验，并且跟随治疗师和培训师融入到他们各自的实践中，正成指数增长，我们真诚地邀请各位读者朋友也加入进来。

目 录

第一章
关于拉伸的争论

关于拉伸的争论，尤其是在治疗和体育运动领域，早在 14 年前就已经开始了（Shrier，1999）。在此之前，人们认为拉伸运动可以改善整体功能和运动表现，可以增加特定的柔韧性和减少伤害。大多数临床医生和治疗师以及来自各个学科的培训师和教练都深信拉伸的重要性，并将拉伸作为治疗方案的必要组成部分。

《拉伸的争论》（Chaitow，2003）一书就专门加入了一些关于拉伸运动益处的研究综述（Herbert & Gabriel，2002），但文中大多数是负面的。

这些观点大多是由公认的手动治疗师提出的，充满了情绪化，也反映了治疗师相信的对他们有用的信息和研究员所提及的拉伸中确实在发生的事实之间的矛盾。从那时起，在从事各种疗法的专业人士（包括健身和运动训练领域中的相关人士）中就形成了坚定支持拉伸和坚决反对拉伸两大阵营。这种激烈的气氛被媒体利用，并且还火上浇油，使其愈演愈烈（Reynolds，2013）。因此，我们认为让人们意识到这些事实是非常重要的，同时希望通过呈现一个平衡的视角来对拉伸和它所包含的一切进行解释，从而给大家带来启示。

如果不自谦地说，我们有资格去帮助理解一般的拉伸，尤其是对拉伸的误解，因为我们不像大多数的医生和治疗师，我们已经做了研究，并且将其应用到了临床实践中。幸运的是，在近 20 年的时间里，我们每天都在以使用筋膜拉伸疗法作为独立的客户服务来谋生。自 1999 年以来，我们一直在培训其

他人来快速、高效、全面地改善疼痛管理和功能表现，学员的反馈超出了我们的预期。受此激励，我们写了这样一本书，以使治疗师和他的客户们都可以从我们所讲述的关于筋膜拉伸疗法的知识中受益。

通过对本章的阅读，你将会在与客户和其他专业人士讨论拉伸时更有见识。我们同样希望这些信息可以帮助你重新理解拉伸的非凡意义不单单是增加肢体活动的范围，也可以帮助你进行实际操作和应用。

一、研究中的消极结果

（一）伤痛

2002年8月，一篇发表在《英国医学杂志》上的文章在社会上引起了很大的关注和争议。这篇论文是一篇系统的研究综述，它评估了与防止伤痛和运动后肌肉酸痛有关的拉伸步骤的益处（或不利之处）。直接从研究中得出的结论是“运动前或运动后的拉伸不能防止肌肉酸痛。运动前拉伸似乎在降低受伤风险上作用不大，但这项研究的普遍性有待检验”（Herbert &Gabriel，2002）。

在这个研究之后的第六年，另外一个类似的系统研究综述似乎验证了之前的结论。也就是说，“有多种证据表明，常规的静态拉伸并不会降低整体损伤率”。但是，在这项研究中还有一个新的发现，让人们对研究的结论产生了怀疑。这个新发现被认为是在预防性治疗和训练中使用拉伸的可靠且有效的指南：“然而，有初步证据表明，静态拉伸可以减少肌腱损伤。”（Small，2008）

（二）力量、爆发力和速度

许多研究表明，拉伸使力量的整体参数降低，因此许多训练员和教练不允许在重量训练和其他以力量训练为重点的活动之前进行拉伸（Babault，2010；Sekir，2010，Manoel，2008）。

关于力量和速度，一项关于拉伸运动对短跑的影响的研究可以作为其他研究发现的代表。该研究采用了重复测量设计，实验小组由身体状况相似的25名健康的业余跑步者组成，他们要在4个不同的针对髂腰肌的拉伸条件下——每种拉伸用时一分钟，立刻分别完成长为36米左右的短跑测试。在没有拉伸的情况下，被试者在冲刺前后的时间里都有明显的改善。然而，在静态、弹性和动态拉伸的条件下，拉伸前和拉伸后的冲刺时间没有统计学差异。这项研究的结论是，短跑成绩可能在不拉伸的情况下，通过使用步行作为活动的一般性热身，显示出最大的提高。显然，这些发现对那些在跑步前将髂腰肌拉伸作为热身的一部分的跑步者来说具有临床意义。值得注意的是，在各种跳跃运动中也观察到了类似的负面结论。

上面讨论的研究是一些得出消极结果的例子，一些研究甚至在结论中暗示拉伸不能作为治疗的方法或训练指南。再看一下拉伸研究中得到的积极结果，可能有助于形成一个相对平衡的观点和方式，以便用科学来指导我们的实践。

二、研究中的积极结果

在一项研究中，研究人员从拉伸中发现了三个积极的作用："①在自主收缩肌进行拉伸后，稳定力会增强。②肌肉放松后，一些肌力持续增强。③在一些拉伸条件下，力的增强超过了最佳肌内强度下的最大等距力。"（Lee & Herzog，2002）这项研究反驳了其他研究认为拉伸削弱了肌肉力量生成的结论，并建议进一步研究拉伸到底是如何增强肌肉力量生成的。

最近对多项研究进行综合回顾表明拉伸具有以下积极效果（Page，2012）。

- 增加活动范围。
- 单侧的拉伸可以增加双侧的活动范围。
- 在运动前，静态和动态拉伸都能有效地增加活动范围。
- 预收缩拉伸（如本体感觉神经肌肉促进疗法，PNF）会降低肌肉的兴奋性。
- 在很多研究中，拉伸前收缩在增加活动范围上比其他静态拉伸要好。
- 与静态拉伸相比，动态拉伸与长度和性能缺陷无关联。
- 动态拉伸可以提高动力测量的能力以及跳跃、跑步的性能。
- 热身前或热身后做静态拉伸不会使力量下降。
- 四组持续 15 秒的静态拉伸不会影响垂直跳跃。

拉伸组织和细胞

筋膜的周期性机械拉伸证明基因表达和蛋白质合成的形态学变化会影响细胞内和细胞外基质（Wang et aL.，2009；Chen et aL.，2008；Uptonet aL.，2006；Coutinho et aL. ，2006；Wang et aL. ，2004）。目前尚不清楚治疗性拉伸是否可以通过持续足够长的时间来激发这些效应，但充分的重复拉伸可能会产生这样的效应（Standley et aL.，2009）。

单泡脂肪细胞大量存在于疏松结缔组织中，这是筋膜组织提供剪切应力和滑动力的位置。最近的发现表明单泡脂肪细胞具有内分泌功能，它们会分泌雌激素、多肽和细胞因子，是细胞因子转化生长因子的重要成分。肱骨因子通过血液在脂肪细胞间传输（Schleip，2012）。难道说在有筋膜硬化、瘢痕、损伤以及其他缺陷的情况下，进行有针对性的筋膜拉伸会产生剪切应力和滑动力，刺激内分泌功能？明确的客户反应让这看起来似乎是合理的。

目前有研究表明，机械的组织拉伸可诱导结缔组织成纤维细胞的核重构，并且这种拉伸可在几分钟内诱导细胞骨架重构，从而产生结缔组织张力（Langevin et al.，2010）。组织拉伸被证明能增加胶原蛋白和转化生长因子- 1（TGF-ß1），但是目前对疏松结缔组织的生物力学行为知之甚少（Langevin et al.，2011，2008，

2003）。然而，越来越多令人信服的证据表明，结缔组织具有全身机械敏感信号网络的功能（Langevin，2006）。

三、从关于拉伸的研究中获得观点

我们在拉伸研究中发现了很多普遍存在的问题。在我们看来，这些众多研究中存在的大问题之一是“拉伸”这个词没有被充分定义。即使在回顾了个别的研究之后，大多数人也只是对所研究的拉伸类型做了比较具体的说明，例如最常见的“静态”拉伸。在结论中，使用了通用术语“拉伸”却没有对它进行明确的专业界定，这样一来情况会变得更糟，例如“静态”（Thacker et al., 2004）。当只有结论而没有研究细节的呈现时（这是最常见的情况），问题就会出现，并且错误的印象会被加深。也就是说，无论是这个还是那个拉伸，都必须被更准确地陈述。比如“静态拉伸利用了这个或那个在本研究中使用的特定参数”。我们认为，这是在新闻、其他媒体和有知名度的专业杂志上传播有关拉伸的错误信息的一个主要来源。

需要指出的是，在过去的十年里，很多关于拉伸研究中的消极结果都是来自关于静态拉伸的研究（McHugh & Cosgrave，2010）。同时还需要注意的是，大多数拉伸研究都试图将拉伸分离到一块可触及的肌肉上，最常见的例子就是腘绳肌（Slavko，2013）。“静态”和“腘绳肌”显然只是在拉伸研究中可以研究和控制的众多变量中的两个。不幸的是，这是研究拉伸人体组织的两个最常见的变量，而许多可用于拉伸疗法的临床相关变量仍未被研究（Page，2012）。例如，我们从来没有见过试图比较或区分任何用于强直性肌和多相肌拉伸类型的研究。因此，许多关于拉伸的负面报道以及最近在健身和治疗方法中兴起的有关建议往好了说是有限的，往坏了说甚至是有害的。我们看到，这些建议大多来自于狭隘的循证研究，而不是通过系统评价、对比临床辅助拉伸的多种方式方法得出的，关于自我拉伸方面的就更少了。

使用研究成果指导临床实践有更大的问题，这是最近才发现的令人不安的证据。正如《华尔街日报》的一篇文章所报道的那样，“大多数结果，包括那些在顶级行业评论期刊上发表的结果，都是无法重复的”（Naik，2011）。同一篇文章中引用了《科学》杂志的编辑布鲁斯·阿尔伯特（Bruce Alberts）的话：“这是一个非常严重和令人不安的问题，因为它明显误导了那些默默相信在权威行业评论杂志上发表的新发现的人。”结果，他让那本杂志花了大量的时间来研究科学重复性的问题（Jasny，2011）。这里要指出的一点是，面对科学研究的结果可以抱着尊重的态度去怀疑，就像从值得信赖的同事或导师那里得到的轶事报道一样。如果一个人相信了最近被曝光的多方面错误的科学方法，那么这个人就不会比其他人更好或是能更准确，并且也是不值得信赖的。

处于这种情况下，如果一个临床医生想要在拉伸上使用基于证据的方案，我们建议依照只在特定程度上推导出的研究结果。也就是说，治疗师不应该假设方案对未经研究的肌肉和/或其他组织也是有效的。不幸的是，关于拉伸的不正确的和有潜在危害的假设和概括（还有因此形成的不正确的建议）仍然比比皆是。

我们认同2012年的一篇临床评论，该评论讨论了肌肉拉伸干预的当前概念，并总结了拉伸应用于锻炼和康复的相关证据（Page，2012）。正如我们之前提到的那样，这篇文章注意到了拉伸带来的正面和负面效果，叙述的是几位作者观察个体对拉伸的反应。举个例子，不同类型拉伸的效果似乎与年龄和性别有关：男性和65岁以下的老年人对收缩-放松拉伸反应更好，而女性和65岁以上的老年人则在静态拉伸中获益更多。另一个例子是：与更短时间的静态拉伸相比，持续60秒的静态拉伸能更好地改善老年人腘绳肌的柔韧性。越来越多的此类研究表明，为了获得最佳效果，拉伸项目可能需要个性化。这就是我们从实践中观察到的，而且事实也确实如此，对于拉伸和柔韧性训练中的标准方案，往好了说是平庸的，往坏了说就是有害的。

有研究证明，从个人实践中获得的实际的、可靠的专业经验，必要时与有经验的同事和导师们的建议融合起来，是优化客户效果的最佳策略。值得注意的是，关于结缔组织的科学研究一直都在稳步发展，并且很多发现在临床意义上很大地支持了拉伸在不同类型手动疗法中的应用。但遗憾的是关于具有广泛临床意义的实际参数的研究却远远落后。多种拉伸与多样性参数应用结合的许多可能性还有待研究。这其中有一些，甚至是许多方法有可能会产生积极的结果。基于实践的证据（以及筋膜研究的可信度支持）已确实产生了很多关于拉伸的积极结果，我们需要可靠且有效的临床运用和良好的研究，以便让我们的客户能取得最好的效果。而这同样能帮助我们准确地定义我们正在研究的事物，即柔韧性和拉伸。

四、新定义

（一）柔韧性

我们将从定义一个更全面的词“柔韧性”开始，以此作为一种手段，来更好地定义那个容易被误解的词“拉伸”，尽管《柔韧性的科学》（*The Science of Flexibility*）一书的作者迈克尔·奥尔特（Michael Alter）在他这部开创性著作的开头中写道：“对于所谓柔韧性的定义，目前几乎找不到一致的意见。”（2004）

也许由于意见的不一致，在很多相关专业领域中使用的还是最简单的定义：运动范围。目前，在医学、综合医疗保健、健身和体育等专业领域中，“柔韧性”

一词在其正确含义和应用方面存在很多混淆，因此必须厘清这些专业术语。

已故运动科学家和运动员梅尔·西夫博士（Mel Siff），在他的《超级训练》（*Supertraining*）一书中说道："柔韧性，无论人们如何定义这一术语，它都不同于关节与关节之间，它在动态和静态条件下显示不同的属性，需要关注的不仅仅有肌肉，还有肌肉骨骼系统的所有组成部分，以及身体神经肌肉控制回路中的各种类型的拉伸反射。"（2000）

西夫博士写道，虽然表演劈叉一直以来都是"柔韧性的最高指标"，然而他观察到，脚趾接触者和劈腿者"在脚跟平放在地上的时候，很难低位蹲坐在他们的臀部上"。如果是这样的话，我们似乎马上就需要放弃将"有能力进行劈叉"（以及其他类似的事情）作为柔韧性足够好的参照标准。这包括了熟悉的"坐位体前屈"测试，它被美国橄榄球联盟（NFL，是美国国家橄榄球联盟为大学生和其他运动员举办的职业橄榄球比赛）和许多其他专业体育机构用于测量柔韧性。在任何情况下，单一地以这种方法测试或衡量一个人总体的或一般的柔韧性状态都是不严谨的。

为了尽可能简单地进行定义，我们建议使用以下韦氏在线词典对于柔韧性的定义："具有随时适应新的、不同的或不断变化的需求的能力。"（2013）这个定义隐含了一个参考系，它描述了自然界和科学中任何成功的生物体的特征，即适应性。虽然看起来很苛刻，但我们永远不会忘记贝弗利·卡尼（Beverly Kearney）教练在德克萨斯大学多次夺得全国女子田径锦标赛冠军时说的话："适应或死亡！"他毫无疑问是查尔斯·达尔文（Charles Darwin）的拥趸。

如果我们要接受柔韧性是适应性这个观点的话，那么当我们将其应用于人类生存、工作和繁衍的一般能力时，我们需要足够的柔韧性、能力、力量、移动性、平衡性和速度，我们还需要足够的情绪稳定性、广泛的心理承受力和敏锐的注意力。适应家庭和社会中各种各样的心理、社会、文化环境，是成功履行职能和实现高质量生活的另一个要求。如果传统的定义意味着柔韧性仅仅是指活动范围的话，那么我们根本无法适应生活给我们带来的很多东西。那么问题来了，从新定义出发，拉伸是获得、调节和保持柔韧性的方法么？也就是说，拉伸可以使我们变得更敏捷、强壮和行动自如，甚至更快么？更进一步地说，拉伸能给我们带来所需的柔韧性，不仅是日常生活活动（ADLs），而且还满足了在例如极限运动比赛这样的严峻挑战中，更重要的是在危及生命的紧急情况下的特殊的心理、情感和生理需求吗？如果拉伸是获得所有这些的手段，它是最好的、最有效的方法吗？

另一个问题是：拉伸可以消除、减少疼痛或对缓解疼痛产生有益的作用吗？如果是这样，它能用于治疗什么样的疼痛？推而广之，什么情况及/或疾病表明它可以作为首要的或辅助的治疗手段？

40 年的综合经验已经证明，筋膜拉伸疗法是一种创新的、具有独特快速疗效的手动治疗系统，用于治疗疼痛、许多常见病症和某些疾病。当与个人的活动相结合以达到特定的目标时，筋膜拉伸疗法将确切地帮助他或她实现和保持柔韧性和适应性，使其在生活和体育运动中发挥出最佳状态。在随后的章节中，我们将以科学、研究和经验来支撑我们的观点。

（二）形态与功能

人们普遍认为，我们的身体结构或“形态”与我们的生理功能是相互交织和相互依存的。因此，如果我们接受我们的形态器官是结缔组织或筋膜，它容纳了构成所有功能器官和系统的组织，那么就需要了解我们体内的物理结构的性质和行为，这些结构可以从那些促进改变的、潜在的病理性中培养适当的神经化学通路。作为手动治疗师，我们需要知道我们的双手能做些什么，从而为我们的客户带来有益的效果，以及我们的触摸如何影响身体的功能和形态。

五、拉伸整体

在之前的建筑制图员职业生涯中，我了解到建筑和工程中有些独特的结构，它们的定义更灵活。最早的一个例子是天才工程师和建筑师巴克明斯特·富勒（Buckminster Fuller）的测地线穹顶设计（Fuller，2013）。

圆顶结构很容易适应可预测的和不可预测的力（或多或少），这取决于所使用的材料（Fuller，2013），其中一个例子就是圆顶帐篷（图 1.1）。

当组装时，这种结构保持着工程中所谓的“预应力”或“预张力”，即通过各结构构件在整体上实现力的平衡分布。每个构件的预张力作为一个单元在制造

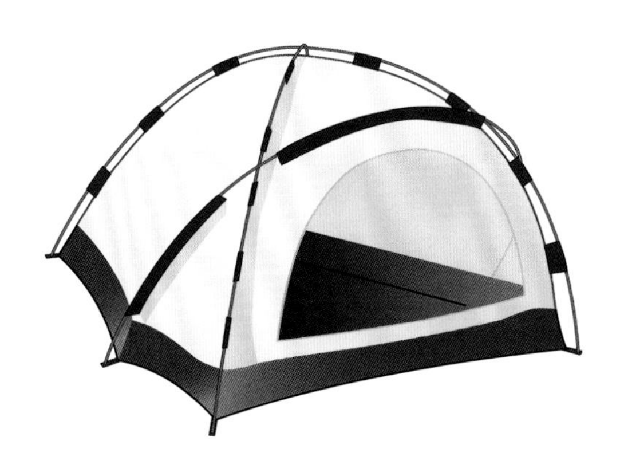

图 1.1
圆顶帐篷

过程中被仔细地校准，这样一来，当它们与其他构件连接形成圆顶时，能够恰当地承受一定范围的外力和内力。将承受压缩力的构件与承受张力的构件相结合，产生了“张力完整性”的结构，别称“张拉整体”。正是这种牵拉整体或平衡的预张力，使得该结构能够在保持完整性的情况下成功地削弱重力、振动力和风力等。这就是为什么登山者和军队使用的最有效的对抗极端天气的帐篷，都是在穹顶设计的基础上做出一些改变制成的。我们的身体也是一样。

六、有证据表明我们的细胞是生物张拉整体结构

现在有大量确凿的证据表明，所有的人类细胞确实是生物张拉整体结构（Ingber，1998）。例如，高度三角化的“球状肌动蛋白”，它使用的便是一个张拉整体的网状结构（图 1.2）。

作为这一领域最杰出的研究者，英伯（Ingber）说：“各种各样的自然系统，包括碳原子、水分子、蛋白质、病毒、细胞、组织，甚至人类和其他生物，都是以一种被称为张拉整体结构的常见建筑结构形式构成的。该术语指的是一种系统，该系统自身具有机械平衡性，这是由张力和压缩力在结构内分散而平衡的分布方式造就的。”

以下三点值得强调和思考：

- 在自然界中生物张拉整体结构具有普遍性。
- 在自然界中生物张拉整体结构具有自组装性和自稳定性。
- 根据定义，生物张拉整体结构是一种为了存活而形成的具有柔韧性的结构。

如果我们能接受所有的人体细胞都是生物张拉整体结构这一观点，那么进一

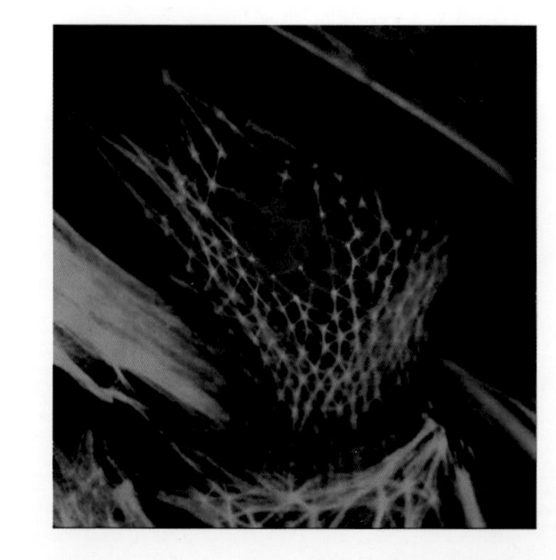

图 1. 2
一个新生成纤维细胞的细胞骨架在细胞核内被染色以显示肌动蛋白微丝和 DNA（图片经 Emilia Entcheva 博士许可使用）

步延伸，人类的身体是一体的，那么我们的结构多样性应该遵循“生物张拉整体定律”。为了体现这本著作的宗旨，尽可能简单地解读这个复杂的论题，我们将把这些定律限定在由著名研究者英伯提出的几个生物张拉整体原理上。

记住以下重要前提，它们在后面也将被提到：

- 人体从原子层面到分子层面，再到细胞、组织、器官和系统，处于结构和功能自组装的恒定、动态状态中。
- 当小分子成分被组合成更大的功能单位时，如细胞或组织，就会出现全新的、不可预测的特性，包括移动、改变形状和生长能力（也就是说，它们必须灵活地发挥功能）。
- 生物张拉整体结构通过一种被称为预应力的现象来稳定自身，这些张力和压力的反作用力使整个结构达到平衡，使其能够保持稳定（Ingber，1998）。

在阅读本书的其余部分时，请记住上述要点，这将帮助您了解如何成功地运用筋膜拉伸疗法评估、治疗和训练你的客户。

七、预应力体的柔韧性与稳定性

如果整个人体系统既要具有结构的稳定性，又要具有柔韧性，那么预应力（也称为预张力）似乎是生理稳态的前提。有一个例子可以说明这个概念，事实证明如果将一块儿肌肉从身体上取下来，它会被动收缩10%左右的长度（Garamvolgyi，1971）。因此，这为完好无损的（处于原位的）肌肉在休息时通常处于张力状态的事实提供了额外的支持，也就是说，正常状态下它们处于预应力或预张力的恒定状态。可以想象，无论是自我拉伸还是治疗师辅助拉伸，肌肉都会正常地抵抗进一步的伸长或拉伸。然而，当身体作为生物张拉整体结构失去平衡时（无论是什么原因导致的），牵拉整体物理学的规则表明，这种不平衡必须分布到增加和减少的张力和压缩力的区域，以消散和衰减过度力量的集中。一些神经肌筋膜的身体区域变得过于稳定（过度压缩），而其他部位变得过于灵活（过度紧张）。关节是身体张拉整体结构压缩性骨元件的连接点，它变成了活动性减弱、活动性过高或二者兼有的不平衡结合体。尽管这是一种不理想的状态，我们的身体和生活质量都降低了，但我们仍然能保持一定的稳定性和柔韧性。

首先要准确地判断出哪些区域是需要拉伸的受压区域，以便与需要放松的受拉区域区分开。不加区别地拉伸会使原本就处于拉伸状态的区域扩大，反而会增加组织损伤和疼痛。毫无疑问，许多错误的组织拉伸产生了一些我们都听说过的负面新闻。这些负面结果中有一些是治疗师在认识和行动上犯了下列错误造成的：

- 局部组织感觉过紧，因此需要拉伸。
- 客户抱怨并指出他们自认为需要拉伸的地方。

- 转诊记录表明，客户某个特定区域需要拉伸，例如腘绳肌。
- 客户一般全身紧绷，所以开始进行基础拉伸。

在第一种情况下，拉伸不能完全地、部分地起作用或根本无法起作用，因为上游、下游、内侧到外侧、浅层至深层部分都尚未评估。仅仅是基于单纯的解剖学分析，治疗师就实施孤立的评估和治疗是不准确且无效的，并且这与生物张拉整体法是对立的。第二种情况是一个经典的例子，没有将有效的、客观的评估与客户的主观诉说相结合，从而形成一个更准确治疗策略。第三种情况可能是基于另一专业人士对客户进行的评估来开处方。这是去假设另一位治疗师的诊断既全面又准确，而不是自己去评估。这恰恰忽略了随着时间的发展，不管是好转还是恶化，总之客户的情况可能已经发生了变化。最后，第四种情况可能是准确的评估，但拉伸可能不会带来持久的益处，因为治疗师没有将客户的预应力状态作为整个肌肉链慢性高渗激活的共同来源来进行评估。这个情况将在下一节的肌紧张和张力中讨论。无论如何，很容易想象，由于缺乏适当的柔韧性评估而经常发生上面提到的四种（许多）客户情况时，就会产生关于拉伸的错误印象。在第四章中，我们将详细介绍筋膜拉伸疗法的评估。

在刚才提到的例子和关于生物牵拉整体的说明的基础上，我们假设，任何在“正常”或预应力稳定状态下的负面变化都会导致结构和功能的不稳定。这表明，无论是疼痛和/或功能缺陷，都会随着个体的不同而变化，也会或多或少地受生理、心理、情绪甚至精神等其他状态的影响。记住，我们现在研究肌肉和筋膜张力的性质，是将其作为人体生物张拉整体结构中的预应力的基本条件来看待的。

八、肌筋膜张力

为了使事情简单，一个极好的评估身体预应力的方案，是要注意客户的静态（休息，无论是站着还是躺着）和动态（运动启动，无论有没有负荷挑战）肌筋膜张力，也称为“张力”。然而，即使我们只停留在“张力”这个词上，对不同的人种、从业者和行业来说，它的含义仍然不同。在线医学词典将肌肉的强直性定义为“肌肉部分收缩的状态，它是肌肉的基本特征，至少部分源于反射性运动脉冲的连续轰击，并有助于维持身体姿势”（Meriang-Webster，2013）。

例如，一位在我们这里接受再培训的客户。由于工作的原因，站立时他的双脚会承受更多的重量。因此，他的整个后肌筋膜链被过度激活，且很可能是导致他脑震荡后的慢性综合征、衰弱性症状以及慢性腰痛的原因（Myers，2014）。在第一次会诊中，我们纠正了他的姿势，使处于过度紧张状态的系统预应力立即下降了。他感觉头部和腰部的压力同时得到了释放，此外还有其他一些使他感觉良好的效果。毫无疑问，在几个疗程里，辅助和自我拉伸更容易进行且效果也更持久。

研究人员西蒙斯（Simons）和门斯（Mense）共同提出的定义："肌肉张力（紧力）处于失控的肌肉收缩（痉挛）和无肌电活动的粘弹性张力之间。"（1998）他们还说肌肉张力取决于两种生理因素，一种是被动的，一种是主动的：

- 与刚刚讨论过的肌肉相关的软组织的基本粘弹性。
- 肌肉收缩器官的激活程度。

然而，直到最近才有研究理论来帮助我们理解肌肉张力。尽管如此，没有动作电位的肌肉张力的实际起源仍然是个谜（Simons & Mense，1998）。在肌肉处于静息状态下进行肌张力治疗研究的准确性有多高，也是无从知晓。也许很多肌张力治疗效果与手动刺激皮肤和肌外膜之间的表面的、松散结蹄组织层有关。现在有了一个强有力的新假设，即结缔组织也起着全身机械敏感刺激信号网络的作用，负责身体中一些最重要的生理功能的实现。这种信号的功能是由机械力催化和响应的，如拉伸（Langvin，2012，2006；Oxman，2012）。

尽管静息肌肉张力是一个谜，研究人员还是发现了无意识肌肉活动的三个假定来源：

- 心理困扰或焦虑。
- 超负荷的持续收缩或重复活动。
- 低效或未经训练的肌肉使用（Simons & Munes，1998）。

无论我们如何评估紧力或张力，静息状态时系统性或区域性超张力或低张力问题的存在，对客户生物张拉整体结构的稳定性都是一个挑战。因此，可以指出的是，一种可以上调张力或下调张力的筋膜拉伸疗法似乎能调节肌张力，就像仅用一种方法就能治疗局部疾病或对于全身疾病则只需要一个 30 ~ 60 分钟的疗程。这就是为什么许多疾病的治疗会选择快速、容易、有效的治疗方法。当客户在重新评估时体验到他们的感觉和功能的快速变化，那么其他的支持性治疗甚至是积极的体育锻炼就可以更早地得到跟进，可以更快地、永久性地解决许多常见的病症。

尽管有争议，虽然人们可能已经对拉伸是如何被提出并作为疾病治疗中的第一个疗程发表了观点，但我们现在要回到细胞学领域去寻找支持治疗性拉伸的科学例子。细胞构成了组织，组织构成了器官，器官构成了系统，如果我们观察细胞的结构活性，可能会对身体是如何形成及如何运作的做出一些推断。然而，应该始终记住，系统的形式和功能比简单的单个细胞的总和或整体要复杂得多。

九、细胞扭转

在 1993 年，生物张拉整体结构研究者英伯和王（Wang）实现了细胞扭转。

他们发现，当增加施加在整联蛋白（穿过细胞膜并将细胞外基质与内部细胞骨架相连接的分子）上的压力或张力时，细胞就变得越来越硬，就像整个组织一样。此外，通过改变细胞骨架中的预应力/预张力，活细胞可以变得僵硬或松散，比如改变收缩性微丝中的张力。请记住，这是在没有神经输入或输出的情况下观察到的，因此仅是一种物理的、生物力学的效果。自然，还需要更多的研究来了解体内神经调节的附加效应。

这里我们想强调一点，特别是对于手动治疗师以及把客户和患者介绍给他们的人们：已经有研究证实，活细胞的细胞骨架（实际上是细胞的结缔组织）的结构张力可以通过手动操作来松开或拉紧（Langevin，2011）。这些效应可以在神经系统干预之外发生。这一点将在本章后面补充到其他相关要点上，以用科学和研究来巩固和支持筋膜拉伸疗法的基础。

同时，这里列举一些治疗师在考虑如何使用本研究的结论时可能会提出的相关问题：

• 人体上过度活动或松弛的组织能在被需要增加稳定性时变得更硬，和/或在低能或静止的情况下变得更松散吗？

• 什么样的手动治疗技术可以有效调节细胞骨架的张力？如果是特定的病理性张力组织，能得到定向治疗么？

• 辅助拉伸是否更多地作为一种手动治疗技术，或只是像其他治疗技术一样是通过改变药剂来达到效果的？

虽然需要更多的研究来证实拉伸可以帮助我们解决这些临床问题，但本书将提供大量的基于临床经验和实践的证据，指导你成功地实施辅助拉伸，特别是筋膜拉伸疗法。下面是另一个有趣的相关研究，研究的课题为拉伸是如何逆转细胞损伤的。

十、拉伸修复受损细胞

保罗·史坦利（Paul Standley）博士等人从一个遭受重复应变的人成纤维细胞开始，开创了一个试图模拟通过肌筋膜释放“治疗”受损细胞的研究。我们在第二届筋膜研究大会上听到了史坦利博士对这项研究的描述，他说他把用于肌筋膜释放的特定骨病治疗参数应用于细胞。这项研究清楚地表明细胞拉伸逆转了细胞凋亡（细胞死亡），这种细胞凋亡是由先前的模拟临床重复性劳损引起的（Standley，2010）。它表明，拉伸结缔组织细胞本身的基质，使其对机械信号产生功能性变化反应，可能反过来影响基质本身的重塑变化。这些变化通常不是神经系统介导的，而是直接的机械生物学效应（Standley，2010；Howard，2009；Ingber，1998）。因此，如果细胞骨架的治疗性重塑（实际上是细胞的筋膜）能更好地改变它的化学性质（功能）和结构（形式），而不受大脑或神经的影响，那么它是不是很有可能可以通过形成组织和系统的细胞群来完成？研究者英伯说："来自生命形式内部或外部的任何运动都会驱动生理过程。（1998）"

十一、拉伸对本体感受器和内感受器的影响

肌肉运动知觉被定义为"一种感觉，它受位于肌肉、肌腱和关节的末端器官调节，并受身体运动和紧张的刺激；还有来自于这种感觉的感官体验"（MerraveWebter，2013）。动觉的末梢器官是感觉的机械性感受器，即通过运动传递传入信息的神经末梢。在筋膜组织中，感觉感受器的数量是肌肉和无髓鞘游离神经末梢的 10 倍，是我们熟悉的有髓神经末梢（纺锤波、高尔基腱器、帕西尼氏小体、鲁菲尼氏小体）的 1 到 5 倍（Saldwell，1957；Myers，2011）。这些就是筋膜拉伸疗法以筋膜为基础而不是以孤立的肌肉为基础的原因。

在静止不动之后，想要移动、打哈欠、伸懒腰甚至运动的欲望很可能是从自主感觉输入开始的。其他无髓鞘的游离神经末梢称为内感受器，与大脑的某些生理条件（下述）相联系，这些生理条件会产生与身体稳态需求有关的动机反应。在同一组织中的感受器的数量是本体感受器的 7 倍还要多得多，且大多数作为机械感受器，对机械张力 / 拉伸、压力或剪切力做出响应。虽然其中约 60% 是高阈值受体，但对于非常轻的触摸也能响应（Schleip，2012）。

一个更重要和最新的发现是来自内感受器的信息激活了脑岛（或岛叶）皮层而不是初级体感皮层，初级体感皮层通常是由本体感受输入激活的。脑岛皮层具有以下知觉和 / 或解释性功能：内感受性意识（身体内的主观感觉、消极的情绪往事、运动前后的血压与主观努力的消耗量、疼痛强度、想象与伤心事件相联系的疼痛、温暖、寒冷强度、前庭感觉）；运动控制（眼、手协调，运动学习）；内稳态（自主和免疫系统调节）；身体自我感知和自我意识；由真实及想象的气味和景象产生的社会情感；情感（被认为是边缘相关皮质）。值得注意的是，一项使用磁共振成像的研究发现，冥想者的右前脑岛明显更厚（Schleip，2012；Lazar et al.，2005）。

肌肉组织中的一些内感觉神经末梢被归类为角蛋白受体，它们将局部毫米波的工作负载传输给脑岛。他们的刺激导致交感神经输出发生改变，使得血流量增大。其他内感受器的刺激导致基质水化增加（Schleip，2012）。

往往在筋膜拉伸疗法的一个疗程内，客户就会反映他们的运动感觉得到了快速改善。这些改善包括：主动运动时感觉无阻力并更容易执行；感觉与自己的身体联系更紧密，而且他们的整个身体对治疗的反应都很好。功能测试重新评估的结果也客观地证实了这些主观陈述。

筋膜拉伸疗法的客户也通常会提到许多之前注意到的感觉，最显著的强烈感觉有：轻盈、自由、无阻力、无重量、无疼痛、强壮快速（运动员）、温暖、血液流动、良好的刺痛感、嗡嗡声、醉酒、欣快、头晕、膀胱充盈。外在的体征是多种多样的，包括微笑、哭泣、大笑、跳舞、积极地和自发地摆动臀部、跳跃、摇头不相信自己的感觉、在治疗后拥抱、脸红，这些后处理的表现似乎支持了来自筋膜拉伸疗法的内感觉性的刺激。

这里需要强调的重点是，像伸展和其他运动这样的机械刺激是必要的，它可以通过改善本体感觉和内感觉来使我们的动感发挥出适当的功能。

十二、筋膜拉伸疗法的评估和治疗模型

在第四章、第五章和第六章中将对评估和治疗做更详细的描述。

作为一个治疗方法，我们之所以相信筋膜拉伸疗法是快速有效的，正是出于下述原因：

- 副交感神经反应立即得到了促进。
- 避免了疼痛。
- 避免了神经保护反应。
- 客户放弃了控制权，消除了大部分信任障碍。

在这里，我们将以慢性非特异性腰痛为例，来说明在副交感神经反应得到促进后是如何实施筋膜拉伸疗法的。

- 全身减压，专注于整个脊柱、骨盆和髋部的低活动度关节。
- 延长距主诉部位近、远端的高张力神经鞘（过度激活；促进）。
- 促进或激活因拮抗剂和其他因素的抑制而处于低张力状态的神经肌筋膜。
- 治疗后就相关注意事项进行再培训，例如如何站、如何坐及进入/走出客户特有的功能模式。

以上是用普通术语对筋膜拉伸疗法处理进行的描述，使您对顺序和流程有一个概念，以便在详细描述之前先进行讨论。

十三、总结

正如本章开头所述，在过去 10 年的拉伸研究中所引用的相当数量的临床结果基本上都是负面的，即拉伸不仅不能减少损伤，还有可能会促进损伤的发生，降低力量等。最近的研究却得到了相反的结果，即拉伸可以减少受伤，增加力量等。这使得公共及媒体领域的专业人士，对于是否应该把拉伸用于治疗和/或训练产生了争论和困惑。

我们扩展了关于拉伸的议题，从而使研究和讨论的参考框架变得清晰。我们提供了一个新的关于柔韧性的定义，以阐明拉伸作为一种手段在众多培养客户适应性方法中的作用。积极的结果平衡了研究中的消极面，以激发一个更加平衡的视角来看待使用拉伸为客户带来的潜在益处。最终，我们不应该局限于如今许多圈子中存在的认识，而应该认识到拉伸是一个既广泛又深奥的议题。这里的参数范围很广，如强度、持续时间、频率，它们可以根据不同的要求覆盖从温和到强劲、从短到长、从低重复到高重复的整个范围。拉伸的话题也很深奥，因为它会影响从细胞内部到皮肤表面以及两者之间的一切结构和功能。最重要的是，我们希望你们已经受到了我们对柔韧性和拉伸的热情和奉献精神的启发，并且认识到它不仅仅是运动范围的概念。在以下章节中，我们将致力于与您分享这 40 年来的工作和经验，以便您能与您的客户取得更进一步的突破。

参考文献

Alter，M. J. Science of Flexibility：3rd Ed[M]. Champaign，Illinois：Human Kinetics，2004.

Babault，N，et aL. Acute effects of 15 min static or contract-relax stretching modalities on plantar flexors neuromuscular properties. J Sci Med sport，13（2）. pp. 247－252.

Behm，D. G. ，Kibele，A.（2007）Effects of differing intensities of static stretching on jump performancM. Eur J Appl Physiol 101（5）. pp. 587－94.

Chaitow，Leon et aL.（2003）The stretching debatM. Journal of Bodywork and Movement Therapies 7（2）. pp. 80－96.

Chen，Y. J. et aL.（2008）Effects of cyclic mechanical stretching on the mRNA expression of tendon/ligament related and osteoblast-specific genes in human mesenchymal stem cells. Connective Tissue Research. 49（1），pp. 7－14.

Coutinho，E. L.（2006）Bouts of passive stretching after immobilization of the rat soleus muscle increase collagen macromolecular organization and muscle fiber areA. Connect Tissue Res. 47（5）. pp. 278－86.

Fuller，Buckminster Institute（2013）[Online] Available at：http：//bfi.org/about-bucky/ biography. [Accessed 5 November 2013].

Fuller，Buckminster Institute（2013）[Online] Available at：http：//bfi.org/about-bucky/ buckys-big-ideas/geodesic-domes. [Accessed 5 November 2013]

Garamvölgyi，N.（1971）The functional morphology of musclM. In：Contractile proteins and musclM.（eD. ）K. Laki. pp. 1－96. New York：Marcel Dekker.

Herbert，R. Gabriel，M.（2002）Effects of stretching before and after exercising on muscle soreness and risk of injury：systematic review. British Medical Journal 325.

pp. 468 - 472.

Howard, J. (2009) Mechanical Signaling in Networks of Motor and Cytoskeletal Proteins. Annual Review of Biophysics. 38. pp. 217 - 234.

Ingber, D. M. (1998) Architecture of LifM. Scientific American [Online] Available at : http : // timE. arts.uclA. edu/Talks/Barcelona/Arch_LifE. htM. [Accessed 5 November 2013]

Ingber, D. M. et aL. (1993) Mechanotransduction across the cell surface and through the cytoskeleton. SciencM. 260. pp. 1124 - 1127.

Ingber, D. M. et aL. Tensegrity, Dynamic Networks and Complex Systems Biology : Emergence in Structural and Information Networks within Living Cells. [Online]. Available at : http : //statiC. springer.com/sgw/documents/139927/ application/ pdf/2. 1. Ingber_BiomedComplexity.pdf [Accessed 5 November 2013]

Jasny, B. R. (2011) Again, and Again, and Again … SciencM. Available at : http : //www. sciencemaG. org/content/334/6060/1225. [Accessed : 19 December 2013]

Langevin, H. M. et aL. (2012) Stretching of the back improves gait, mechanical sensitivity and connective tissue inflammation in a rodent modeL. PLoS OnM. [Online] 7 (1) Available at : http : //www.ncbi.nlM. nih.gov/pmc/articles/PMC3253101/ [Accessed : 5 November 2013].

Langevin, H. M. et aL. (2011) Fibroblast cytoskeletal remodeling contributes to connective tissue tension. J Cell PhysioL. 226 (5) . pp. 1166 - 75.

Langevin, H. M. et aL. (2010) Tissue stretch induces nuclear remodeling in connective tissue fibroblasts. Histochem Cell BioL. 133 (4) . pp. 405 - 15.

Langevin, H. M. et aL. (2008) Tissue Stretch Decreases Soluble TGF−β 1 and Type−1Procollagen in Mouse Subcutaneous Connective Tissue : Evidence From Ex Vivo and In Vivo Models. J Cell PhysioL. 214 (2) . pp. 389 - 395.

Langevin, H. M. (2006) Connective tissue : a body−wide signaling network ? Medical Hypotheses. 66 (6) . pp. 1074 - 1077.

Langevin, H. M. et aL. (2003) Subcutaneous tissue mechanical behavior is linear and viscoelastic under uniaxial tension. Connective Tissue Research. 44 (5) . pp. 208 - 217.

Lee, H−D, Herzog, W. (2002) Force enhancement following muscle stretch of electrically stimulated and voluntarily activated human adductor pollicis. Journal of Physiology. 545. 1. pp. 321 - 330

Manoel, M. M. et aL. (2008) Acute effects of static, dynamic, and proprioceptive neuromuscular facilitation stretching on muscle power in women. J Strength Cond Res. 22 (5) . pp.1528 - 1534.

McHugh MP, Cosgrave C. H. (2010) To stretch or not to stretch : the role of stretching in injury prevention and performancM. Scandinavian journal of medicine & science in sports. 20 (2) . pp. 169 - 181.

Merriam-Webster. [Online] Available at : http : //www.merriam-webster.com/ dictionary/ flexiblM. [Accessed 4 November 2013]

Merriam-Webster. [Online] Available at : http : //www.merriam-webster.com/ medlineplus/ tonus. [Accessed 5 November 2013]

Merriam-Webster. [Online] Available at : http : //www.merriam-webster.com/ medlineplus/ kinesthesiA. [Accessed 5 November 2013]

Myers, T. W. (2014) Anatomy Trains : Myofascial Meridians for Manual and Movement Therapists. 3rd ED. Edinburgh : Churchill Livingstone Elsevier.

Myers, T. W. (2011) Fascial Fitness : Training in the neuromyofascial weB. IDEA Fitness JournaL. ApriL. pp. 38 - 45

Naik, G. (2011) Scientists' Elusive Goal : Reproducing Study Results. Wall Street Journal [Online]. Available at : http : //onlinE. wsj.com/article/ SB10001424052970203764804577059841672541590.html [Accessed : 19 December 2013]

Oschman, J. L. (2012) Fascia as a body-wide communication systeM. In : Schleip, R. (eD.), et aL. The Tensional Network of the Human Body. Edinburgh : Elsevier, pp. 103 - 110.

Page, P. (2012) Current concepts in muscle stretching for exercise and rehabilitation. Int J Sports Phys Ther. 2012. 7 (1), pp. 109 - 119.

Reynolds, G. (2013) Do we need to stretch ? [Online] N.Y. Times. Available at http : //welL. blogs.nytimes.com/2013/04/26/ask-well-do-we-need-to-stretch/ ? comments#permid=36 [Accessed 4 November 2013].

Rogan, S. et aL. (2013) Static Stretching of the Hamstring Muscle for Injury Prevention in Football Codes : a Systematic Review. Asian J Sports MeD. 4 (1) . pp. 1 - 9.

Schleip, R. (2012) Fascia is alivM. In : Schleip, R. (eD.), et aL. The tensional network of the human body. Edinburgh : Elsevier, pp. 157 - 164.

Sekir, U. et aL. (2010) Acute effects of static and dynamic stretching on leg flexor and extensor isokinetic strength in elite women athletes. Scandinavian journal of medicine & science in sports. 20 (2) . pp. 268 - 281.

Schleip, R. (2012) Interoception. In : Schleip, R. (eD.), et aL. The tensional network of the human body. Edinburgh : Elsevier, pp. 89 - 94.

Shrier, I. (1999) Stretching before exercise does not reduce the risk of local muscle injury : a critical review of the clinical and basic science literaturM. Clin J Sport MeD. 9 (4) . pp. 221 - 227.

Simons, D. G. , Mense, S. (1998) Understanding and measurement of muscle tone as related to clinical muscle pain. Pain. 75. pp. 1 - 17.

Siff, M. C. (2000) SupertraininG. Denver, Colorado : SifF.

Slavko, R., Wüst, D. , Schwitter, T., Schmidtbleicher, D. Static Stretching of the Hamstring Muscle for Injury Prevention in Football Codes：a Systematic Review. Asian J Sports MeD. March 2013：4（1）. pp. 1－9.

Small，K. et aL.（2008）A systematic review into the efficacy of static stretching as part of a warm-up for the prevention of exercise-related injury. Res Sports MeD. 16（3）. pp. 213－31.

Standley，P.R. et aL.（2010）In Vitro Modeling of Repetitive Motion Injury and Myofascial ReleasM. J Bodyw Mov Ther. 14（2）. pp. 162－171.

Stillwell，D. I.（1957）Regional variations in the innervation of deep fasciae and aponeurosis. The Anatomical RecorD. 127（4）. pp. 635－653.

Thacker，S. B. et aL.（2004）The Impact of Stretching on Sports Injury Risk：A Systematic Review of the LiteraturM. MeD. Sci. Sports ExerC. 36（3）. pp. 371－378.

Upton，M. L. et aL.（2006）Biaxial strain effects on cells from the inner and outer regions of the meniscus. Connect Tissue Res. 47（4）. pp. 207－14.

Wallmann，H.W. et aL.（2012）The acute effects of various types of stretching static，dynamic，ballistic，and no stretch of the iliopsoas on 40-yard sprint times in recreational runners. Int J Sports Phys Ther. 7（5）. pp. 540－547.

Wang，J. et aL.（2004）Proliferation and collagen production of human patellar tendon fibroblasts in response to cyclic uniaxial stretching in serum-free conditions. Journal of Biomechanics. 37（10），pp. 1543－1550.

Wang，P. et aL.（2009）Mechanical stretch regulates the expression of matrix metalloproteinasM. Connect Tissue Res. 50（2）. pp. 98－109. http：//www.ncbi.nlM. nih.gov/pubmed/18785063 Res Sports MeD. 2008；16（3）：213-31. doi：10.1080/15438620802310784.

第二章
解说筋膜拉伸疗法

在本章中，我们解释了筋膜拉伸疗法的基本概念，其中包括对系统的基本解释，以及对指导原则和系统整体理念的描述。理解了这些概念，解释和应用第五章和第六章中的技术就会更容易。本章最后将讨论筋膜拉伸疗法的禁忌证和适应证。

筋膜拉伸疗法的十个基本原则：

1. 同步呼吸和运动。
2. 调整神经系统以适应当前需求。
3. 遵循一定的逻辑顺序。
4. 无痛增加活动范围。
5. 拉伸神经肌筋膜，而不只是肌肉。
6. 使用多个运动面。
7. 以整个关节为目标。
8. 用牵引获得最大伸长。
9. 促进身体反应以获得最佳效果。
10. 根据当前目标调整拉伸。

这些原则适用于客户自我拉伸，也适用于治疗师 / 执业者为客户做拉伸，这里的重点是以一种治疗的方式进行手动拉伸。这将帮助治疗师更好地理解如何将筋膜拉伸疗法成功地整合到他 / 她的实践中。

这些原则通常适用于“筋膜拉伸疗法疗程”，一个疗程通常为 15 ~ 120 分钟。因此，这十个原则将与在特定的客户问题的背景下治疗整个人的类似手动疗法产生共鸣。它们也适用于较短的疗程，如对身体某一区域进行一次有效的快速按摩或关节治疗，但这显然是在更简洁地实施和应用疗法的层面上。我们在第五章讨论技术时，将进一步描述这十个原则在短疗程和长疗程中的实用性。

最后，无论我们在何时讨论人体的特定系统，都要认识到这些系统是人为划分的，是为了进行分类和自主学习。这种划分也是简化论、机械论和剖析传统的一部分，这种传统正在被筋膜科学所参与的进步的、进化的、动态的系统理论所取代。正是本着进步主义的精神，我们讨论了以下十条原则，并提出了额外的告诫：简单地说，我们要认识到我们的身体是在复杂的交流互动中运行的，其中包含着许多调节反馈回路。当我们描述一个或多个系统中任何交互的子集时，要始终考虑到这一点。

一、同步呼吸和运动

该理论认为，呼吸与特定的筋膜拉伸疗法动作（无论我们是在伸展、调动还是抵抗）相匹配有助于调整：

- 客户对接受治疗的态度。
- 一般神经系统。
- 神经肌筋膜张力。

这并不是手动治疗领域的原始理论。尽管我们可能理所当然地认为，提示呼吸总是或经常是我们对客户进行治疗的一部分，但比起其他形式的手动疗法和身体活动，筋膜拉伸疗法还有更多的“编排形式”，因为我们总是由于某些特定原因需要不断地、动态地与客户以特定的方式一起运动。在治疗过程中，我们与客户同时行动的方式会直接或间接地影响到客户的呼吸，进而通过神经系统的相互交流影响到人的肌肉张力和肌肉紧张。

（一）运动

从运动开始，我们用一个简单的术语来描述筋膜拉伸疗法的编排：拉伸波。提出这一概念最初的灵感来自于定时涨落式（静止）呼吸的波浪状动作，它也描述了治疗师在与客户同步呼吸时移动客户整个身体（或部分身体）的同步运动。运动技术可以被描述为一种波动，这种波动可以根据现存的因素（如疼痛、骨赘、恐惧等）从微观到宏观进行变化。波动可能是上下的、左右的、内外的或者这些方式的组合。治疗师的动作与客户的动作是同步的，因此看起来像是在模仿客户的关节、肌肉、神经或筋膜经络的运动情况。

（二）呼吸

所有的筋膜拉伸疗法运动——被动的、积极辅助的、抵抗的——都与呼吸协调，以适应神经系统的预定状态。缓慢的呼吸配合缓慢的运动（称为慢性拉伸波）来达到客户康复的目标。更快的呼吸伴随着更快的动作（快速拉伸波），可以使客户在疗程结束后马上开始活动（例如，在马拉松这样的活动中）。组织促进或抑制的所需状态部分由呼吸信号控制。为了减少或消除矛盾的、附属的或其他功能障碍的呼吸模式而进行的纠正也是如此。

（三）运动与呼吸相结合

随着筋膜拉伸疗法疗程的进行，正确的呼吸会与所需的运动同步，就像所需运动会加强正确的呼吸一样。此外，口头提示也变得不再必要，因为客户会本能地响应适时的、小的手动提示。不过，呼吸和运动都是根据客户的体质和精神状态而调整的。

例如，根据我们的经验，患有慢性疼痛和/或创伤后应激障碍（PTSD）的客户通常比其他人更难以承受拉伸。所以他们会以特定的方式进行运动，以培养身体对筋膜拉伸疗法缓慢的、慎重的、积极的反应。相比之下，运动员和其他体质较强的人则会以更具挑战性的方式进行运动，以测试出所有身体系统中任何低于最佳功能和表现的痕迹。因此，通过筋膜拉伸疗法适当地应用筋膜操作可以刺激神经生理过程，在一个小时或更短的时间内从根本上改变客户的力量、机动性和态度。

除了让客户适当地呼吸外——隔膜疏导、副肌抑制或任何被使用的技术——这一原则也构成了其他原则构建的基础。一旦治疗师和客户学会了调整呼吸与运动同步的最常用方法，那么筋膜拉伸疗法神经系统的主要调节方法就完成了。如果我们能以这种方式影响神经系统，那么我们就能完成手动治疗师的主要目标之一——轻松有效地调节整个神经和肌肉的张力和紧张。同时，这也就引出了下一个原则。

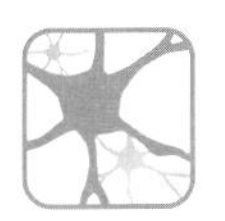

二、调整神经系统以适应当前需求

从第一个原则开始，我们调整了客户的神经系统，将缓慢的呼吸与缓慢的运动（称为缓慢拉伸波）结合起来，将快速的呼吸与快速的运动（称为快速拉伸波）结合起来。通过这种方式，我们提供了可接触到副交感神经系统（PNS）和交感神经系统（SNS）的最初的、一般的途径，以满足当时的需要。

一旦客户的神经系统得到全面调整，我们就可以更简便地进行局部调整，并且可以选择性地调整特定靶向神经肌筋膜结构的张力和紧张。例如，我们可以更容易地访问和手动调整影响功能的特定神经结构，比如位于组织筋膜层之间的特殊的机械感受器、周围神经压迫、中枢和移动性障碍等。

根据我们的经验，考虑一个实例：如果治疗师是在一个铁人三项全能赛中工作，则客户的总体目标是动作灵活且强壮，所有系统都要准备就绪。目标并不是获得活动范围方面的永久的可塑的受益。标准的手动静态拉伸是不合适的，但自动拉伸则可能缺乏有效性或针对性。我们的经验是通过手动执行快速拉伸波（前面描述过）来达到客户的感觉目标，并为竞争或训练做好准备。我们进行了10

分钟的全身筋膜拉伸疗法治疗，客户会感到强壮、机警并且有信心参与长期集中的体力、脑力和情感活动。

相反，如果客户出现慢性疼痛或多重功能障碍，则需要慢呼吸和慢运动来刺激周围神经系统。正如我们所知，这引发了一系列令人满意的反应，其中最重要的是降低了许多客户定向神经肌筋膜组织的张力和紧张。除了即时治疗的结果之外，我们还观察到，许多参与治疗慢性疼痛的客户反应，他们多年来第一次享受到了不间断的正常睡眠。我们认为这是筋膜拉伸疗法在帮助打破某些慢性疼痛的耐药循环方面迅速取得成果的主要原因之一，因此它有助于打开治愈之门。

三、遵循一定的逻辑顺序

本书的两位作者都有过舞者经历，并从事过专业的体育运动，如体操和武术，都有多年的运动自助拉伸实践经验，也有专业的手动拉伸治疗的经验，有广泛的客户群。

具有专业运动员背景，同时结合手动治疗、康复和个人训练，帮助我们在处理整个身体或身体的某一方面时，形成了以下有逻辑性的解剖学顺序：

- 从身体中心（核心）开始，即腰椎-骨盆-髋关节区域。
- 从身体中心向更短的神经肌筋膜（神经-肌肉-筋膜）单位或区域延伸。
- 然后是相对较长的神经肌筋膜单位。
- 以整个神经肌肉的连续性为终点（也就是“链”“线”，或者托马斯·梅尔斯所说的“肌筋膜经络”或“解剖学训练”）（Myers，2014）。
- 重新评估之前的局部症状、疼痛或功能障碍，并根据需要使用与手动治疗结合的局部筋膜拉伸疗法进行治疗。
- 在负重之前要稳定已经拉伸过的关节。

上面列出的治疗顺序最适用于以下类别的客户：

- 全身护理或保养。
- 慢性的特异性疼痛或其他复杂的功能障碍。
- 慢性非特异性腰背部痛或其他疼痛。
- 脊柱和/或肢体僵硬、肢体紧张、非特异性疼痛的一般症状。
- 运动训练/比赛的恢复、再生、修复。
- 创伤后应激障碍与创伤后应激障碍特异性治疗相结合。

身体局部或某一区域的亚急性和其他病程较短（少于3个月）的情况，也能够从迅速而准确的在总体范围内检查和考虑问题的方法中获益。然而，这并不总是实际可行。因此，快速且遵循一定逻辑性解剖顺序的区域评估和治疗方法，可以在第四章～第六章中找到。

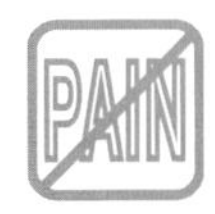

四、无痛增加活动范围

高级的手动治疗师应该有信心和经验在必要时深入工作，既不会造成更多的伤害，也不会减慢痊愈过程。不幸的是，对他们中的大多数人（无论是自己还是别人）来说，之前的拉伸总是会引起疼痛。我们的立场是拉伸本身不应该造成伤害，如果它造成了伤害，那就是有问题的。下列内容有助于发现疼痛出现的一些可能原因：

- 存在急性撕裂，但尚未解决。
- 其他原因（如过度训练）引起的微撕裂因愈合前拉伸过早而发展成了大撕裂。
- 拉伸前尚未发现和治疗局部肌肉功能障碍，如触发点、疤痕组织。
- 中枢神经系统和 / 或周围神经系统活动障碍或病理尚未排除。
- 活动过度或不稳定的关节已经或尚未被识别出来。
- 神经肌筋膜链上的关键肌肉抑制了另一条肌肉的协同优势，使其在长期紧张的情况下感到紧绷。拉伸错误的肌肉会使这个循环持续下去，并可能导致将来同一肌肉再度撕裂。例如，由于替换被拮抗剂抑制了臀部屈肌紧绷而疲软的臀大肌导致的肌腱撕裂。
- 错误的拉伸技术会导致：
  - 关节撞击，例如屈膝拉伸臀大肌导致髋关节前部撞击。
  - 牵张反射。
  - 肌筋膜撕裂。
  - 神经源性疼痛、感觉异常和麻木。

如果上述这些和其他可能的原因被筛选出来并得到排除，那么可以增加运动范围的拉伸不应该是痛苦的。

然而，需要注意的是，一种叫作“拉伸耐受性”或“改变拉伸知觉”（Magnusson，2001）的现象已经被认为是活动范围增加的原因，而不是结缔组织延展性的改变，至少一篇关于柔韧性的科学文章中引用的一些研究是这么描述的（Alter，2004）。

拉伸公差定义如下：

- 受试者对不适或疼痛的感知力。
- 肌肉能量技术（MET）或本体感觉神经肌肉促进疗法（PNF）中提到的等距放松，可能与我们举重时感受到的轻盈效果相同。
- 增加了肌梭内和肌梭外硬度的效应后，这两种效应都可能导致由肌肉纺锤体触变性变化引起的轻度错觉。
- 虽然有些人在拉伸后活动范围得到了增加的原因是拉伸耐受性，而另一些人则显然是由于其他原因。比如限定一旦被移除，活动范围就会恢复正常。

调动和牵引–摆动–环转（TOC）

我们发现，如果我们先调动组织，客户对手动拉伸神经肌筋膜就会有更好的反应。在这种情况下，调动意味着被动地移动躯干、肢体或附属物，但不进入组织的阻力屏障。当手动治疗师感觉到组织变化变得更容易时，就会产生一种过渡运动，即遇到障碍，此时可以通过拉伸来影响它。客户也被引导用这种方式进行自我伸展。

客户应在进行辅助拉伸前或过程中进行牵引–摆动–环转（TOC）运动，原因如下：

- 不经过拉伸就可以增加活动范围。
- 无痛苦地增加活动范围。
- 提高对拉伸的耐受力。
- 帮助调节神经系统到理想状态，即 PNS vs SNS。
- 改变肌肉张力和紧张程度。

关于在评估中使用 TOC 的更多细节可以在第四章中找到，在治疗中使用的更多细节则可以在第五章和第六章中找到。

五、伸展神经肌筋膜，而不只是肌肉

我们也可以将这一原则重新表述为“拉伸所有的机械感受器，而不仅仅是纺锤体和高尔基腱器”。传统的、孤立的伸展运动包括传统的本体感觉神经肌肉促进疗法（PNS）的收缩–放松技术，主要集中在通过促进高尔基腱器（GTOs）和抑制纺锤体来延长肌肉和增加活动范围。如果我们身体中增殖最多的组织——筋膜——有大量的以高尔基腱器和纺锤体的形式存在机械感受器，这也可能是有道理的。事实上，它们只占供给我们身体感觉回路的机械感觉系统的 20% 左右。其余的 80% 以下列形式存在：

- 游离神经末梢。
- 鲁菲尼氏小体（带有“喷头”末梢）。
- 帕奇尼氏小体（带有片状末梢）。

作为手法治疗师，如果我们希望通过对所有机械感受器产生广泛而深刻的影响，以纠正、重新训练或以其他方式对运动感觉和运动模式产生治疗上的影响，那么任何仅仅专注于高尔基腱器和纺锤体的拉伸（或其他手动疗法），可能只会解决五分之一的需要注意的问题。值得注意的是，有研究表明，“拉伸肌肉收缩后，霍夫曼反应振幅的降低和肌肉拉伸反射减弱并非如人们通常所说的那样是由高尔基腱器的激活引起的，而可能是由于肌梭感觉信号的突触前抑制现象”（Chalmers

2004）。这项研究与前面提到的“拉伸耐受性”研究结果一致。

其他研究人员支持结缔组织具有神经系统功能的观点，并通过确定筋膜及其结构在本体感觉过程中发挥的重要作用为其提供了坚实的科学支持（Langevin，2006；Stecco 等，2007；Benjamin，2009）。郎之万（Langevin，2006）令人信服地讨论了筋膜和筋膜结构的结缔组织连续体是一个全身的机械敏感信号系统，其功能与神经系统类似这一观点。

仅从物理层面上来说，这与描述任何一种张拉整体结构的原理是一致的，这种结构能够平衡并可靠地传输和承受整个结构中的所有力量。英伯（Ingber）的研究证实了我们的细胞是生物张拉整体结构这一观点，且它直接或间接地作用于细胞的生理功能（1998，1993）。因此，由细胞-组织-器官-系统组成的人体层次结构更是如此。更重要的是，在这种情况下，身体结构以神经-结缔组织的形式从体内和体外传递和接收信息，有助于推动所有的生理过程。

机械性刺激感受器的位置

范德瓦尔（Van der Wal）等一些筋膜研究人员声称，在本体感受功能中，机械受体的位置并不像其机械地连接和传递信息给其他结构那样重要（2012）。

因此，即使一个机械感受器不在一个筋膜结构中，外部力的传输也可以通过这种筋膜结构来调节，这就意味着机械感觉传递的主要刺激，即变形，仍然可以发生（Van der Wal 定义的变形是“拉伸、压缩或挤压”）。如果这是真的，那么它就说明任何可以对组织实施治疗性变形的手动疗法都有可能通过使用特定的技术触及所有的机械性感受器。筋膜拉伸疗法的独特优势在于它能够同时操纵整个筋膜链（线性或连续性），能“清除”大部分或至少是很多的功能障碍。这样一来，就可以很容易地识别和处理剩余的局部的顽固性问题，而不必浪费时间去思考问题的起因或结果。

当客户的复查结果显示功能得到改善时，这表明整个筋膜线的所有机械感受器都可能受到了筋膜拉伸疗法的积极影响。自然地，这比试图一次治疗一个机械感受器或一个肌肉更有效和快速。经验表明，我们的整体方法的下游和上游效应可以让我们更容易地对局部组织进行手动调整。

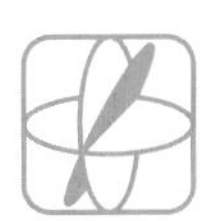

六、使用多个运动面

当我们在 2003 年首次推广这些原则时，伸展疗法、康复训练和健身训练中的单一平面运动仍在继续。如今，似乎大多数领域都已经意识到并实施了三维运动原理和技术。创造性地与软件和应用程序、智能健身机器、辅助设备和工具的使用相结合，也可以帮助培训师和治疗师实现这一目标。

不幸的是，拉伸已经落后了，许多治疗师仍在使用单一维度的、有限的运动面，更不用说使用相同的强度、持续时间和频率参数了。以球窝髋关节为例，一个环转动作可以使髋关节 360 度完全旋转，这是它所能做到的，但是大多数拉伸并没有利用到这一点。因此，应将牵引、摆动、环转和多种运动模式结合起来，创造性地利用螺旋、对角线和旋转以产生更有效的效果。

使用多个平面的另一个例子是进一步细化结构修正，如腿长差异（LLD）。虽然腿长差异存在各种非解剖学原因，如无名旋转、上滑等，但我们还是以托马斯·梅尔斯所称的“外侧筋膜线”为例（2014）。如果你在诊疗床上以严格的冠状面对外侧筋膜线进行拉伸，你可能会在复查结果中得到治疗师认为的“适当”的矫正效果。而你可以进一步评估和研究对比在冠状张力测试中增加屈曲的成分（把腿从诊疗床上拉下来和放在诊疗床上）和延伸成分（把腿放在诊疗床下方）时的感受。你可能会发现，一个、两个或所有这些特定的方向或位置会产生更好的结果，比起简单的测试更有希望进行长期修正。

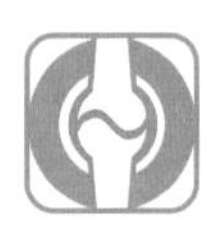

七、以整个关节为目标

正如我们所知，关节囊是由筋膜组成的，它围绕着关节并与韧带相连，韧带将骨头连接到关节的两端。我们不知道的是，髋关节的一些外侧的短旋转肌是附着在关节囊上的，而不是像我们的解剖学书籍所示的那样附着在转子或股骨上。我们知道这一点是因为我们在一具尸体上看到了它，还有许多其他的解剖学变异，它们并不符合我们脑海中原有的那些我们从研究过、依赖的且现在还在参考的解剖书上获得的画面。稍后我们将讨论这其中的含义。

我们这里的观点是，以关节囊（就像在髋关节）为目标，通常是筋膜拉伸疗法的一个主要策略，用以无痛恢复脊柱、髋关节和下腹的功能，特别是当髋关节做长轴或纵向牵引的活动性减少时。约翰（Johns）和赖特（Wright）（1962）断定肌肉提供了运动测试刚度（弹性和可塑性）总阻力的 41%。相比之下，韧带和关节囊占 47%（见表 2.1）。因此，后一种组织在决定关节的最终可活动范围中具有极其重要的意义，保持这些结构的最佳活动性是有意义的。

当我们说“瞄准整个关节”的时候，我们还描述了当高速低振幅（HVLA）关节操作或其他关节囊调动技术失败或仅临时起作用时该使用什么。筋膜拉伸疗法通过渐进式 TOC（牵引-摆动-环转）的具体参数，以整个关节为目标，当需要时，我们将会在关节表面进行压缩，并与牵引交替进行，这种牵引“支撑”并拉伸特定的、令人苦恼的“拐角”和被确定为限制运动自由的关节囊部分。当通过刚才描述的方式使适当的髋关节活动范围得到恢复时，可观察到周围组织释放的层叠效应：

表 2.1　软组织结构对关节阻力的相对贡献比

结构	抵抗
关节囊	47%
肌肉（筋膜）	41%
肌腱	10%
皮肤	2%

经许可，转载自 R. J. Johns 和 V. Wright，1962，“不同组织在关节刚度中的相对重要性”，《应用生理学杂志》17（5），824-828。

- 增加直腿抬高（SLR）角 5 度～ 20 度。
- 消除背部、臀部、膝盖的疼痛。
- 消除股骨-髋臼撞击。
- 纠正步态异常，如股骨外旋、明显的特伦德伦伯格征等。
- 软组织对同侧肢体拉伸抵抗力降低了 25%～50%，对对侧肢体拉伸抵抗力降低 10%～25%。

除此之外，我们还以整个关节为目标来取得神经筋膜效应。众所周知，筋膜现在被认为是我们的“本体感觉器官”（Schleip，2012；Van der Wal，2012），我们可以通过刺激机械感受器来操纵关节囊、韧带和所有与结构有关的组织。范德瓦尔等人认为，这些受体的主要刺激是变形（拉伸、挤压、压缩）（Van der Wal，2012）。根据定义，它可以通过关节、韧带、肌肉和筋膜之间的系统连接来改善本体感觉的功能。大脑、前庭迷路和皮肤的本体感受反馈回路组成了动觉交流系统。因此，由于全身运动知觉得到了改善，运动和所有依赖于一个功能最佳的神经系统的活动都受到了积极的影响，这与使用筋膜拉伸疗法的临床结果一致（Frederick，2006）。

八、用牵引获得最大伸长

安第一次发现手动牵引的好处是在她开始为足球运动员和摔跤运动员做拉伸的时候。当她在为客户做拉伸时，自己的身体向外倾斜，这不仅使得客户的主观性评价变得更积极了，而且也使得随后的组织拉伸更容易。客观测试后证实，牵引大大改善了辅助拉伸的效果。压迫下的组织似乎会引起疼痛、虚弱和其他功能障碍，而牵引则是提供缓解、恢复机动性和力量，以及改善整体本体感觉的关键。

后来，安了解到，“原始”的本体感觉神经肌肉促进疗法（PNS）利用关节牵引来刺激关节本体感觉，从而帮助改善机动性功能。相反，一种被称为“类似”（关节压缩）的相反技术被用来刺激需要负重稳定性的功能性运动。

筋膜拉伸疗法与原始本体感觉神经肌肉促进疗法的不同之处在于，它只以关节牵引为起点，然后沿着经络向上和向下渐进地牵拉神经肌筋膜组织，走“弯道”，并与其他经脉相交，这可以通过对被动、主动和抵抗运动的反复检测来体现。

如果我们继续上一条原则，即“以整个关节为目标”，让我们再次想象我们正在对一个客户进行手动治疗。我们已经评估到他们的左外侧神经肌筋链被压缩在身体的核心 / 中心周围，整个线条从下面（“腿看起来很短”）和上面（肩膀下沉或向髋关节凹陷）都缩短了。

如果我们选择一个整体的初始策略，通过从中心向外减压来延长左侧线，那么我们可以执行以下的拉伸序列以获得最佳结果。

注意

为了便于关注牵引顺序和目标，省略了特定的参数。

1. 以低可动性关节囊为目标，牵引髋关节的松散位置。

2. 通过臀部红外线以“锁定”髋关节，并获得髋关节上方的选择性的、差异性的牵引对象，分别为胯骨、腰方肌、骼骨-非骼骨腰椎韧带和腰椎小关节。

3. 从第二个步骤开始，抬起对侧腿向左转体，在左边的侧线中心向右侧弯曲。

4. 继续向左走，先保持双腿平行，然后双腿并拢进而将左腿交叉放到右腿下方，然后向上走，最后到诊疗床下方以根据指示和耐受性逐渐增加伸展。

5. 让客户主动地将手臂外展直到客户感觉到测线拉伸增加；如果这能改善拉伸，客户可以托住诊疗床来做这个动作。

6. 增加头部 / 颈部的右侧侧向弯曲，手臂根据耐受性和指示随之增加伸展。

7. 弯曲腿和头部 / 颈部使手臂向下移到体前，避免恢复原状（避免收缩已拉长组织）。

8. 重新评估治疗反应。

这是一个很好的例子，可以说明沿着整个肌筋膜经络通过牵引获得最大程度的延长是如何被用来修正如腿长差异和其他冠状面不平衡这样的结构的。大规模的连续减压将改善神经和肌肉功能，并调节由这些因素引起的疼痛。

但是，请注意，刚才描述的整个序列并不是静态拉伸，参数是根据组织在特定时刻的需要不断调整的。例如，像个体所示的那样，牵引-摆动-环转（TOC）是为了对血液和淋巴等液体进行交替的物理性或机械性冲洗流动。

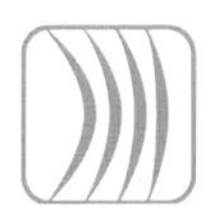

九、促进身体反应以获得最佳效果

本体感觉神经肌肉促进疗法（PNF）是在 1995 年最初的筋膜拉伸疗法研究中被选中和使用的，因为当时的拉伸研究表明本体感觉神经肌肉促进疗法在增加活动范围方面的效果最好。在撰写本书时，这仍然是正确的（Hindle，2012；Sharman，2006）。

筋膜拉伸疗法对原始本体感觉神经肌肉促进疗法进行了修改，使目标组织收缩-放松技术的收缩部分从原始参数 50%～100% 大幅减少到我们建议的参数——最大收缩 5%～20%。我们将针对筋膜拉伸疗法修改后的本体感觉神经肌肉促进疗法，称为“筋膜拉伸疗法-本体感觉神经肌肉促进疗法”，即“FST-PNF”。这是通过日常实践证据的试错过程发现的。最初的本体感觉神经肌肉促进疗法是为了满足脊髓灰质炎人群的需要而开发的，他们有去神经支配问题，因此需要在增效剂的帮助下进行最大程度的收缩，以使该技术发挥最佳效果。我们的研究表明，要获得最好的结果，患者的主动收缩要少得多。自然，在大多数情况下我们的客户群体具有完整的、功能齐全的神经系统，因此不需要超过 5%～20% 的收缩（假设）来激活高尔基腱器，并使目标组织收缩后得到松弛。筋膜拉伸疗法-本体感觉神经肌肉促进疗法有 18 个不同于传统的本体感觉神经肌肉促进疗法拉伸的特点，请参阅后设相关列表（本章后面将介绍一些术语）。

为了让你对我们是如何根据客户的具体情况来调节和调整筋膜拉伸疗法-本体感觉神经肌肉促进疗法的有一个大致的了解，我们可以比较两种不同类型的客户：一种是耐力型（慢肌力）运动员，另一种是力量型（快肌力）运动员。在这个例子中，我们是为了提高训练后恢复的效果而进行拉伸的。

> **注意**
>
> 更多细节将在技术部分的第五章和第六章中进行讨论。

耐力型（肌肉组织的慢收缩）运动员：

- 强度：更大。
- 持续时间：更长。
- 重复频率：较低。

力量型（肌肉组织的快收缩）运动员：

- 强度：更小。
- 持续时间：更短。
- 重复频率：较高。

FST-PNF 疗法中的 18 个不同于传统 PNF 的拉伸特点：

1. 牵引。
2. 呼吸引导（不是基于时间的）。
3. 温和收缩 2%～20%（不是 50%～100%）。
4. 更短的持续时间（3～4 秒而不是 6～10 秒）。
5. 两种类型的收缩——向心收缩和等距收缩。
6. 每个客户的手法操作都是个性化的。
7. 两次操作中重复牵引-摆动-环转。
8. 每次操作都要变换目标组织的拉伸角度。
9. 动作具有流动性。
10. 治疗师和客户都更容易执行。
11. 使用肩带进行稳定。
12. 独特的序列。
13. 动作编排。
14. 从身体核心开始，然后移动到四肢。
15. 独特的客户定位。
16. 独特的治疗师定位。
17. 使用我们的拉伸波概念。
18. 使用不同的节奏来引导神经系统的反应。

一般人群也可分为慢收缩和快收缩两种不同的“类型”，在调整阻力参数以提高柔韧性时，要考虑年龄、疾病、疼痛等诸多因素。因此，我们使用前一两个重复的收缩-放松序列作为测试，以确定什么样的强度-持续时间-频率组合能产生最佳效果。在恢复拉伸阶段，最好的反应是治疗师认为组织得到了最佳释放。关于调整强度、持续时间和频率参数的更多细节将在下一个原则中进行讨论。

有趣的是，我们的筋膜拉伸疗法-本体感觉神经肌肉促进疗法（FST-PNF）参数与至少一种随着更常用的肌肉能量技术（MET）而出现的参数类似（Fred Mitchell，D. O.）。

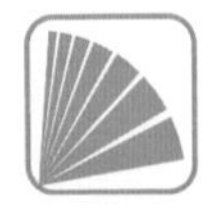

十、根据当前目标调整拉伸

在设计合适的筋膜拉伸疗法序列时，强度、持续时间和频率这些参数是初步要考虑的因素。让我们从这三个参数开始，了解如何调整手动拉伸以满足客户的需求。

（一）强度

毫无疑问，级别和敏感度高的治疗师很快就能确定当下所需的强度，更不用说其他的参数了。面对职业运动员，你通常只有一次机会来证明你作为一个治疗师的有效性，因为他们不仅经验丰富且要求苛刻。

因此，我们在教授筋膜拉伸疗法时会警告学生：“永远不要超出直觉告诉你的范围。”你会遇到那些无论出于什么原因，请求甚至要求你给予更强烈的拉伸的客户。有经验和意识高的治疗师知道：“倾听你的直觉，而不是你的客户（至少在这个特定的例子中）！”

强度受组织屏障感觉（当然还有你的客户）的影响——通过无限制的活动范围进行被动关节和软组织调动。然后你会遇到 R1，即组织抵抗的第一道屏障，它会使你在穿过屏障之前停止活动（Maitland，1991，1986）。例如，紧张的神经与紧张的肌筋膜感觉不同，在活动范围中出现 R1 的时间比通常预期的要早。它们需要不同的伸展运动，强度和持续时间都比大多数非神经组织小得多。

（二）持续时间

持续时间与强度密切相关。在或强或弱的强度下，治疗师可能会体验到一次令人满意的软组织释放。尽管有时候，如果你稍微释放强度，活动范围就会增加，从而延长拉伸时间，但只要组织在拉伸过程中继续释放，就可以保持同样的强度。

相比之下，比如短跑运动员这样的快速收缩型运动员，如果在增加频率的同时保持低强度和低持续时间，通常反应会更好。就好像他们在字面上和结构上都是“高度紧张”的一样，需要予他们的神经系统以缓慢的步伐，在增加活动范围之前进出有运动意图的路径。

（三）频率

重复拉伸序列并不遵循严格的定律，例如，每次拉伸三次。相反，它要与强度和持续时间相结合，并遵循组织的需求。同样，虽然有经验的治疗师确切地知道这是什么意思，但这一节值得一读，因为筋膜拉伸疗法的实施是不一样，如果你有足够多的实践经验，这更是显而易见的。

当我们和奥运会水平的短跑运动员以及美国橄榄球运动员合作时，我们工作室的老手为筋膜拉伸疗法的疗程开创了自己的本体感觉神经肌肉促进疗法主动收缩节律。事实证明，这比治疗师设定一项方案（如设置重复次数，设置持续时间，设置强度阻力）有更好的效果。我们从中学到的是，当给那些神经系统训练有素的客户（如运动员、舞蹈家、武术家及其他注重身体结构和功能的人）进行拉伸时，个性化治疗比一份预先设定的需要严格执行的治疗程序更具动态性、更智能且更容易交流和令人接受。预先设定的治疗程序是有用的，但它要从属于客户当前的需求。

（四）总结

在近 20 年的时间里，我们每天对客户进行筋膜拉伸疗法，并根据我们的观察制订了筋膜拉伸疗法的十条原则。这些原则是我们认为的筋膜拉伸疗法应用要点的精髓，是为了获得尽可能的最好的结果，并且可以从根本上帮助技术教学的完成。熟悉了筋膜拉伸疗法的基本概念，就能更容易理解其与第三章中讨论的其他拉伸方法或技术的比较和对比。

十一、筋膜拉伸疗法的禁忌证

著名的运动科学家梅尔·西夫博士说："通常不存在不安全的拉伸或锻炼：只有在特定时间对特定的人实施任一动作的不安全的方式（Siff，2000）。"

除了严格禁止拉伸（我们假设你知道，例如不要拉伸未修复的骨折部位等），这里有一系列的因素可能会限制或损害活动范围（Alter，2004）。

- 肌肉或关节结缔组织缺乏弹性。
- 皮肤疾病，包括硬皮病或烧伤留下的疤痕。
- 肌肉紧张。
- 挛缩。
- 条件反射。
- 主动运动时缺乏协调性和力量。
- 其他协同肌带来的限制。
- 瘫痪。
- 痉挛状态。
- 韧带和肌腱的长度。
- 骨骼和关节结构的局限性。
- 性别，例如骨盆结构。
- 激素，例如松弛素。
- 怀孕，例如坐位体前屈测试。
- 身体脂肪 / 肥胖，例如在仰卧起坐的测试中，它就像两个杠杆臂之间的楔子。
- 显著的体位综合征，如脊柱侧凸或脊柱后凸。
- 炎症和积液。
- 疼痛-拉伸阈值或耐受性。
- 恐惧。
- 被石膏或夹板固定。

- 在另一个方向有任何同步运动的出现。
- 身体质量——大二头肌或四头肌限制屈曲。
- 温度——寒冷降低弹性。
- 年龄，例如增加胶原蛋白沉积。
- 种族本源。
- 训练，例如延迟性肌肉酸痛或过度训练会让人体变得更紧、更僵硬。
- 昼夜交替（一天中的时间）。
- 个人活动模式，例如坐姿不良。
- 假期——整天坐着而不是站着。
- 药物。
- 膀胱充盈。
- 热身。

一般而言，要想增加一个关节的活动范围，拉伸和辅助程序中必须包括下列四件事中的一件（在适当时）：

- 增加肌肉或关节结缔组织的延展性。
- 减少肌肉紧张，从而产生放松。
- 增加身体各部分的协调性和肌群力量。
- 减少炎症、积液和疼痛。

然而，在某些情况下会有一些严重的危险信号警告你不要用拉伸或其他方式来增加活动范围。例如鞭伤，它周围的肌肉痉挛实际上是在稳定一个未被确认的齿突骨折。当无法放松神经肌筋膜时，这是一个很好的不再继续的理由，且要考虑寻求合适的专业人士意见。在先前的鞭伤病例中，应立即进行张口位X光检查，并在客户回来寻求治疗师的帮助之前排除存在骨折和/或扭伤的可能。

“在适当时”这一警告是由所使用的拉伸技术决定的。由于骨骼和关节结构异常导致的运动丧失也超出了所有拉伸疗程的范围。

十二、筋膜拉伸疗法适应证

关于“紧绷”或“僵硬”的抱怨和症状是可以接受的，但通常对手动治疗师没有太大帮助。这并不是说我们没有从这些自愿采取筋膜拉伸疗法的客户身上取得重大成果。他们经常会说：“我知道我需要进行拉伸，所以我就来了。”通常情况下，我们会让教练员指导运动员或培训师指导客户去通过筋膜拉伸疗法来提高速度、强度、力量、平衡和协调。

以下是我们成功治疗过的一些疾病和实现的目标，减轻或消除了症状和功能障碍，改善了功能和生活质量。

（一）疼痛

筋膜拉伸疗法成功调控的一般疼痛的病因包括（但不限于）：关节源性的；肌源性的；神经源性的；心理性的；医源性的；与其他疾病相关的（如脑瘫、多发性硬化、帕金森症、退行性关节、骨关节炎、椎间盘源性的）；慢性非特异性下腰痛；全关节置换术；美容和其他手术后疤痕并发症；所谓的青少年期“生长突增痛”；创伤后应激障碍等。

（二）有或没有疼痛的结构条件

- 解决多种病因导致的腿长差异。
- 矫正腰椎–骨盆–髋关节：扭转、上倾、旋转。
- 改善步态：增加步幅；减少髋关节外旋转。
- 改善体态：成年人身高增加 2.5 ～ 5 厘米。
- 高度脊柱前凸和胸部后凸畸形；增大腰椎前凸；整体改善对齐；改善肩胛骨。
- 减少内转功能障碍。

（三）运动

- 提高运行速度。
- 提高垂直跳能力。
- 增加强度。
- 改善平衡。
- 提高协调能力。
- 提高柔韧性。

十三、总结

在严格的适应证和禁忌证之间和之外，可能有一个灰色地带，这里没有太多的证据，既不科学，也没有趣闻轶事，这可以为筋膜拉伸疗法（或其他事情）能否在特定的客户案例中发挥作用提供可靠的指导。

然而，如果所有直接为客户进行拉伸的人都相信并按照“最重要的是不伤害”的原则工作，那么经验和直觉应该对你非常有用，就像我们和其他很多人一样。也就是说，在与客户进行了彻底的访谈并对任何危险信号进行筛选之后；在进行综合评价后；在获得客户保健医生的批准（如果需要的话）之后；在考虑转介给另一个在客户可能需要的领域拥有更多或其他专业知识的从业者后，如果您决定与客户合作，我们鼓励您考虑以下可能性。

下述可能性是切实存在的，我们不仅在自己的客户和学员的工作中发现了它们，在其他治疗师和他们的客户中也发现了。

- 融洽、信任和联系使你成为客户最终选择的治疗师，将对他们的身体功能和福祉产生影响。这是因为，客户选择的是他们在生理、心理、情感和精神上会对其完全开放的人。
- 当客户选择你作为他们康复的关键治疗师时，只要你觉得自己有能力承担责任，就有义务完成整个过程。
- 当这种程度的关系发生时，以最深刻、最有意义的方式治愈客户是可能的。

如果你读过第一章，那么理解为什么会发生自发疗愈不应该是一个大难题。我们讨论了拉伸细胞和组织是如何逆转细胞死亡、治愈细胞损伤、积极影响基因转录、刺激生长因子、通过改善内感受来提高身心幸福感、通过机械力传递帮助细胞沟通等的。也有很多我们显然不知道或不理解的事物可能在帮助或补充这些过程，并且尚缺乏关于其中的许多可以应用于治疗的事物的研究。这里的重点是，筋膜拉伸疗法在道德和专业上的应用，往往是客户症状的转折点，似乎补充了身体自愈的自然能力。我们邀请您应用这本书中的原则和技术，并体验您自己和客户有关治疗的所有可能性。

参考文献

Chalmers, G. (2004) Re-examination of the possible role of Golgi tendon organ and muscle spindle reflexes in proprioceptive neuromuscular facilitation muscle stretchinG. Sports Biomech. 3 (1) . pp. 159 - 83.

Frederick, A., Frederick, C. (2013) Certified Fascial Stretch Therapist Level 1 workshop manuaL.

Frederick, A., Frederick, C. (2006) Stretch to Win. Champaign : Human Kinetics.

Hindle K. B. (2012) Proprioceptive Neuromuscular Facilitation (PNF) : Its Mechanisms and Effects on Range of Motion and Muscular Function. J Hum Kinet. 31. pp. 105 - 13.

Ingber, D. M. (1998) Architecture of LifM. Scientific American [Online] Available at : http : // timE. arts.uclA. edu/Talks/Barcelona/Arch_LifE. htM. [Accessed 5 November 2013].

Ingber, D. E., et aL. (1993) Mechanotransduction across the cell surface and through the cytoskeleton. SciencM. 260. pp. 1124 - 1127.

Magnusson, S. P., et aL. (2001) Determinants of musculoskeletal flexibility : Viscoelastic properties, cross-sectional area, EMG and stretch tolerancM. Scandinavian Journal Medical Science Sport. 7 (4) . pp. 195 - 202.

Maitland, G. D. (1991) Peripheral Manipulation. 3rd ED. London : ButterworthHeinemann.

Maitland, G. D. (1986) Vertebral Manipulation. 5th ED. London : ButterworthHeinemann.

Myers, T. W. (2014) Anatomy Trains : Myofascial Meridians for Manual and Movement Therapists. 3rd ED. Edinburgh : Churchill Livingstone Elsevier.

Schleip, R. 2012. Fascia as an organ of communication. In : Schleip, R. (eD.), et aL. The tensional network of the human body. Edinburgh : Elsevier. pp. 77 - 79.

Sharman M. J. (2006) Proprioceptive neuromuscular facilitation stretching : mechanisms and clinical implications. Sports MeD. 36 (11) . pp. 929 - 39.

Siff, M. C. (2000) SupertraininG. Denver, Colorado : SifF. Van der Wal, J.C. (2012) Proprioception. In : Schleip, R. (eD.), et aL. The tensional network of the human body. Edinburgh : Elsevier. pp. 81 - 87.

第三章
比较和对比

本章将对相关的辅助和 / 或手动拉伸技术和方法进行比较。此外，本章还概述了其他方法和拉伸技术，以便与筋膜拉伸疗法进行比较和对比。我们有目标性地限制自己只讨论手动拉伸疗法的方法和技术。本章结构如下：

- 常见的拉伸方法和技术。
- 其他现代拉伸方法和技术。
- 古代拉伸技术。
- 整合拉伸的手动治疗技术。

本章最后对筋膜拉伸疗法与其他技术的区别进行了比较讨论，以便您在手动治疗过程中对其有一个清晰的概念。

一、常见的拉伸和途径

我们从只做拉伸的方法开始，这种方法比那些总是或有时将拉伸与其他形式的手动治疗结合起来的方法要少得多。以相似项进行分类可以使比较更容易理解。

由于字典表明“技术”一词与“方法”的意义相近，因此我们认为“方法”更多的是表明单独执行某项技术，而没有与一组规则、定理和条例结合使用。

因为“方法”或“系统”这个词是指“一种固定的程序，它通常是根据一个明确的、已制定的、有逻辑的或系统的计划制订的”（Dictionary.com）。以下属于这一范畴：

- 本体感觉神经肌肉促进疗法（PNF）
- 筋膜拉伸疗法（FST）
- 动态独立式拉伸（AIS）

（一）本体感觉神经肌肉促进疗法（PNF）

对于大部分（如果不是全部）高级手动治疗师来说，本体感觉神经肌肉促进疗法应该是最熟悉的。

虽然简单地将本体感觉神经肌肉促进疗法描述为一种拉伸方法是非常不准确的，但是在整个疗法技术中使用的拉伸，已经有了足够的已建立的、可靠的、有效的数据和具有各种成功排列的逻辑性应用程序，在这里值得一提。

但是，必须记住，初始本体感觉神经肌肉促进疗法中的拉伸只是许多参数中的一个，主要用于神经刺激，以增加神经肌肉骨骼系统紊乱治疗的强度。

手动运用原始本体感觉神经肌肉促进疗法拉伸的要点有：

- 需要加强的疲软主动肌被放置在伸展的位置以引起牵张反射。
- 在全面加强主动肌的运动模式中，引发牵张反射也需要主动肌协同作用的帮助。
- 在拉长的身体部位增加特定的螺旋和对角线位置，可以在运动模式补充中获得更好的结果（在更多的模式中增加强度）。
- 在为客户进行活动范围治疗的整个过程中，治疗师使用了最大程度的手动阻力。
- 客户最大限度地自主收缩肌肉，以满足治疗师的阻力（据说目前的本体感觉神经肌肉促进疗法指导师使用的词是“最佳”或“适当”的阻力）。
- 在伸展/强化中使用的组合，与原始的运动模式、姿势和翻正反射有关。
- 运动组合包括等距的、同轴的和反常的主动收缩，且伴随着被动运动。
- 运用抑制技术降低运动神经元的兴奋性，来增加关节和肌肉的柔韧性。

关于活动范围，许多研究者发现与其他形式的拉伸相比，本体感觉神经肌肉促进疗法拉伸技术在柔韧性方面产生了最大的收益。有相关期刊指出，“运用本体感觉神经肌肉促进疗法的螺旋和对角线运动模式原理，也可以产生比标准静态拉伸更好的三维功能活动范围”（Alter，2004）。

（二）筋膜拉伸疗法（FST）

由于前一节对筋膜拉伸疗法概念进行了广泛的解释，这里的比较点在于筋膜拉伸疗法与本体感觉神经肌肉促进疗法唯一的相似之处，在于对保持-放松技术（H-R）的利用和修改。原始本体感觉神经肌肉促进疗法将保持-放松技术描述为拮抗肌收缩后进入新的活动范围的主动运动。在筋膜拉伸疗法中，客户首先引起拮抗肌的轻微等张收缩，在被治疗师停止之前，立即同时对拮抗肌进行轻微的等长收缩。在短暂的放松之后，治疗师将客户被动地转移到主动肌的新的活动范围中，直到遇见下一个运动障碍，然后重复这个程序。有时会在最后一两次重复中加入主动肌的等张收缩，以在必要时进一步增加活动范围。

除此之外，筋膜拉伸疗法也遵循自身的既定方法：

- 十项筋膜拉伸疗法基本原则（在第二章中描述）。
- 独特的创新动作程序（在第五章和第六章的技术部分进行描述）。
- 整体神经肌筋膜链到局部单位的基本方法。

- 螺旋、对角线和旋转的运动模式（技术部分，第五章、第六章）。
- 根据个人情况调整拉伸动作的强度、持续时间、重复性和节奏的参数（第五章、第六章）。
- 在拉伸任何组织之前，先调节神经系统。

（三）动态独立式拉伸（AIS）

在权威教科书《柔韧性科学》中提到的唯一的拉伸系统是动态独立式拉伸。根据作者的说法，书中提到或比较的其他类型的拉伸的出现，并不是一个以一种特殊方式组织起来的实际系统的一部分，而只是以一种独特的方法来重新定义动态独立式拉伸。因此，其他的拉伸就变成了以肌肉进行的拉伸，可用于满足医疗、治疗或运动需求（2004）。

动态独立式拉伸被比喻为“改良版本体感觉神经肌肉促进疗法技术”，因为它与其他拉伸技术（终究是本体感觉神经肌肉促进疗法的其他变体）非常相似，只要撤掉二阶既定程序（Alter，2004）。至于动态独立式拉伸倡导的二阶程序，人们对于创始人亚伦·马特斯（Aaron Mattes）发表的声明还存在很多争议。

“……拉伸肌肉……到激活肌肉（牵张）反射的程度，并超越轻度刺激点。轻轻拉伸 1 秒半至 2 秒，提供少于 1 磅的帮助，释放压力，回到起始位置，重复指定的次数。在轻度刺激的情况下，释放被拉伸组织的压力，有助于防止由牵张反射引起的组织逆转收缩。”（Mattes，2000）

到目前为止，还没有研究使得使用一到两秒钟持续拉伸的确切方法具体化。奥尔特指出：“小腿肌肉的牵张反射在 30 毫秒（0.03 秒）或 3% 秒内被激发。靠近脊髓的肌肉，如腘绳肌，甚至更快。在神经系统中，2 秒钟即是永恒。”因此，尽管动态独立式拉伸可能产生积极的结果，但在一到两秒内，全身 600 多块肌肉中的牵张反射是否能得到同等程度的激发令人怀疑。此外，奥尔特还指出：“业界还没有发表过对动态独立式拉伸的疗效与其他拉伸技术的比较研究。”（Alter，2004）

动态独立式拉伸中的五个“I”（Mattes，2000）：

- 确定（identify）要伸展的具体肌肉。
- 通过精确的局部运动将要拉伸的肌肉分离（isolate）出来。
- 加强（intensify）与拮抗肌相对的主动肌的收缩力，这些主动肌在关节的另一侧可以交互放松和伸展。肌肉的交互神经进行支配的同时也会反过来抑制另一侧肌肉的放松和伸展。
- 神经支配（innervation）——肌肉或肌群（主动肌）的交互神经支配（收缩信号组织）收缩作用，在神经上鼓励收缩，而另一侧（拮抗肌）肌肉则在神经上准备放松。

• 抑制（Inhibition）——肌肉或肌肉群的相互抑制反应，一侧神经上指示放松，而另一侧（主动肌）肌肉接收收缩神经信号。

动态独立式拉伸的神经生理学技术与初始本体感觉神经肌肉促进疗法基于相同的原则，即谢灵顿氏定律（Shemington's Laws）。但动态独立式拉伸的不同之处在于，它声称通过隔离肌肉和结缔组织来提高柔韧性以具体地定位问题。另一方面，初始本体感觉神经肌肉促进疗法和筋膜拉伸疗法在定位前，会先评估和治疗整个神经鞘肌筋链。

二、其他现代拉伸方法和技术

有很多关于拉伸的书，大部分是关于瑜伽的，其余的似乎都是标准的、传统的拉伸的变体。最全面的拉伸在鲍勃·安德森（Bob Anderson）的经典著作《拉伸展》中得到呈现，该书于1980年首次出版。如上所述，绝大多数关于拉伸的书都没有给出一个可用的新系统。因此，我们将不再对这些技术进行讨论，因为它们大部分是相似的。

相反，我们将简要地提及和描述其他拉伸技术，这些技术与传统的静态辅助拉伸技术有很大的不同。传统的静态拉伸可以持续15～30秒，重复2～3次。而我们在研究中发现了以下技术：

• 促进拉伸：基于本体感觉神经肌肉促进疗法的方法，它将重点集中到单一的本体感觉神经肌肉促进疗法技术中，即收缩–放松–对抗–收缩（CRAC）。这种技术强调的拉伸重点是客户，例如先收缩他/她的腘绳肌而后放松。然后在这种情况下，该客户主动地收缩拮抗肌或股四头肌，使肢体进一步伸入到活动范围内以伸展腘绳肌（McAtee，2007）。

• 科学拉伸：这是一种通过使用两种传统方法——动态拉伸和静态拉伸，以及两种不那么传统的方法——静态主动拉伸和等长拉伸来增加柔韧性的方法。这种方法被描述为一种自我拉伸方法，没有任何辅助技术的指导（Kurz，2003）。

• 抗阻拉伸：拉伸过程中科学地使用等距阻力，这种方法要求在整个活动范围内使用阻力。虽然自助拉伸被描述为一种获得力量和柔韧性的方法，但有人声称，来自另一种方法的辅助抵抗会进一步增强这些效果（Cooley，2005）。在阅读了关于抗阻拉伸的书之后，本书的作者得出这样的结论：这个系统更多的是一种训练方法而不是手动疗法。

三、古代拉伸技术

• 泰式按摩和身体锻炼：这是一种有几个世纪历史的系统，通常采用穴位按压配合关节辅助活动与拉伸相结合的方法，它在传统上是在地板垫子上完成的。它也被认为是一种辅助瑜伽方法。

- 辅助瑜伽：如上所述，辅助瑜伽也有几百年的历史了。它可以被教练用来改善学生的瑜伽姿势或体式。它也可以作为一种辅助拉伸技术用于治疗。在这种技术中，拉伸可以是静态的，也可以是从一个姿势过渡到另一个姿势。

四、与拉伸整合的手动疗法技术

- 肌肉能量技术（Muscle energy technique，MET）：据说这种方法起源于骨科领域，已发展成许多不同的技术，但仍通用一个名称（Chaitow，2006）。肌肉能量技术的起始和当前的形式与上面描述的本体感觉神经肌肉促进疗法相似。
- 位置释放技术（Position release technique，PRT）：用于治疗疼痛、炎症、痉挛和新创伤的一组温和、间接的治疗方法。位置释放技术中包含了各种各样的拉伸技术，有时可能会与位置释放技术同时被使用（Chaitow，2007）。

五、总结

除了静态拉伸之外，还有许多其他的拉伸方法和技术虽然尚未得到科学的研究，但有很多临床证据证明其效果良好。大多数拉伸方法都有拉伸孤立肌肉的技术。相比之下，筋膜拉伸疗法提供了一种辅助拉伸手动治疗系统，可应用于整个神经肌筋膜链。当筋膜拉伸疗法是区域性的并集中于一个特定的区域或肌肉时，该区域将在其所在的肌筋膜链以及与其相交的其他链上得到评估和手动处理或拉伸。

参考文献

Voss, D. M.（1985）Proprioceptive neuromuscular facilitation. 3rd ED. Philadelphia, Pennsylvania：Harper & Row.

Alter, M. J.（2004）Science of Flexibility. 3rd ED. Champaign, Illinois：Human Kinetics.

Mattes, A. L.（2000）Active Isolated Stretching：The Mattes MethoD. Sarasota, Florida：Aaron L. Mattes.

McAtee, R. E. , Charland, J.（2007）Facilitated StretchinG. 3rd ED. Champaign, Illinois：Human Kinetics.

Kurz, T.（2003）Stretching Scientifically. 4th ED. Island Pond, Vermont：Stadion.

Cooley, B. (2005) The Genius of Flexibility. New York, New York : Simon & Schuster.

Chaitow, L. et aL. (2006) Muscle Energy Techniques. 3rd ED. Edinburgh : Churchill Livingstone Elsevier.

Chaitow, L. et aL. (2007) Positional Release Techniques. 3rd ED. Edinburgh : Churchill Livingstone Elsevier.

第四章 评估

这一章的信息来自于我们近20年来对数千名客户进行评估和治疗的经验；还基于我们培训的数千名正在使用筋膜拉伸疗法评估和治疗方法的专业人员的反馈。

在医疗和按摩领域，做客户记录通常是采用主观-客观-评估-计划（SOAP）的形式。

所有的治疗师都应该知道，初始评估毫无疑问是其与客户进行的最重要的交流。治疗和培训取决于准确的客户病史、清晰的测试和测量，以及从第一次治疗或培训中得出的一些指征，这些指征可以表明这个疗程设计的方向是正确的。在第一阶段进行的重新评估，会即刻表明治疗师是否需要快速调整治疗技术以确保得到积极的结果。在使用筋膜拉伸疗法和其他有效的手动疗法时，在每次治疗过程中，持续的重新评估也能让客户随时了解治疗的进展情况，尤其是如果发生了根本性变化时，积极的评估结果将会有很大的鼓舞作用。

由于治疗师和客户的需求不同，筋膜拉伸疗法评估可能包括以下所有或部分内容。

- 主观访谈，包括但不限于：
  - 疼痛行为超过24小时。
  - 睡眠模式（如果知道的话）——当前的症状是否与睡眠模式有关?
  - 药物和副作用，如果已知或怀疑的话。
  - 看看职业是否是一个影响因素。
  - 相关家族史。
  - 与癌症、莱姆病等相关的特殊问题。

根据我们的经验，一次成功的面诊可能收获多达75%的信息，从而使其余的评估形成准确的诊断。

- 客观测试和/或测量（注意：大多数手动疗法的测试需要静态和/或动态触诊）。
  - 观察客户，包括客户对面诊的反应、语音质量、精力水平等。
  - 与客户相关的功能性的静态和动态动作模式包括但不限于：
    - 步态。

- 姿势。
- 例如康复评定：站立位转换为坐位；站立位或坐位变为倚靠位；休息位和驾驶位等。
- 当前问题特有的动作模式及相关模式。
- 主动运动范围–被动运动范围–相对运动范围。
- 骨骼运动学和关节运动学测试。
- 骨骼–筋膜整体稳定性测试。
- 神经系统测试。
  - 特定运动模式的运动控制。
  - 颅神经。
  - 前庭神经及其他平衡测试。
  - 协调性。
  - 肌节。
  - 皮肤和 / 或周围神经感觉。
  - 深腱反射。
  - 中枢神经系统和 / 或周围神经牵拉–滑动–滑行移动。
  - 视觉测试。
- 特殊测试：这里没有特别提到的用于特定诊断的具体诊断方法。
- 手诊扫描：可以使用上述全部或部分方法来排除或归入症状区以上或以下的功能障碍，作为对临床问题的贡献。
- 激发测试：可以使用上述全部或部分方法来重现症状，以获得有形的相关症状来重新评估和指导治疗。
- 定位疗法测试：一种特定的快速测试方法，可以暂时激活被抑制的部分，或抑制过度促进的部分。

- 评估：总结所有的发现去支撑一个鉴别诊断或评价。
- 计划：设定短期和长期目标。

手动治疗评估和测验的主题既复杂又冗长，值得拥有相关论著。因此，本节将仅限于介绍作者对手法治疗师进行筋膜拉伸疗法教学时发现的最有用的一部分。尽管如此，治疗师们仍然能够轻松地整合他们目前的评估技能水平，并有希望通过以下内容获得更多的专业知识。

一、触诊素养

整骨疗法专家和作家柴托（Chaitow）指出："熟练的触诊可以区分不同的功能障碍状态和阶段，并具有一定的准确性。"（2007）他引用洛德（Lord）和博格杜克（Bogduk）的一个观点："研究发现，手动检查技术的敏感性和特异性为100%。"洛德和博格杜克创立了一项研究，将手动触诊与局部麻醉阻滞的标准进行了比较。柴托进一步指出："这项关于治疗师定位功能障碍能力的研究表明，如果触诊技能得到充分的改善，那么分离出功能障碍的某个节段或关节正是手动治疗师的潜力之一。"（Chaitow，2007）尽管有其他相反的研究，但上述治疗师可以100%准确地进行触诊诊断的结论也证实了对高度发展的触诊技能的持续需要。与其他一些手动治疗一样，在筋膜拉伸疗法中，触诊技巧应该涵盖被动、主动和电阻性动态运动和运动范围，而不仅仅是静止的探索。在手动疗法中，精确的触诊治疗应遵循精确的诊断。

由于这是一本针对高级手动治疗师的书，这一节将假定许多读者具有高级的触诊素养。在筋膜拉伸疗法培训中与几千名学生紧密合作之后发现，他们的素养范围很广，而这些素养与他们多年的经验或任何特定职业无关。因此，有必要对筋膜拉伸疗法中需要和使用的特定技能进行一些讨论。以下内容依序排列，以便在评估动作前先将筋膜拉伸疗法特定的触诊素养应用于静态条件的评估。

二、运动和活动局限

简而言之，在手动治疗中，关于如何或何时使用"运动"或"活动"这两个词，并没有多少标准的一致意见。一个研究这个难题的学者认为在需要量化时使用"活动"这个词，而"运动"这个词则在需要定性地讨论某事时使用（Jensenius，2011）。作者认为这是可以接受的，在本节和后续章节中将以这种方式使用这些词。

三、让我们开始吧

无论是以直立的姿势还是以卧位姿势来对客户进行评估，考虑筋膜拉伸疗法变形后的缩略词START都是很有用的（Gibbons & Tehan，2010）。

- S——症状再现（symptom reproduction）：虽然一些体征可能是无痛的，但疼痛或其他可再现的功能障碍感觉是评估的必要部分（如果不是的话，可以理解，也不总是）。

- T——组织触痛（tissue tenderness）：必须与疼痛区分开来。除了明显的局部症状外，它也可能是一系列环境-营养-医学因素导致的由低到高的全身性炎症的普遍症状。

- A——不对称（asymmetry）：必须将涉及的一方与不涉及的一方进行比较，这样一方就有了控制权。如果双方都参与，或者另一方不可用，那么训练和经验的数量和质量将会受到影响，必须对治疗师进行指导。

- R——活动量和运动质量的范围（range of motion quantity and movement quality）：可能位于一个或多个节段、整个肌筋膜链或身体区域。确定是否有低活动性的、正常的、活动过度的或因撕裂而不稳定的部位。也有助于确定该区域相对于其他相关区域以及身体其他部位的生物张拉整体状态，即在过度压缩、张力或剪切力作用下的生物张拉整体状态。

- T——组织结构变化（tissue texture changes）：虽然直接检测多层间可察觉的变化很重要，但筋膜拉伸疗法是通过对特定外在运动的反应来评估这种内在状态的。举一个基础案例，想象在冠状面上，从矢状面、直腿仰卧位到外旋转、水平外展的位置，做一个过渡被动运动。想象一下，不仅用你的手，还要用整个身体来明显地进行区分。一个人不仅要感觉到组织运动的数量，还要感觉到组织运动的具体质量。例如，筋膜界面的中筋膜室和内侧筋膜室沿肌筋膜张力的多角度和髋关节旋转轴的变化。

START 显示了筋膜拉伸疗法中的每一个静态的或动态的、静止的或移动的评估或治疗。人们可能会问，如何在静态条件下评估动作或运动的范围？答案是，即使治疗师手动提示客户做一个轻微的体位调整，以改善体位的一致性，并观察症状是否发生了变化，也会有一个小的主动辅助运动来进行这种调整，并与其他所有运动一起进行评估。然而，更全面的观点是，不论是否测试对皮肤转动方式和客户在做网球发球动作时让全身从低位向高位运动方式的手动响应，也会在症状行为改变的同时，对相关运动的数量和质量进行评估。

最常见的情况是，筋膜拉伸疗法治疗会自发地、立即跟踪评估结果，以获得最佳效果且最好地满足客户的目标。

四、简述评估技术

尽管评估本身比较复杂，但这里为大家提供了一个简单的可能会有所帮助的方法，特别是对于那些不太熟悉手动治疗的人来说。这个简单的方法起源于这样一个问题：“什么可以被手动地延长、缩短或稳定（LSS）以改善症状和体征？”这里有一个简单的解释可以说明在评估过程中，手动治疗师会尝试做些什么来改善症状和体征：

- 延长（lengthen）：抑制、伸展、释放或打开张力亢进、过度激活、紧绷或压缩部分。

- 缩短（shorten）：激活、刺激、促进、压缩或关闭过度延长、抑制或疲软部分。

- 稳定（stabilize）：支撑运动过度、不稳定和 / 或伴随运动控制不足或不良而产生疼痛的部位。

当一个筋膜拉伸疗法疗程中涉及到决定什么是适合拉伸、什么需要稳定、什么需要缩短和 / 或加强时，记得 LSS 能使治疗师保持目标清晰，使客户的治疗过程更安全、有效。头脑中保存一个适应性强的 LSS 治疗方案而不是预先定义或分类的条件，有助于治疗师进行逻辑推理，且在参与特定个体的评估和治疗时保持创造性。这一点将在下文中变得更加清晰。

五、SITTT

在上述评估技术的基础上，再一次讨论 SITTT 的应用，即扫描-识别-检验-治疗-再检验。当 SITTT 正确完成时，通常只需几秒到几分钟就能得出可靠有效的最佳治疗方案。以下是对 SITTT 技术的一般描述，此处只做简述，在本章的评估流程一节中，将更详细地介绍 SITTT 技术的实际应用。关于 SITTT 在不同临床条件下应用于特定的身体区域和组织的具体描述将在下一节中讨论，标题为“局部评估流程”。以下是 SITTT 缩略词的展开描述：

S——使用惯用手扫描（详细检查）可疑区域，以找到测试治疗工作假设应该开始的最佳位置。治疗师用手在客户身体的四分之一区域，以一种温和的方式触碰暴露的皮肤（可能但不是强制性的）。虽然从已知问题的相关区域出发似乎是合乎逻辑的，但在任何下半身或上半身区域都可能存在最佳的症状缓解的实际位置，且往往与诊断或症状无关。出现这一难题的原因尚未被完全了解或得到研究，手动扫描可快速解决这一难题。下面是姿势-肌筋膜-关节-神经（PMJN）部分的实际示例。

I——通过彻底的扫描，可以确定哪些筋膜线和 / 或哪些局部组织对客户的症状有缓解作用。一旦确定了适当的区域，就可以开始进行一系列的小型治疗和测试，以找到最佳的治疗反应。

T——治疗局部组织或局部组织所在的整体链。从某种意义上来说，这是一种小型治疗方法，治疗师将测试他们是否能够通过各种手动诊断方法缓解甚至消除客户的问题。因为这是一种小型治疗方法，因此客户可以保持在任何功能性位置上使治疗师进行“快速治疗”。这有一个额外的好处，即可以立即检验到客户的身体功能，而不必从诊疗桌上反复上下移动（在 SITTT 的下一个“T”中讨论）。

如前所述，主要目标是延长、缩短或稳定局部组织区域，甚至整个筋膜的连续性。接下来将增加和描述一种新的筋膜移位技术。

T——检验快速治疗是否产生了积极的结果，如缓解症状、增加力量-关节活动度-柔韧性（strength-ROM-flexibility）等。对客户进行标准测试，如对姿势、活动度、神经以及引起客户不良症状的功能性动态体位等进行测试，看看快速治疗对缓解症状是否具有一定程度的作用。

• 延长案例 1：客户主动屈曲时头部向右偏，伴有右侧颈部中段疼痛，称为夹痛或压迫。治疗师用一根或两根手指首先扫描并确定正确的位置。这一过程是通过皮肤和浅筋膜触诊完成的，目标是在客户重复同样的屈曲动作时得到延长。在测试了疼痛区域上方和下方的局部区域后，治疗师找到了最佳的反应，并决定停止评估，根据指征用筋膜拉伸疗法进行延长治疗，然后再重新评估。

• 延长案例 2：治疗师决定继续进行评估，尽可能地在筋膜链中找到可以进一步缓解症状和改善功能的相关链接。手动缓解紧靠右侧平衡处的右侧螺旋线的张力，使得重新测试颈部屈曲时不再感觉疼痛，获得最佳效果。此时，治疗师停止评估以去治疗在症状末端发现的问题。

• 缩短案例：一个有不良坐姿史的青少年，每当她向后倾斜时就会抱怨腰痛。治疗师全面评估了许多可能导致这种情况的因素，比如像髂腰肌这样的对抗肌是否被筋膜锁定较短，从而抑制了脊柱伸肌激动剂，而只有在自主腰椎伸展过程中，通过手法辅助 L5/S1 双侧小关节的软组织来使其缩短，才能缓解疼痛。

• 稳定案例：客户反映，只要转动一侧臀部或用其中一条腿去维持平衡，这一侧就会出现臀部疼痛并伴随同侧内收肌紧张和对侧胸肌紧张。病史和其他检查显示该客户臀肌无力和 / 或髋关节不稳定。当客户将体重转移到所涉及的一侧并也尝试用同侧腿保持平衡时，治疗师手动压缩髂骨。随之，所有疼痛区域消失，平衡得到改善。客户在髋关节稳定治疗中获得了显著的治疗效果。

注意

在评估局部区域或局部组织时，通常需要使用手动延长或缩短位移来改变筋膜张力对体征和症状的影响，但也可以使用联合方法。例如，对于常见的头部前倾-加重含胸驼背-前肩综合征，你可以在前面应用延长技术，同时在后面使用缩短技术。这种方法在身体的这个特殊部位的效果通常更好。

T——再次治疗。如果只有轻微的改善，人们必定会质疑治疗是否足够。例如，是否对相关组织层采取了有效的治疗措施？或者可以考虑重新进行扫描，以找到一个更好的位置，以便快速进行一个小处理和再测试。

有两种情况：

• 检验结果是积极的，因此有必要建立一个完整的治疗方案。例如，如果快速治疗是在站立状态下进行的，那么治疗师可能希望客户躺下或者有所依靠，以便使用更适合的手段，进行“真正的”治疗。

• 检验结果显示治疗没有产生任何结果，甚至可能使客户的症状恶化了。这样一来，另一种不同的快速治疗可能会被尝试并重新测试，或者治疗师可能需要重新对客户进行扫描以找到一个更合适的治疗位置。

在任何情况下，SITTT 都是重复进行的，直到通过快速治疗的最佳反应和重新评估确定了主要问题的位置，以及哪种手动治疗技术最适合当前情况。我们将简要回顾在筋膜拉伸疗法中所使用的评估技术，之前已经对这些技术进行过描述：在一次全面的面诊之后，我们将对客户进行手动扫描，以快速识别人体生物张拉整体中的张力分布障碍。进而进行一次快速“治疗”，以保持一个延长、缩短或稳定位置的局部或整体变化。测试开始于主观和客观的分析，看看客户是否感觉不同，是否有任何积极的变化，如从静态姿势的转变到动态运动的改善。

如果没有改变，或者客户感觉和/或测试结果更糟，那么建议治疗师放弃再次使用延长-缩短-稳定范式。如果上一次治疗结果不佳的话，有时治疗师甚至会选择做相反的治疗。排除那些没有取得令人满意的效果的治疗方案，引导治疗师重新考虑主观分析是否足够，即是否足够准确和完整。如果是，则必须重新启动 SITTT 进程，直到找到合适的区域。

经验表明，遵循这些建议进行评估有助于治疗师更快、更准确地找到有效的解决方案。下一节将介绍如何使这些评估技术以全面且有逻辑性的方式运转。

六、评估流程：全局到局部，静态到动态

下面讲述的是一种有效且合乎逻辑的方法，是可以用来思考和执行一种手动治疗的评估方式。其目标是发现调整局部和/或全局张拉整体（以及伴随的生理反应）的方法，可以用来缓解客户症状。一旦问题得到缓解，就可以开始进行适当的治疗。该流程从使用上述的 SITTT 开始，先实现全身主观和客观情况的改善，然后按照指导进一步推进，以定位剩余的特定组织问题。

运动必须单独进行评估，首先是功能性的、负重的和其他相关的位置。这一点在本书中不做详细讨论，因为本书关注的是基于诊疗床的筋膜拉伸疗法。但是本书将会详细介绍一些站立位的基本运动，以便在最常见的情况下理解和应用这些原则。接着是基于诊疗床的评估，并将成为促进直接导向治疗的焦点，因为它在筋膜拉伸疗法中最常用。

评估流程如下：姿势—人体肌筋膜—关节—神经。

（一）姿势测试

从筋膜线角度检查姿势（又称身体阅读）是一种有效的方法，可以从视觉上、手动上和智力上分析身体的整体和局部情况。姿势的评估应该在静态和动态、负重和没有负重的条件下进行，这样才能最好地反映出客户的身体功能情况。例如，如果客户在扛着一堆砖块工作时感到肩膀疼痛，那么治疗师必须尽可能地模拟出

引发症状的确切身体姿态和状况，以便进行最佳且准确的重新评估。然而，同样重要的是不要忽视典型的、静态的站立姿势评估。毕竟，它是大多数运动开始的基准点和基础。但是，与其像通常那样列出孤立的区域性障碍，还不如准确地记录下身体是如何抵抗重力的。需要特别注意的是，在过度拉伸、压迫和/或旋转下的筋膜暴露区域中是否存在主导线，然后使用 SITTT，用有意义的运动对它们进行测试。

手动检查功能障碍是否存在于一个或多个区域中，或整个连接线上，然后测试其对身体生物张拉整体的轻微纠正调整的反应。我们的目标是缓解劳损分布，减少或消除疼痛（如果存在疼痛的话），并尽可能快速和准确地改善功能性运动障碍。用手在静态和动态的体位上手动转移负重滑动区域的筋膜平面，调整骨运动方式和解除脊柱或神经（及更多）的压力。接下来是具体的例子，其中用来描述重要的体位发现的术语有倾斜、弯曲、旋转和转换。这些术语的定义见以下文本框。

倾斜：偏离垂直方向，根据结构顶端移动的方向命名。

弯曲：指脊椎的一系列倾斜，可以是向前、向后、向左或向右倾斜。

旋转：横向平面的偏差。

移位：身体的一个部分和另一个部分之间的转换，指它们重心的错位。

1. 静态

（1）全身：使用 SITTT 评估范式（如上所述），治疗师首先要努力使全身的张拉整体发生变化。尽管有高度个体化的临床表现，但对于手动治疗师来说，有一些常见的模式是很容易识别和熟悉的。例如，简达（Janda）的上、下交叉综合征与梅尔斯的锁短-锁长身体模式包括 SFL（浅表前缘）及其在拮抗肌 SBL（浅表后缘）中的反应密切相关。

通过图 4.1 的模特，我们看到头部前移、颈部前倾、胸腔移位并后倾、骨盆移位并前倾、膝盖后移并将踝足相对于胫骨屈曲的身体姿势。

这一策略的目标是找出某种手动指令，如果将其应用于影响筋膜支撑线的特定位置，就能在质量、数量和主观改进方面均达到最佳体位改变。然而，与仅仅试图纠正姿势相反（并没有多少相关研究来支持它的价值和关联），尝试减少症状甚至是过度紧张的意识可能更有用。

举个例子，如果站着的时候腰背有轻微的疼痛，那么就有机会看看一个有策略的手动指令是否可以在改善姿势的同时减少或消除这种不适。因为有许多选择，治疗师可能会进行手动更改，使用一只或两只手扫描和识别可能的区域（劳损在该区域的分布可能是局部的或分散的），以显示整个筋膜线衔接。

在下面的案例中，针对上述功能不全的体位模式的体验为大家提供以下

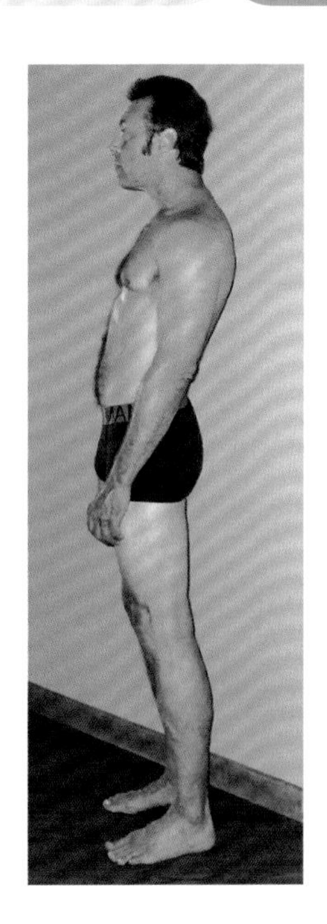

图 4.1
姿势偏差

建议：

• 枕下提升：治疗师简单地将两根手指加到颅下区域作为一种手动提示，让客户在其生物张拉整体结构中增加主动延长张力，这样通常会立即产生全身的连锁效应。其中之一可能是整个的、大部分或一个筋膜平面 / 或多个筋膜平面中异常模式的幅度减少。在被压缩的区域中，张力和紧张的降低通常在视觉上是显而易见的。与此同时，你可以观察到在那些松弛的、在维持稳定性方面看起来虚弱或无效（长期锁定）的区域的正态刚度增加了（例如，SFL 的腹部）。通常情况下，如果没有完全消除痛苦，当上举保持至少一分钟以使客户的组织和体液有时间适应新的位置时，就会引起疼痛和僵硬。请注意，这类客户通常有外在的眼部肌肉失衡问题，这往往在很大程度上造成了所注意到的姿势失衡。如果结果是长期的，那么要完成再训可能需要调整眼睛的焦点和注视点，使其与地平线保持一致，或者更多。但对这一症状的评估和治疗超出了本书的范围。

• 测试结果显示姿态和症状有重大改善的客户，通常会从筋膜拉伸疗法减压的整体策略中受益。在许多类似这样的简单案例中，治疗师可能会停止评估，开始基于诊疗床的筋膜拉伸疗法评估（描述如下）和治疗。经验表明，针对这类客户的治疗效果非常好。如果在多个区域出现更多的功能问题和 / 或更多疼痛的迹象，则需要在治疗开始前进行进一步的评估。

• 其他的客户可能会觉得自己来维持姿势矫正过于费劲，这可能意味着其他未知的区域仍然处于压迫状态，从而对整体的枕下提升术产生了一定程度的阻力。例如，胸腰椎区域可能是它抵抗的地方，这将在后面进行讨论。或者，客户可能缺乏训练，因此需要对筋膜线进行耐力训练，而筋膜线支撑着身体抵抗自身重力并提供日常生活功能性活动的一切所需。

- 胸腰椎移位-提升：当用手扫描并识别这个区域时，你通常会感到弹性的即刻不足和对手动标记的反应，该区域有种不能动和被锁住的感觉。但是通过适当的手动上举及与提示呼吸模式相反的模式，这种微治疗通常会立即降低局部的僵硬度，以及在腰椎和/或骶髂关节的远端疼痛。同时，还要注意双极末端在头部和膝盖处对这一治疗模式的反应。如果对这个提示的全身反应比枕下区更好，那么这个区域更有可能成为治疗的重点区域，尽管其他区域仍可能被选定为治疗区域。

- 膝关节移位：在测试了枕下区和胸腰椎区对手动矫正的整体反应后，结果显示与之前手动移动膝关节以使其从锁定的膝关节或过度伸展的位置"软化"相比，通常更积极。锁定或保持膝盖通常是关节上方和下方"不对称"的一个次要后果，所以大多数客户需要通过运动模式的重组来调整身体的其他部位。除非有明显的局部限制，膝盖稍微前倾的涓滴效应通常会矫正足-踝关节的过度屈曲。

- 综上所述：客户一般可能会出现先前描述的错误姿势的任何组合，甚至出现所有这些错误，关键是要找到可能占主导地位的因素，做一个小的治疗测试来进行确认并由此开始进行后续治疗。

（2）局部：当客户对静态姿势测试没有表现出整体主观/客观的积极反应时，可以怀疑是出现了影响筋膜线张力的局部问题。疼痛或其他没有改变的症状是另一个需要局部评估的信号。单侧线可能会因没有足够的支撑力而崩塌，尤其依赖于局部的或多或少的刚性（相对于柔性）固定。例如，当只有一只脚有内翻功能障碍时，就会出现这种情况。可以尝试使用前面描述的技术来获得一个整体的反应，但通常是徒劳的，因为内翻的脚没有反应。

如果用口头或手动的暗示来判断客户是否可以主动地将脚掌内翻，但是当脚放松时又会再次外翻，那么说明客户有一个"灵活的固定"。它是灵活的，因为它可以主动适应和获得一个新的位置，但它仍然是固定的，因为它返回到了一个相对于身体其他部位不平衡的、功能失调的位置。另一方面，如果客户不能对任何提示做出反应，而且脚仍保持内翻，那么他们就有了"刚性固定"。这并不一定意味着他们需要矫正器，只是需要进行特定的手动治疗和运动模式再训练，使足部、踝关节和身体其他部位能够对三维运动做出反应，并能够成功地适应各种运动和地形挑战。

继续这个例子，很容易想象出单侧前倾，或者用结构整合论者的话来说，是后足部和足弓的内侧倾斜伴随下方深前线（DFL）向下移动。想象一下，使用SITTT评估，口头提示和治疗师稍微手动延长外侧弓，同时增加提示来激活和缩

注意事项

1. 确保客户在所有的体位评估和再训过程中直视前方。虽然这将减少眼睛对姿势产生负面影响的趋势，但应该注意的是，如果客户对这一评估反应不佳，则应该对他们进行眼动失衡和 / 或前庭障碍测试。

2. 应该对所有客户进行坐姿的功能性测试。这可能涉及到测试各种座椅高度和其他外部人体工程学因素，这些因素在人体如何适应工作和工作环境方面发挥着重要作用。这里没有对这个广泛的话题进行讨论。

短内侧腱束，这通常更有助于筋膜线连接。作为回报，整个深前线以促进和参与的方式回应，撑起足弓，在一个更中立的位置上调节和平衡体重。通常伴随而来的是，相关的修正沿着所有的线路上游同时发生。这个假想的场景来自于实际的临床经验，它使治疗师在治疗和复训的过程中专注于脚部的这些区域。虽然客户很少只有一个问题，但治疗将偏向于在体力劳动中惯用的单侧脚和踝关节，然后在再训练时与身体的其他部分进行运动整合。

2. 动态

之前是在静态下观察筋膜线，现在是时候对其进行动态条件下的观察了。就像上面的静态测试一样，在局部运动之前先对整体进行评估。然而，局部评估将寻求区分肌筋膜和筋膜线内的神经问题，以便参考问题的整体背景。

正如研究人员和临床医生舒马威・库克（Shumway Cook）和伍拉科特（Woollacott）在他们的关于运动控制的文章中所说的那样，“没有一个人人都接受的运动控制理论”（2012）。因此，这里的运动分析将局限于或者缺乏对筋膜线衔接的质量和数量的评估。在运动控制理论形成一致意见并为所有临床医生提供标准的实践指导之前，我们将要讨论的经验性系统长久以来已经为从业者和他们的客户提供了很好的服务。

首先，可以在支持设备上进行运动测试，然后通过移出支撑设备来增加挑战。这样一来，对平衡增加的挑战可能被最小化，并限制在其他特定的平衡测试中。张拉整体的张力也被最小化了，这样一来疼痛和 / 或不稳定的症状就不太可能被触发，客户和治疗师可以通过更好地控制运动来评估疼痛。以下是两个动态评估的例子。

（1）站立全身运动

①支撑设备内部

• 测试全身旋转主动动作。这是一项很好的功能性测试，目标是从中立位开始的螺旋线，这是步态和其他日常生活活动的起点。它还可以让我们观察到肌筋膜链激活以及骨骼运动在质量、数量和排列顺序上的差异，并观察到它们是否会对神经压迫等症状产生影响。便于获取和手动测试全身和局部区域的能力，有助于手动治疗师进行有效的评估。使用此测试的其他原因包括：

- 所有关节均以中性姿势开始，从而减少了关节负荷不均匀的症状。
- 神经肌筋膜以最小张力和紧张激活开始，来最小化这些区域的症状。
- 主动旋转的末端位置只会在多个轴向体结构上增加相对少量的拉力、压缩和剪切力，从而实现快速的全身测试。
- SITTT 可以很容易地用于评估 / 辅助 / 抵抗局部运动或全身运动。
- 提供一个良好的基础测试，从中可以构建一个渐进式挑战和激发测试模型来帮助诊断。

• 观察运动顺序时，首先注意整个身体的相对加速 / 减速，然后再注意特定区域。与适当的运动相比，低可动性关节和 / 或受限的囊状肌将会更快地减速。在减速前，过度活动的关节与它们过度加长的韧带和附着的肌筋膜会自然地穿过一个更大的活动范围。策略性手动辅助控制——促进或抑制——可用于 SITTT 去诊断运动控制和 / 或整个或区域肌筋膜线、关节和神经的问题。使用诊疗床的筋膜拉伸疗法处理这些问题的相关工作将在稍后描述，以便将评估和处理有逻辑性地结合在一起。

• 尽可能地从身体的不同部位开始同样的整体运动。无论是正常使用还是很少使用，我们在生活中都需要这种运动能力。以下描述了首先从头部和眼睛开始运动的过程，以及在同一区域的另一侧应该同时进行什么运动。

- 头和眼睛的运动。
- 连续的脊柱区域和节段性运动，从颈部到腰椎。
- 髋骨前后侧旋转。
- 骶扭转。
- 股骨内外旋转。
- 胫腓骨外旋和内旋。
- 足的外翻和内翻。

同样的测试应该在反向测序中进行评估，即从足外翻和内翻运动开始。尽可能多地用这种方式测试相关运动，这将使评估更加全面、包容性更强，以更好地揭示人们试图重现的最难以捉摸的迹象和症状。当然，其他筋膜线也可以进行类似的测试。

如果像许多治疗师那样以典型的类似活动范围的方式进行评估，即使一个关节正在接受测试，也会始终考虑到对任何运动效率都有贡献的稳定性和移动性的整条线。在主导运动面中，随着协同肌和拮抗肌的反应，可以观察到整个对抗线。最后，对于任何运动评估，必须考虑客户是否表现出可观察到的压力，这表明了他们正试图处理感知到的威胁。研究表明，大脑是为了生存而运作的，任何威胁都会产生一系列不受欢迎的反应，对于大多数客户来说，最好在治疗和再训过程中避免这种反应。

②支撑设备之外

如果客户没有出现平衡障碍的症状（例如动眼神经、前庭神经等），那么你可以安全地测试没有支撑的运动，包括所有将身体移出立足之地以外的运动。许多功能性位置是在简单的站立或坐立位之外，可能包括过渡运动。这里有一个常见的过渡运动的例子，对于许多有背部和膝关节疼痛的客户来说，从站着到在车里坐下整个运动是艰难的。当客户运动时，像这样的运动和许多其他的运动需要被准确地评估，治疗师通过使用 SITTT 方法对其进行评估，以便可以清楚地知道在诊疗床治疗和后续的再训过程中应该关注的明确的重点。

一个更容易评估的运动是在矢状面进行下蹲。训练者倾向于测试举重时的蹲姿（即保持腰椎和骨盆中立），而其他人则测试传统的蹲姿（使腰椎弯曲，骨盆向后旋转）。接下来，将对这两项功能进行更全面的评估。

蹲举评估案例：

作为一种测试，将一个圆形的重物板、垫片或类似的物体放在客户的脚后跟下，通常会有帮助。这模拟了长度增加的情况，并确认了是否存在缩短或紧绷的跟腱和/或比目鱼肌，从而导致异常的蹲姿。熟悉这个测试的训练师和治疗师将会证实，严重的异常错误（例如过度的身体前倾），通常会立即得到纠正。常见的解决方法是拉伸比目鱼肌或跟腱。

但是，它不够具体，不能作为唯一的评估。因为它没有指出问题是否在于：

- 体位向前移位，前脚/脚趾受压过重。
- 后部踝关节囊可动性低。
- 距下关节可动性低。
- 后侧距骨滑移不足。
- 足底筋膜缩短。
- 比目鱼肌缩短。
- 脚后跟垫滑移不足。
- 上述任何一个区域或其他地方的特定疤痕组织限制。
- 过度激活：趾屈肌、足底神经、比目鱼肌、腓肠肌、腿筋膜后线等。

对于治疗师来说，更有用的是用他们的手在特定的筋膜线上以特定的方式在特定的组织上进行操作，来测试他们的假设，即他们认为运动中出现问题的时间、地点，以及问题是如何表现出来的。这必须尽可能地在功能性或其他轻微重现症状或问题的位置进行，而不产生额外的、持久的疼痛或炎症。当以这种方式进行评估时，通常是一个快速的过程来引导治疗师调整人体的特定生物张拉整体

（在第一章中描述），以测试它是否能引起症状和/或运动的任何改善。它还可以帮助客户评估他们可能做了或者没做什么，才导致了问题的出现。

在蹲举的例子中，如果治疗师在一个测试中手动区分，例如协助后内侧足底筋膜延长和改善下蹲，而不是翻转跟骨或向后内侧滑动距骨，那么治疗师可以凭经验知道该做什么以及该从哪里开始。例如，治疗师可能会做出一个临床决定，让客户坐到诊疗桌上，进行延长足底筋膜的具体手动治疗技术，然后再让客户进行同样的测试运动，以确定症状和体征是否得到改善。除了与该案例相关的基于研究证明的精确参数，我们发现前者对大多数情况来说是最快最准确的可以取得最好效果的临床方案，它通常被分为骨科和肌肉骨骼诊断，以及相当一部分的神经系统案例。

（2）站立（或坐）肢体动作

为了说明本节中的一个案例，我们假设已经按照本章最初描述的评估逻辑和顺序对这一姿势进行了评估，即对足部肌筋膜联合神经（或对 PMJN 进行 SITTT）进行了扫描-识别-测试-治疗-测试的过程。可能是这样一个情况，当姿势被纠正时，客户的肩膀症状的 50% 得到了改善，但客户仍然觉得肩膀疼痛。不过，也许姿势与此无关。在任何一种情况下，都必须缩小焦点并评估肩膀。检查的顺序：在关节或神经之前先检查肌筋膜线或链接。

正常的日常张拉整体结构和功能的力量使许多关节操作治疗只是暂时有效或始终无效，这为开始肌筋膜的评估和治疗提供了支持。当然，这并不意味着没有直接的关节治疗或其他单独的治疗被明确地作为治疗的备选方案。

回到肩膀疼痛的例子，由经验丰富的治疗师亲自望诊，将他们带到与他们之前看到过的熟悉模式相关的区域，并对姿势和功能进行评估。对胸小肌和胸臂肌（它们位于前臂的末端）等区域进行评估，对于那些整天坐在办公桌前的客户来说这是标准的操作。然而，如果一个客户，例如摔倒时压到了伸出来撑地的手，并且在近肩有多年的创伤后慢性疼痛，且伴有特定的弱势和不稳定性，评估将会在一个更特定的方向上进行。在首次望诊肌筋膜以确定对 LSS（延长-缩短-稳定性）有反应的功能障碍区域时，这无疑是正确的。

（二）肌筋膜测试

如果客户有摔倒时压到伸出来撑地的手的历史，那么试着想象一下客户是如何削弱来自地面的反作用力的。事实上，在我们的例子中没有发生骨折，这表明反作用力至少被吸收了所以没有足够的力量去折断骨头。根据基本原理，下列是一些建议进行扫描、治疗和测试的地方：

- 斜角肌——第一肋骨附件：肩膀很可能被强行挤压成内收仰角，身体的大部分重量都压在上面。受到创伤后为了减轻痛苦而保持某个体位，这也是久而久之形成某一固定体位的原因之一。从脊柱的中轴线开始，排除颈部是产生问题的根源后，下一个策略可能是尝试延长附着在第一肋骨上的斜角肌。同时重新测试功能和/或纯活动范围，将很快能确定这是否是开始治疗的最佳方向。

- 肩胛骨提肌：在病理性提升肩关节功能障碍中，经常与其他协同作用组织联系在一起，尝试延长肩胛提肌将决定这是否有用。

- 锁骨韧带：可能部分或完全断裂。缩短韧带，评估肩锁关节和其他筋膜链上的韧带将有助于确定是否是这一情况。

在对尽可能多的筋膜线进行全面的手动扫描之后，我们就可以测试这些线内或之间交叉着的关节连接了。

（三）关节测试

我们延用上述案例，可以想象在客户摔倒时，从手腕到肩膀的关节都受到了严重压迫。测试减压或关节囊的牵引-延长，并显示在一个特定的运动平面上的稳定性。这是我们研讨会上一个学生的实例。当胸锁关节在主动外展过程中受到后下方压迫而保持稳定时，随着强度和活动范围的增加，不稳定性和疼痛会消失。

虽然松散的韧带和不稳定的关节可能需要长期的增生疗法或手术治疗，但在筋膜拉伸疗法治疗期间，被压缩关节对减压或牵引反应非常好。

通常在这类情况下，会延长重复时间和增加频率，下面的基于诊疗床的评估部分将对此进行讨论。在任何情况下，使用延长、缩短或稳定的关节囊进行测试，可以迅速为治疗师提供确定治疗的方向的相关信息。

（四）神经测试

这一议题超出了本书的范围，读者在这个问题上可以参考其他更多的权威资料（Shacklock，2005）。

尽管如此，需要指出的是，作为最全面的评估和治疗方法诊断过程的一部分，中枢神经系统和周围神经系统流动性的测试——滑动、滑翔、张力、压迫——必须包括在内。由于需要高度的手动敏感性和其他技能，再加上很有可能会产生不良症状，这些测试要在评估结束时进行。难以捉摸的、无反应的神经和机械性问题经常被发现，并为在神经系统的多层组织上使用神经肌筋膜技术提供帮助。根据作者的经验，这些测试完全符合 SITTT 方案，并且可以与评估的其他部分完全兼容。

七、运动评估总结

一般来说，运动功能越强，单纯的活动范围测试效果越差，神经肌筋膜线就越活跃。一个关于肩部动作与运动的比较测试案例是，让田径运动员做标准肩部屈曲主动活动范围测试，然后观察他们在场地中做标枪投掷练习（最好是和他们的教练一起）。第一个动作通常是前手臂筋膜线表层及深层的局部缩短收缩和后手臂筋膜线表层及深层的延长收缩。相比之下，投掷标枪也需要全身螺旋的、功能性的、侧向的和其他一些筋膜线的参与。除了活动范围测试激活的许多其他事物，视觉、前庭和神经系统的其他部分以独特的方式参与进来，还需要评估特定于某项任务的方法，以排除和/或采纳影响功能的其他方面（本书不做讨论）。

正如标枪运动员所指出的那样，运动评估常常提供了令人眼花缭乱的各种可能性，包括观察什么和从哪里开始。因此，为了解构并评估个体，从静态姿势到动态运动的整条筋膜线将有助于简化评估过程并组织评估流程。有了经验，就能迅速而准确地理解筋膜链动力学的整合与交叉。

八、基于诊疗床的评估

在想象筋膜拉伸疗法时，应考虑到诊疗床上的客户和治疗师的运动。如果手动治疗是一种艺术尝试，那么作为艺术家的筋膜拉伸疗法治疗师将会是一个舞者，优雅流畅地在诊疗床周围来回移动，并伴随着他或她的身体上下波动。在理想的场景中，客户应该是愿意共舞的伙伴。

这里的重点是，筋膜拉伸疗法中的触诊过程是动态的，必须通过特定的意图和特定的感觉运动模式，扩展到治疗师和客户之间的交流神经肌筋膜网。令人惊讶的是，作者发现手动治疗专家认为学习这一技能很难，而训练者和其他运动专业人员则更容易掌握这些技能。尽管运动专业人士相对缺乏静态的触诊知识，但在学习筋膜拉伸疗法运动模式时，他们比治疗师更有优势。一些治疗师发现，在筋膜拉伸疗法过程中同时动态地移动自己的身体，是一种挑战和不熟悉的感觉。然而，要掌握筋膜拉伸疗法就需要熟练掌握这种工作方式。毕竟，治疗师的身体是他们手的功能延伸，实际上增强了手动治疗的交流性、实效性和柔韧性。此外，如果治疗师不协调或缺乏按照筋膜拉伸疗法要求的方式移动的能力，在治疗客户之前，他们必须进行更多的练习，确保他们掌握了筋膜拉伸疗法的方案。那些在舞池里感到尴尬的人没有什么好害怕的！筋膜拉伸疗法将很快成为您手动治疗中令人愉悦的部分。本书将在第五章中对此做更深入的讨论。

注意

基于诊疗床的运动和特定的动作（后面将讨论）是一种序列，可能包括所有或部分被动、主动、有效辅助和抗阻模式。

九、被动运动

牵引–摆动–环转（TOC）是被动关节和神经肌筋膜运动的基本模式，治疗师将用它来初步了解客户的情况：

- 愿意释放自发控制。
- 信任治疗师。
- 神经肌筋膜的移动性。
- 神经肌筋膜对运动的反应有改变的趋势：
    - 身体的自主状态，例如刺激副交感神经系统和交感神经系统。
    - 局部张力和紧张。
    - 筋膜张力分布。
    - 疼痛。
- 关节状况和运动耐受力。

在评估客户对上述问题的最初反应后，治疗师将在余下的疗程中通过治疗动作相关知识调节疼痛，改变张力和紧张，保持信任，并与客户建立融洽的关系，以获得更好的治疗效果。但是在这里必须强调的是，在初始评估中获得的信息将用来为疗程的制定提供一种个性化的策略，这在传统疗法上常常是缺乏的。

十、TOC评估

（一）牵引

牵引可以用来评估以下情况（与侧端对比，并参照治疗师的经验使用这项特殊技术）：

- 关节是活动过度还是活动不足。
- 神经肌筋膜是否过长、过短或稳固不动。
- 组织是否受伤害，特别是在特定轨迹的拉伤、扭伤或其他牵引事件。
- 无论客户的组织是局部受压还是整体受压，都表明牵引是治疗的关键因素。

（二）摆动

用于评估神经系统对运动的反应的另一种方法。这个反应可以告诉治疗师组织的以下状况：

- 它是否健康，是否能承受更多的运动、摆动或其他动作。
- 当摆动用于调整局部疼痛区域、整体自发或局部张力时，组织是否能迅速“平静”下来（以秒为单位）。

• 无论组织是“脆弱的”还是“易激的”，疼痛都需要几分钟甚至更长时间才能得到解决。

（三）环转

在条件允许的情况下，治疗师使客户做三平面运动或圆周运动，从较小的圆周运动开始，尽可能地发展到较大的圆周运动。对顺时针和逆时针方向的运动分别进行评估，可以显示出优势方向，有助于改进评估。

通过测试环转（运动），可以获得以下信息：

• 感受关节面、囊体和韧带的综合移动性，判断其是否令人满意，是否需要更多的稳定性（高移动性）或更多的移动性（可动性低）。

• 感受关节囊的具体移动性，以确定哪些特定的“角落”或运动角度需要以特定方式进行拉伸或压缩，或不需要。

• 对关节机械感受器刺激的反应。

• 确定是否存在关节或神经肌筋膜对被动运动的抵抗（详细信息如下）。

TOC 首先在关节和软组织的无障碍、“松散”位置进行。通过缓慢地增大圆周运动的直径，人们将开始遇到运动阻力，这是下一个评估程序，将在下文进行详述（关于如何与客户执行 TOC 的说明将在第五章中讨论）。

十一、抵抗被动运动（R1～R3）

也被称为“动态组织张力”，在筋膜拉伸疗法中对运动的抵抗使用了许多手动治疗师所熟悉的名称。著名治疗师杰弗里·梅特兰（Geoffrey Maitland）对被动运动的抗拒现象进行了广泛的描述和分类，并由手动治疗师进行了评估。他发明了他所谓的动作图，以及与之配套的疼痛图。梅特兰将在无痉挛阻力被动运动测试中遇到的第一个小障碍称为“R1”，下一个叫作 R2，这个抵抗力的特点是限制进一步的移动，除非有更多的力量推动这个障碍物。R3 是由作者创造和定义的最后一个运动障碍，它通常是会带来疼痛的，被称为运动范围的解剖学末端。在本书中，读者被建议和指导在进行筋膜拉伸疗法评估、治疗或锻炼处方时永远不要超过 R2 的界限（图 4.2a ～图 4.2b）。

R1～R2 的概念可以很容易地通过亲身体验来理解。我们用这个来解释为什么筋膜拉伸疗法不同于其他类型的拉伸，并开玩笑地称之为“筋膜的腓特烈指（Frederick Finger）”。

TOC 用于评估 R1～R2 运动的质量和数量，并进一步了解组织是否有反应、是否水化、是否有损伤等。例如，快速响应这些运动的组织表明，通常在这个阶段中筋膜拉伸疗法可能是针对特定组织或筋膜线问题的最佳解决方案。这些信息将决定如何进一步使疗程个性化以获得最佳效果。

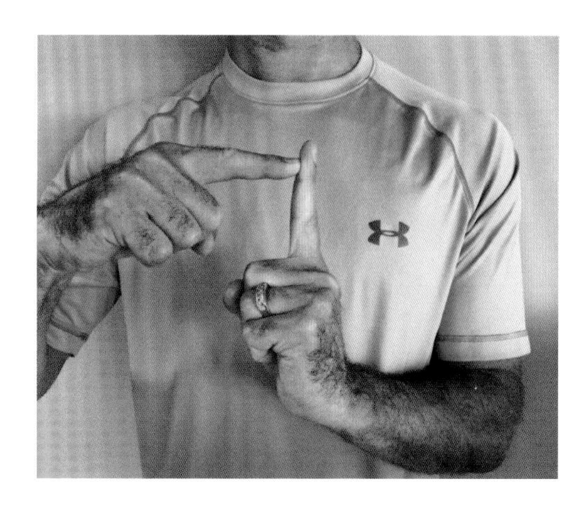

图 4.2a
竖起一根手指，用另一根手指按压直到感受到阻碍（R1）

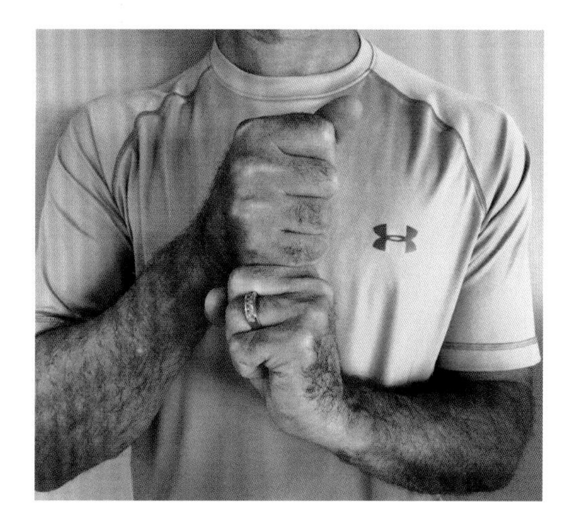

图 4.2b
握住手指，拉到极限为止

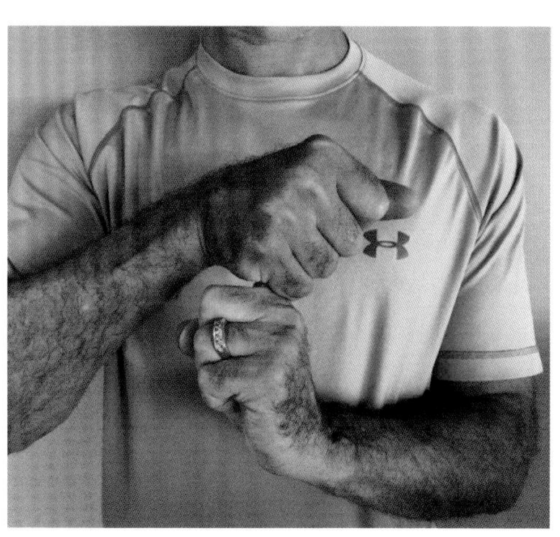

图 4.2c
你把手指伸展到下一个屏障，保持牵引（R2）

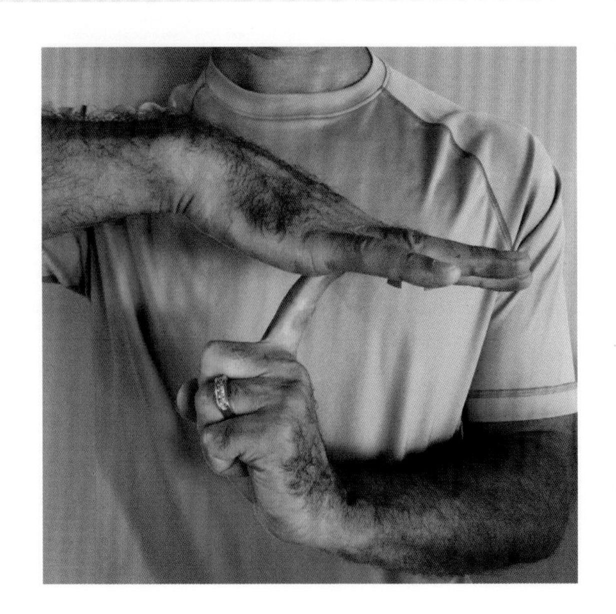

图 4. 2d
注意关节活动范围获得了 2 ~ 3 倍的增益

十二、抗阻运动（FST-PNF）

如第一章所述，与静态和自助拉伸相比，在拉伸过程中使用“保持”或“收缩-放松”的本体感受性神经肌肉促进技术对增加活动范围方面效果最好，且具有较长的研究历史。这还解释了筋膜拉伸疗法在应用辅助拉伸之前，使用一种改进的技术（FST-PNF）来增加阻力。下面概述了在直腿拉伸腘绳肌的例子中的使用步骤：

- 治疗师被动地将客户的腿移至 R2，指示客户吸气，并将腿推到诊疗桌上，靠着治疗师的手。
- 治疗师允许客户通过被允许的三级起始运动来加速收缩。
- 在起始运动完成后，治疗师帮助客户采用抗阻运动，以使下一步运动成为腿的浅后线上腘绳肌的等距收缩。
- 当客户需要呼气时，停止等距收缩并放松。
- 呼气时，治疗师被动地对客户实施纵向牵引，然后伸展至下一个 R2 屏障的有效范围内。
- 经典的模式是重复三次，但重复的次数在现实中是个性化的，因此当范围没有进一步的增益时，可以结束这个特定角度的拉伸，选择一个新的角度进行拉伸。
- 如果结果表明确实未得到进步增益，就在新的角度重复上述操作。

在使用筋膜拉伸疗法-本体感觉神经肌肉促进疗法（FST-PNF）的初步评估

中获得的信息一般包括神经肌筋膜链参与（或脱离）的特性，特别是：

- 靶向肌节和链内其他肌肉的激活或失活特性。
- 确定什么节奏（按照从慢到快的范围）最适合实现目标，例如增加活动范围。
- 确定什么时间段最有效。
- 确定以什么频率最好。
- 确定什么强度效果最好。

FST-PNF 被用于评估、治疗和培训。作为一种评估方法，它被用于新客户，并且在任何时候，新的问题或条件都需要评估以解决问题。然而，FST-PNF 作为维持治疗或训练的方法，主要用于获得更大范围的神经肌筋膜链激活、强度和（或）活动范围的增加。下一章将详细描述实用的筋膜拉伸疗法技术，以供读者与客户参考和使用。

十三、总结

这一章本质上是关于在快速准确的手动评估逻辑性序列中完成触诊，以便指导您进行更有效的治疗和提升效果。

在回顾了使用熟悉的主客观评价计划（SOAP）的细节之后，我们进一步将其分解为使用 START（症状再现-组织触痛-不对称-活动量和运动质量的范围-组织结构变化）评估测试组织的一般策略。在我们对 SITTT（扫描-识别-治疗-测试-再治疗）的描述中强调了准确快速的治疗和重新评估的特性。我们提供了详细的、实际的例子来帮助您学习这个过程。SITTT 的检测部分进一步细分为 LSS（延长-缩短-固定）。LSS 是一种快速的检测方法，可以检测即刻改变生物张拉整体区域是否会对功能产生积极影响，从而快速指导治疗。

接下来是对评估流程的讨论，指导您尝试使用 SITTT 在局部治疗反应之前获得积极的整体反应，然后从静态测试转移到功能性动态测试。我们使用 PMJN(姿势-肌筋膜-关节-神经）作为评价的首选序列，为其提供了一个合理的顺序。

首先从采用 TOC（牵引-摆动-环转）进行被动运动测试开始，介绍了基于诊疗床的被动运动测试方法。TOC 是被动关节和神经肌筋膜运动反应的基本模式。我们讨论了对被动运动的阻抗，描述了如何使用 R1 ～ R3 的概念来帮助您准确地、动态地评估组织。然后详细讨论了抗阻运动通过筋膜拉伸疗法对本体感觉神经肌肉促进疗法进行的改良（FST-PNF），为您在接下来的章节中理解和实践手动技术提供良好的基础。

参考文献

Frederick, A. , Frederick, C. (2013) Certified Fascial Stretch Therapist Level 1, 2 & 3 workshop manuals.

ShackLock, M. (2005) Clinical Neurodynamics: a New System of Musculoskeletal Treatment. Edinburgh : Elsevier LtD.

第五章
下半身技术

一、技术的关键概念

对于有经验的治疗师来说，这一章中会有一些熟悉的概念。尽管如此，我们依然认为很有必要对它们进行介绍，并且这也是至关重要的。我们在此将分享我们的哲学、成功的秘诀、适当的身体操作技术，以及如何最好地执行我们的技术的具体指导。我们使用之前介绍过的十个原则来关联这些概念，以便更好地理解相关内容。

筋膜拉伸疗法的十个基本原则

1. 同步呼吸和运动。
2. 调整神经系统以适应当前需求。
3. 遵循一定的逻辑顺序。
4. 无痛增加活动范围。
5. 伸展神经肌筋膜，不只是肌肉。
6. 使用多个运动面。
7. 以整个关节为目标。
8. 用牵引获得最大伸长。
9. 促进身体反应达到最佳效果（PNF）。
10. 根据当前目标调整拉伸。

所有的原则都适用于该手法，但并不是一定要按照特定的顺序来执行。我们在开办讲习班时，说明了这些指导方针的实际意义。它们不仅是理论上的概念，而且还有非常高的实用价值。本书第二章中已经阐述了这些原则的哲学内涵和理论。这里将针对筋膜拉伸疗法技术的具体实践对其进行不同的概述。

如果你在使用这项手法时真正接受了所有的原则，你将会得到很好的结果。无论是对我们还是成千上万的学生来说，它们都经受住了时间的考验！

我们用的一个术语是拉伸波（StretchWave）。这是一个隐喻，用来帮助人们想象拉伸是由运动波动配合适当的呼吸组成的。这一隐喻来自于观察到的身体的许多生理和运动学过程都是以波的形式发生的这一事实，如视觉上刺激视网膜的光波以及动脉和静脉中脉搏波。

二、十项原则实践指南

> **注意**
> 如果您需要关于这些原则的更多细节，请参阅第二章。

（一）呼吸

对客户和治疗师来说，呼吸是成功拉伸的关键因素。治疗师与客户要同步呼吸，并且要意识到如果治疗师呼吸不好，这通常意味着客户也没有呼吸好。

（二）神经系统

我们使用 TOC 动作组合来与组织进行“交谈”，它的意思是牵引-摆动-环转。它使用呼吸信号组合来放松（向下调节）或刺激（调节）客户的神经系统。TOC 的使用方式有快有慢，就像拉伸波一样！

1. 牵引

利用你的手或身体去做身体减压并在关节处创造空间。通过牵引与整个神经肌筋膜网接触，来延长组织。

2. 振动

这个运动是通过有节奏的活动来获得振动效果：它以前后、左右、上下、内外或任何他们的组合形式来完成。它可以用来平复神经系统使客户进入副交感神经状态，或增强神经系统使客户进入交感神经状态。大多数由无意识的过度伸展或挤压身体结构等因素引起的疼痛可以在几秒内随振动得到缓解。

3. 环转

我们在筋膜拉伸疗法中使用环转运动的 6 个原因：

（1）热身，稀释关节内的滑膜液。

（2）评估关节的感觉和可能的影响。

（3）评估组织的感觉并检查失衡。

（4）看看客户是否会放弃控制权并允许我们移动他们。

（5）促进关节和全身的整体放松。

（6）与客户建立信任和融洽的关系，这是非常重要的！

平稳的振动能使神经系统平静下来。

摇晃、旋转、猛拉运动都会对神经系统产生干扰。

快速运动能唤醒神经系统。

（三）顺序

- 从身体的核心部位开始，首先解除限制，然后再转移到肢体。
- 在两个关节肌肉（伸直）之前伸展一个关节肌肉（弯曲）。
- 从身体最深层的神经支配结构——关节开始，逐渐移动到神经肌筋膜链的末端。

（四）没有痛苦的收益

- 引起疼痛的风险意味着可能失去信任和存在潜在的伤害。
- 应该有一个拉伸的感觉，但绝不是疼痛。
- “没有痛苦，没有压力！”是我们的基本信条之一。治疗运动是通过技巧完成的，而不是通过力量。
- 少即是多——不要过度拉伸否则会造成反弹效应。
- 我们认为，对客户来说重要的是了解一个好的拉伸应该是什么感觉，而不是它应该会造成伤害。
- 你总是希望客户在发出“啊”（高兴的声音）之前先发出“哦”（拉伸知觉）。

（五）神经肌筋膜

在进行筋膜拉伸疗法实操时，请考虑以下几点：

- 思考神经肌筋膜，改变与特定肌肉接触时的思维模式。
- 拉伸时，考虑全局而非局部。考虑整个神经肌筋膜线的连续性和所有包含在其中的组织，而不仅仅是分离出来的区域。
- 从三维角度看身体——从里到外。
- 思考：微观—宏观和宏观—微观。
- 不可否认的事实是，不可能完全把一个组织从另一个组织中分离出来——这是一个相互交织和相互依存的整体。
- 当你做进入或穿过组织的拉伸时，考虑增加层次：关节囊、一个关节、多个关节、筋膜、神经，一直到两个或多个治疗师沿着多个平面，以相反的方向拉伸客户。

（六）多运动平面

- 探索所有可能的动作——记住这是一场舞蹈！
- 通过在不同角度上的操作来找出所有的绷紧的纤维。
- 改变角度或标准，找出不同的纤维和组织限制。
- 在身体周围以 3° ～ 5° 的增量移动，就像手表上的指针一样。

（七）关节

• 从本体上看，膝盖特别需要接触——手和身体放置在膝盖周围——来获得一种安全感。这让关节感觉安全和稳定，而不是没有支撑地悬挂在空中。

• 温柔地抱住膝盖，而不是抓或握住它。

• 在侧卧步骤中，治疗师要确保自己支撑着客户的膝盖和脚踝（与膝关节、股骨和胫骨在一条线上）。

• 如果关节已经被拉伸张开了一段时间，那么就停止运动使其闭合；或者，如果它已经闭合了一段时间，就使其张开。关节不喜欢在一个位置停留太久。

（八）牵引

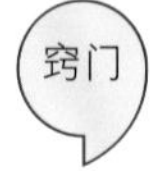

“有疑问的时候，把它牵引出来！”

牵引是筋膜拉伸疗法的基石。这是因为考虑到它具有以下特点和好处：

• 打开关节囊和空间，给关节减压。

• 为所有关节结构的最佳移动性创造条件。

• 释放关节囊和其他结缔组织中的黏连。

• 实现被牵拉关节囊以及邻近结构的神经反射性释放，因为其中一些邻近结构可能也贯穿了整个关节。

• 增加内啡肽的释放。

• 减少疼痛。

• 允许最大限度延长所有结缔组织。

• 在拉伸时消除关节压缩（干扰或挤压）。

• 以关节囊、韧带、肌腱、肌肉和神经组织深处的筋膜成分为目标。

• 显著地提高了活动范围增加和柔韧性收益的有效性。

牵引点：

• 在所有位置使用牵引以找到活动范围。

• 利用身体来牵引，而很少使用手臂。

• 利用牵引点来过渡，从一个位置移动到另一个位置。

• 慢慢来，确保你的角度或位置对你和你的客户来说都是正确的。

• 牵引可以通过多个平面以不同的程度和角度进行。

• 牵引期间手的位置（即低于或超过）很重要，尤其是在伸直腿阶段。

• 牵引任何关节时，都要确保只瞄准预定的目标关节，并注意高度活动的关节。

• 我们常说：“有疑问的时候，把它牵引出来！”这意味着在下列情况下使用拉伸：

- 客户感觉关节或组织受挤压。
- 你忘记了下一步该做什么。
- 客户无法放松。
- 客户出现痉挛等。

在急性损伤、运动过度或松弛的情况下，不要使用牵引。

（九）本体感觉神经肌肉促进疗法（PNF）

在前面的详细描述中，它是双人流动“舞蹈”，是他们各自的神经肌筋膜系统在以治疗性协调的方式进行运动。每一种“舞蹈”对治疗师和客户来说都是特有的，并使用特定的简单提示（语言、战术、手势的重要性）。此疗法的关键是不要触碰身体的另一边，否则会把神经信号发送到错误的区域。

（十）当前目标

- 了解当前的目标是什么，并保持治疗的正常进行。
- 改变目标，以便继续前进来成功地实现它们。
- 根据客户具体情况以及其组织的需求而不是你的日程，来改编治疗程序。
- 采用不对称的伸展量比例如 2∶1，来纠正活动范围的失衡（或如果需要，可以设为 3∶1 或 4∶1）。这里的关节失衡指的是单侧活动范围显著降低。

三、活动范围评估

（一）组织感受抵抗的解释

其目标是获得软组织抵抗运动的被动感觉，以及识别组织类型（关节囊、韧带、神经肌筋膜单位或链）。组织类型是发生运动限制和其他畸变的原因。活动范围评估的目标是了解软组织何时开始抵制治疗师引导的被动运动。将被动抵抗被动活动范围（PROM）的第一反应称为抗阻 1 或简称“R1”。当治疗师感觉到或遇到第一个障碍时，就会出现这一情况，此时被动活动范围正在被越来越多地占用。R1 可能会发生在活动范围的相关开始位置或预期末端，以及沿着该范围的任何地方。R1 的感觉可以是软的，也可以是硬的，或者介于两者之间。它可能会有种黏着感，几乎无法形容，比如在一些长期练习瑜伽的人身上，他们减少了肌肉的伽马增益，也通过过度拉伸而使得结缔组织过长，这种身体类型的 R1 将出现在活动范围的预期末端。在某些情况下，它实际上与解剖学上的关节运动极限是吻合的。在范围的另一边，R1 可以有一种金属丝般的吉他弦的感觉，使得它几乎是突然弹到了你的手上，这通常发生在活动范围的相关起始位置。我们通常在以下类型的客户身上看到这一点：高度紧张、生活压力巨大、控制欲极强、高度紧张或焦虑、不信任。许多神经系统疾病或结缔组织系统的一些疾病也可能有这些或类似的特征，但这些主题超出了本书的范围。

R2或阻力2，是对被动活动范围评价的第二响应。在你注意到R1发生的位置后，继续增加活动范围，直到你感觉到组织突然开始放慢运动。在此之后任何进一步的运动都将引起组织产生最大阻力R3，可能是客户疼痛或高度警觉的表情，也可能是收缩肌肉以防止组织进一步伸长的反射反应。当然，这是种不良情况，如果治疗师多注意组织在张力下的感觉以及客户的反应和回应，就可以避免这种情况的出现。

牵引的阻力（RT）发生在疗程中的实际拉伸阶段，而不是在评估或活动范围阶段。RT在概念上可以被认为是“增强的R2”，这意味着被动活动范围阶段感觉到的第二次障碍被探索到伴随着两个同时出现的影响因素——牵引和活动范围增加。例如，在R2处增加膝关节弯曲和髋关节屈曲时，我们先进行微牵引，然后在保持牵引的同时增加屈曲。

- 进入活动范围的起始位置，而不急于进入拉伸。
- 活动范围检查需要的仅仅是一个检查——还没有开始拉伸。
- 它需要的是客户的末端活动范围，而不是书中显示的内容。
- 知道客户的R1在什么位置，并在评估和热身期间保持在那里。如果不确定的话，请对客户进行检查。

（二）呼吸技术

使用呼吸的重要性是其可以最大化组织中的增益，也会帮助控制理想神经系统，这是十大原则中的第二条。这可以通过治疗师和客户一起呼吸达到同步运动和流动来轻松实现。筋膜拉伸疗法的基本规则是将呼气运用到所有动作中，无论是寻找活动范围还是本体感觉神经肌肉促进疗法（PNF）收缩后的拉伸。一次吸气同时应用于本体感觉神经肌肉促进疗法过程中的短暂等轴收缩和紧接着的等距收缩这一组合。

下面将详细说明在常规程序第一步中应如何执行FST-PNF。我们用部分浅表背线为例，其以臀大肌和近端附着腿后肌为目标。它在展示如何通过整个技术来执行FST-PNF方面具有一定的代表性 。

（三）本体感觉神经肌肉促进疗法（PNF）技术

该技术使用了一个本体感觉神经肌肉促进疗法的改进疗法，我们称之为筋膜拉伸疗法-本体感觉神经肌肉促进疗法（FST-PNF）以帮助将其与传统的本体感觉神经肌肉促进疗法和其他形式的本体感觉神经肌肉促进疗法区分开来。在

FST–PNF 中，为了得到更有效的放松反应，客户用来收缩目标肌肉的力量仅为 5%，最高可达 20%(传统上为 50%～100%）并保持收缩 3～4s(传统上为 6～10s）。我们使用舒服的稳定带来固定没有参与拉伸的肢体，从而使被拉伸的人完全放松且增强治疗师治疗的有效性。

其他的主要区别在于，在拉伸开始之前牵引被用来评估组织中的活动范围。在整个拉伸过程中，治疗师也会轻柔地使用这一技术。疼痛是可以有的，它被认为是一种消极的反应。治疗师和客户一起移动，就像在跳舞一样，且在治疗过程中动作总是起伏不定的。有 18 个使 FST–PNF 疗法与众不同的理由，请参考见第二章中的原则九。

（四）筋膜拉伸疗法–本体感觉神经肌肉促进疗法（FST–PNF）方案样本

1. 从客户的腿舒服地放在你的身上开始。客户将腿搭在你的肩膀上并且将腿的重量放在你的背上。为了做好这一常规动作，另一条腿通常通过稳定带进行固定。

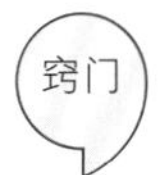

如果你没有稳定带，你必须进行相应的修改：可能的话使用你的另一只手来固定，或请助手帮助稳定或让客户进行自主固定。

2. 确保你自己的身体机制良好（你也很放松，并且处于舒适的位置）。

3. 客户和治疗师一起吸气，整个过程中你们要一起呼吸。

4. 用你的身体（不仅仅是你的手）抬起他们的腿，通过牵引将股骨从关节窝中向外拉然后进入他们的阻力屏障，即 R1（先前所述）。保持他们的膝盖弯曲，因为此案例中的焦点在于近端组织。

5. 治疗师用手轻轻地敲击客户的腿筋后部作为本体感觉神经肌肉促进疗法（PNF）提示。让他们吸气，按住后部，迎接你的阻力。客户缓慢而渐进地收缩腘绳肌和臀大肌，只做几度臀部伸展运动，吸气过程中只使用 5% 至 20% 的肌力。

在收缩百分比上之所以有如此大的差异，是因为它取决于客户以及治疗师的力量。身体的目标区域也会对此产生影响。例如，颈部的收缩就会比腿部轻。最后，治疗师需要对一系列的收缩强度进行试验，以找到对任意意图的最佳反应——增加活动范围、降低张力等。这个“试验时间”随着实践和经验的积累而减少了。

6. 在进行了一些角度的同心收缩后，客户继续进行同样的吸气，同时被提示保持等距收缩，因为需要坚定地对抗治疗师持续两秒多钟的阻力。然后收缩逐渐平稳下降，直到目标区域完全放松。

7. 呼气时，治疗师增加股骨从髋关节向上的牵引力，并在骨盆和股骨之间创造空间，然后保持牵引，同时增加拉伸进入下一个组织屏障，即 R2。

8. 这就是使用拉伸波概念的地方——就像波浪的起伏。牵引向上是上升，向前移动到屈曲面就是下降。

9. 在髋关节屈曲中增加活动范围是通过用身体和双手钩住股骨并向上提股骨获得的，这样可以使髋部屈曲活动更加深入。这看起来应该像拉伸波（在第二章中描述），且应该在波浪运动的高峰期施加牵引，而涌入新发现的活动范围的“激流”就像是在波浪形成一个高峰后冲刷海岸的海水。当你和客户一起移动时，要用“向上、向下”这样的词语。

10. 根据客户的反应，重复本体感觉神经肌肉促进疗法（PNF）两次或多次，随着每次 PNF 进入一个新的角度，增加几度外展，并针对不同的相邻组织纤维。

重复这个系列步骤，直到你通过不断的移动贯穿了所有可能的角度和纤维，以完成一个最佳的组织筋膜拉伸。记住：永远不要引起疼痛，也不要超越适当水平的拉伸运动提示。少即是多，耐心是很重要的。始终倾听客户的心声！

第五章和第六章中的处理惯例展示了我们与客户进行实际会话的过程。可以按照惯例中的全部流程来做，也可以选择其中的较小部分来进行加强处理。这种模式的独特之处在于从身体核心到四肢的流动和运动流程。

这里还有几个标志性动作，比如“臀部目标”和“臀肌猛扑”。在世界田径体育运动中发展这项技术时，我发现这一切都是为了放松臀部及其周围肌肉。这就是为什么我如此专注于下半身的这 4 个关键肌肉群。这组肌肉群由臀复合体组成，包括 6 块深回旋肌、腰肌复合体、腰方肌和背阔肌。

四、治疗师成功的秘诀

（一）最重要的两个窍门

- 听从你的直觉，永远不要违背你的直觉！
- 首先我们的大脑与生存紧密相连。所以，客户总是感到安全且治疗师从未被认为具有威胁，这是至关重要的。信任需要时间来培养，但也会在一瞬间被打破。

（二）更多窍门

- 少即是多。你总是可以增加拉伸，但是很难消除过度拉伸。
- 学会倾听和理解组织，需要时间和耐心。对自身和技术水平不要过于紧张。我们已花了 30 年的时间来发展这项技术，仍然每天都在向每个客户和学生学习！
- 耐心和实践——慢下来，保持倾听。
- 用心倾听，而不仅仅是用大脑去调整客户的身体。

- 不要让你所有的观察都由眼睛做，闭上眼睛，试试会发生什么。
- 当你处于正确的位置时，拉伸运动便会自然流畅。否则，你和客户都会感到别扭！
- 记得在整个治疗过程中想象拉伸波。当你在拉伸波中移动时，考虑从脚跟到脚趾的移动（比如太极运动）。
- 如果你觉得自己工作太辛苦了，那你就是太辛苦了。
- 关注需要精力、耐心和技巧，而不仅仅是体力。
- 拥有技术，和技术一起玩，将其保持在一般情况中，使之为你所用。
- 记住，我们只是让客户的身体恢复平衡。

（三）沟通

- 与你的客户合作，而不是与他们作对。治疗师的意图是至关重要的组成部分。要知道，倾听和团队合作才是力量所在。
- 明确你的意图。
- 明确客户在每个疗程中的目标或关注点。对客户情况进行记录。
- 注意客户的言语暗示、面部表情和肢体语言。
- 让客户的组织告诉你它需要什么。它会跟你说话，而你的工作是倾听。
- 不要让客户说服你加深拉伸，因为他们认为，当你感觉拉伸已经达到最佳效果的正确强度时，可以进一步对他们进行拉伸。
- 在本体感觉神经肌肉促进疗法（PNF）中的提示要清晰和简单。
- 要求客户提供反馈，给出沟通线索来获得具体的信息：
    - 你觉得拉伸到了哪个部位？
    - 在 1 ～ 10 的等级范围内……
    - 有感觉到挤压吗？
- 使用不同的方式来获得反馈（因为人们并不一定知道他们应该是什么感觉或正在经历什么）。
- 说话和沉默在脑电波模式上是有区别的。鼓励客户进入他们需要达到的状态去接受你正在做的事情。
- 如果他们闭上眼睛，就不要说话，听听他们的身体在告诉你什么。让他们自己找到他们感觉快乐的状态。

（四）躯体力学

黄金法则：如果治疗师在他们的位置上感到舒适和放松，并且客户也是放松而不是痛苦的，就证明一切正常。

让技术为你所用，不要担心是否能进入完美位置，因为这将取决于每个客户的体形和柔韧性，以及治疗师自身的条件。

（五）个人适应性

• 没有确切的手或腿的标准位置。位置的选择主要是为了使治疗师自己感到简单和舒适。治疗师应该据此找到适合自己的操作方式。如果治疗师自己感觉不舒服或者痛苦，客户会有所感触并且也无法放松。

> **注意**
>
> 请注意，在技术部分的大多数图片显示了一个娇小的治疗师和一个高大的客户的案例。这些说明也适用于娇小治疗师和高大客户的生物力学结构。因此，有必要对诊疗床高度、符合躯体力学的身体姿势和站位，以及客户所在的位置进行调整，以利于治疗师的工作。

对身体、腿和手的位置提示有许多可能的变化：

• 身体越靠近客户，与客户交流越多，对客户组织的了解就越清晰。

• 使用你的全身（脚、臀部动作等），而不仅仅是你的手。这可以加强客户的安全感，从而提高放松的能力。

• 要根据不同的客户调整自己的身体位置。你的位置可能会根据客户的体形和柔韧性的不同而发生变化。

• 体位是关键因素——微小的适应性变化会带来巨大的不同。

• 使用柔软、放松的手与客户接触，不要粗暴地紧握客户。

• 你不仅仅是在移动你的客户，你要与他们一起移动。

• 为了取得更好的效果，同时减少治疗师自身的酸痛和疲劳，可以利用杠杆原理而不是生硬地拉和推（使用强壮的胳膊）你的客户。总是通过一个中性路径和一个不同的平面来释放拉伸，不要使刚被拉伸的部位重新收缩。

• 永远记住：使用技巧而不是蛮力。

在第五章和第六章中的内容，将被分解为有逻辑性的步骤，以供参考和遵循：

目标：特定动作和目标组织的意图是什么？

客户体位：客户在诊疗床（或沙发）上的体位是什么？

治疗师：治疗师体位是什么样的？他们要做些什么？

ROM：找到活动范围需要什么运动？

牵引：目标区域是什么，治疗师如何触及目标区域？

PNF：客户要做些什么？

PNF 提示：治疗师对客户说些什么来提示收缩？

拉伸：目标区域是什么？需要做什么运动且治疗师需要做些什么来增加拉伸或改变其他参数？

为了简单起见，我们将所有相同的关键部分放置在本章的开头。它们适用于本章关于筋膜拉伸疗法系统整个技术的概述。因此，举例来说，不是写每一个拉伸的呼吸提示，而是在起始部分进行陈述。PNF 的应用步骤也是如此。

五、系统命名法

本书下列实用部分包含的是一些惯用流程，可以全部或部分来运用。每个拉伸运动和 / 或过程都是这样命名的：身体或肢体的拉伸位置–目标组织列表–目标筋膜线列表。

六、总体评估

（一）重点观察

目标：从整体的角度来看待客户；在开始治疗前先评估客户的身体。

客户体位：放松地仰卧在诊疗床上；手臂下垂置于身体两侧，与身体平行。

治疗师：站在诊疗床脚边。

（二）髋关节间隙移动

目标：确保客户在诊疗床上呈对齐状态。评估腰椎、骨盆和髋部的被动屈曲。

客户体位：仰卧。

治疗师：

- 抓住客户的脚后跟，将客户的双腿从诊疗床上抬起来（图 5.1a）。
- 将客户的双膝向其胸前弯曲，然后伸直双腿，慢慢地将双腿放回诊疗床上。
- 确保客户保持放松，不要在你回到起始位置时试图协助。
- 移动原因：消除由于在诊疗床上的位置不合适而造成的假性腿长差异（LLD）。

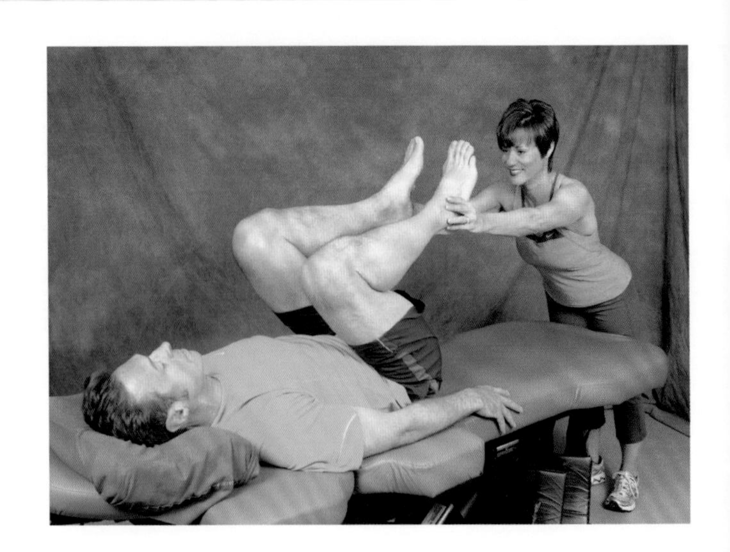

图 5.1a
髋关节间隙移动

（三）检查腿的长度

目标：检查双侧内踝是否存在腿长差异。

客户体位：仰卧，手臂平放于身体两侧。

治疗师：

- 站在诊疗床尾旁。
- 将拇指放在踝部内侧边缘，其他手指放在脚上。
- 向下看，检查腿的长度并进行比较。
- 通常短腿是优势腿，尤其是在运动员中。

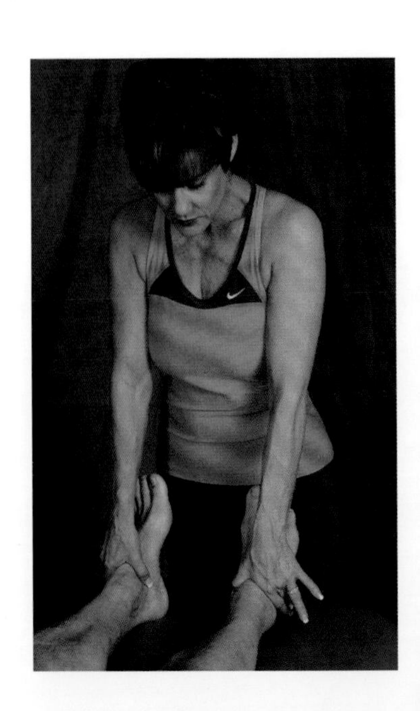

图 5.1b
检查腿的长度

（四）双腿牵引

目标：感受客户整个筋膜网的紧张和限制。

客户体位：仰卧，手臂放松平放于身体两侧。

呼吸：客户和治疗师都吸气为动作做准备，然后一起呼气进入动作。

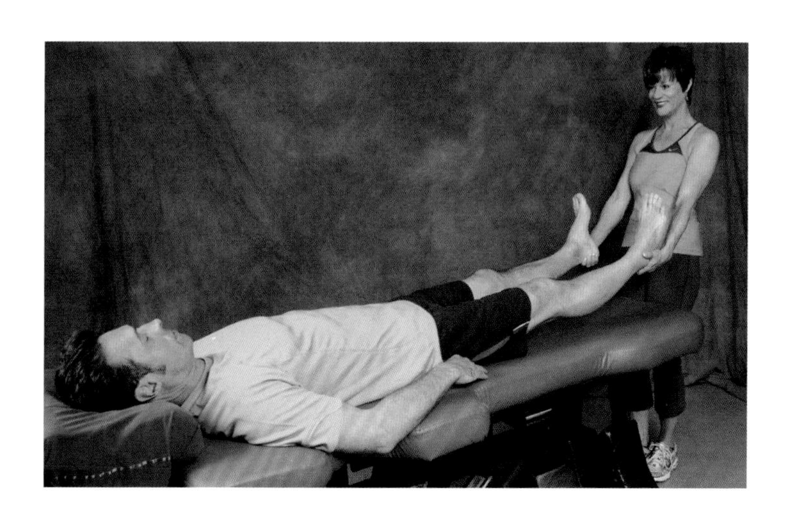

图 5.1c
双腿牵引

治疗师：

- 用手掌托住两个脚跟，用手指轻轻握住脚的其他部分。
- 抬起客户的两条伸展的腿，进行髋关节屈曲 10° ~ 20° 的牵引。
- 收紧核心肌群，微微弯曲膝盖。
- 身体向后靠，保持放松。
- 你在哪个阶段感觉到客户的紧张和（或）组织顺从 / 弹性不足？

牵引：通过两条腿进行。

（五）单腿牵引

目标：通过适度牵引评估髋关节囊，直至达到组织中有轻微的弹性。找出“最佳点”，即牵引的最佳开启关节位置。为关节减压，创造更多空间。

客户体位：仰卧，双臂放松平放于身体两侧。

治疗师：站在诊疗床床尾旁。

- 将客户的腿置于 20° 左右的屈曲和外展的位置，同时伴随轻微股骨外旋。
- 一只手握住他们的脚后跟，另一只手握住他们的脚尖。如果这种手的姿势对你来说不安全，或客户的踝关节活动过度和 / 或疼痛，那么可以尝试另一种方法，将双手环绕踝部并置于踝关节上方（未显示）。

牵引：放松你自己的身体，后倾以获得牵引。不要用手臂拉，而是利用身体去做。

如图所示，重复牵引 3 次，依次增加一点力度。

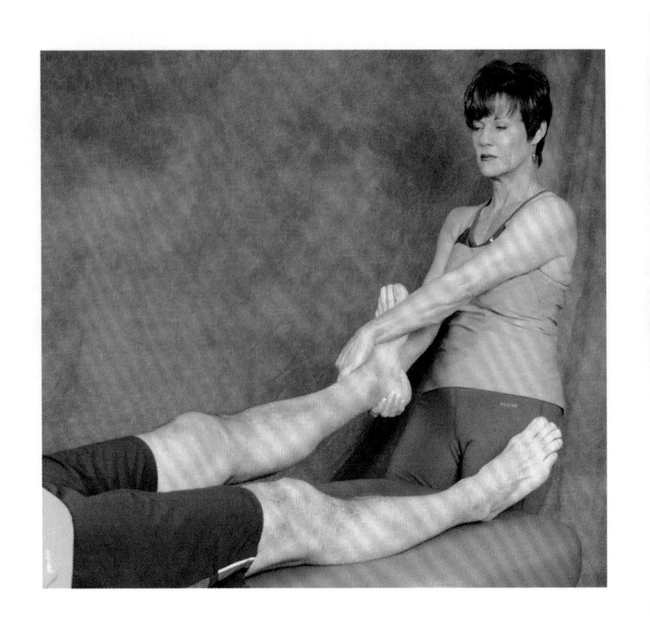

图 5.1d
单腿牵引

髋关节囊末端感觉：

正常 = ± 50% 弹性变形

低可动性 ≤ 50% 弹性变形

高可动性 ≥ 50% 弹性变形

重复：在另一条腿上重复上述动作。

摆动：在移动到侧线前检查双腿是否达到放松状态。

轻轻地以内旋、外旋的方式移动腿。

轻轻且轻微地上下摆动双腿。

注意事项

1. 不要拉、猛拽或试图“弹出”髋关节。如果髋关节在牵引过程中可以自发形成这一操作效果，就不要再重复这种特定的牵引。

2. 不要试图操作另一个侧髋关节（除非你获得了许可），只需要重复上述操作即可。

3. 过度活动和 / 或疼痛的踝关节需要治疗师将手固定在关节上方或以其他方式进行手动固定。

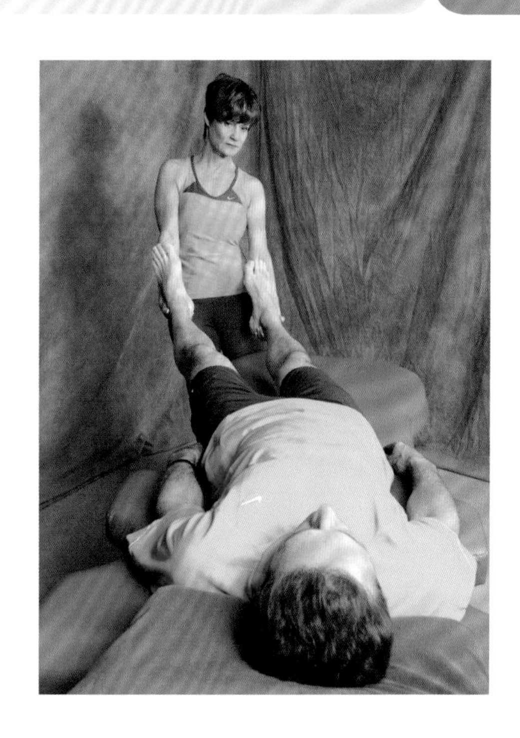

图 5.1e
侧线检查——向右侧走

（六）检查侧移（移到治疗师的右侧）

目标： 评估客户身体外侧的活动范围，并确定当你横向移动他们时，可能会被限制在什么地方。

客户体位： 仰卧，手臂平放于身体两侧。

治疗师：

- 抬起客户的拉伸腿，再次进行 10° ~ 20° 的牵引。
- 用手掌握住他们的脚跟，然后轻轻地把手指环绕在他们的脚跟部。
- 收紧核心肌群，稍微弯曲膝盖。
- 慢慢向右移动，直到客户停止移动。
- 如果他们的臀部开始从诊疗床上抬起，说明你已经到达了他们的活动范围末端。

牵引： 身体向后靠，保持放松。

从上一个位置开始：

目标： 增加髋关节外侧区域的活动范围，尤其是外侧 QL、TFL/IT 带及所有沿侧线的组织。

治疗师：

- 把客户的右腿（下面那条）放在你的胯部或四头肌上，随着你移动到你的右侧。

- 进一步抬高右腿，握住脚跟不动。
- 把你的另一只手放在其左腿的外侧。
- 通过增加右侧屈曲来增加活动范围。
- 用你的身体而不是手臂来感受组织的反应和末端感觉。

牵引：当你移动时，保持牵引状态。把牵引想象成你们正以弧形路线远离诊疗床，然后向上移动到诊疗床床头位置。

重复：在另一边重复上述动作。

警告：如果出现下述类似情况，请返回开始位置：任何来自不明椎间盘或神经问题的疼痛或感觉异常。

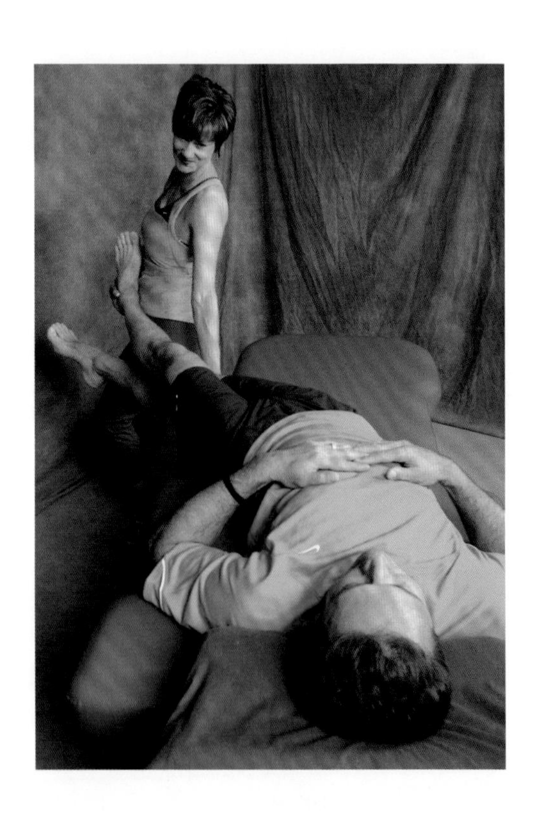

图 5. 1f
双腿交叉侧线

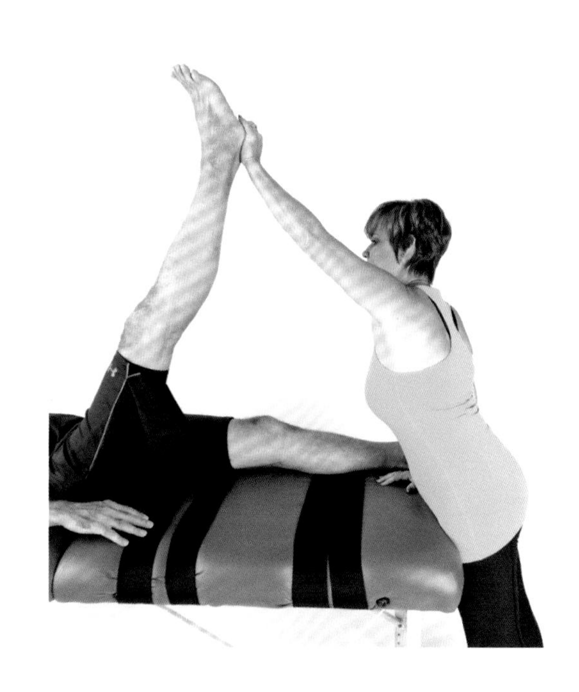

图 5. 1g
直腿抬高（检查活动范围）

在开始拉伸治疗前，设定一个好的基准很重要。

目标：评估最初的活动范围，以便以后重新评估。

客户体位：仰卧。

治疗师：

- 进行一次直腿抬高试验，以检测被动活动范围。
- 用手掌下部托起客户的腿，保持手指放松。
- 利用你的背阔肌，保持你的手臂伸直有助于完成这一操作。

ROM：记下关节活动度是以什么开始的。

重复：在另一条腿上重复上述操作。

解剖训练线将以一种简略的方式包含在每组运动中。

LL	侧线
SPL	螺旋线
FL	功能线
DFL	深前线
SBL	浅背线
SFL	浅前线
SFAL	浅前臂线
DFAL	深前臂线
SBAL	浅后臂线
DBAL	深后臂线

七、活动范围评估热身和FST-PNF拉伸-屈腿单关节

背线和深前线

多平面软组织活动范围评估和拉伸指南：

- 拉伸前运动到 R1 以热身。
- 在所有增加活动范围和拉伸阶段进行呼气。
- 在所有准备动作和 PNF 收缩阶段进行吸气。
- 在整个获得活动范围和拉伸过程中使用温和的牵引。
- 在为了获得活动范围和进行拉伸而对组织进行评估时，每次增加 3° ~ 5° 的移动幅度。

目标： 评估髋关节囊，并进行适度牵引直至感到组织产生轻微弹性。

找出客户的“最佳点”，这是进行牵引的最佳关节开合位置。

客户体位： 仰卧，双臂放松置于身体两侧。

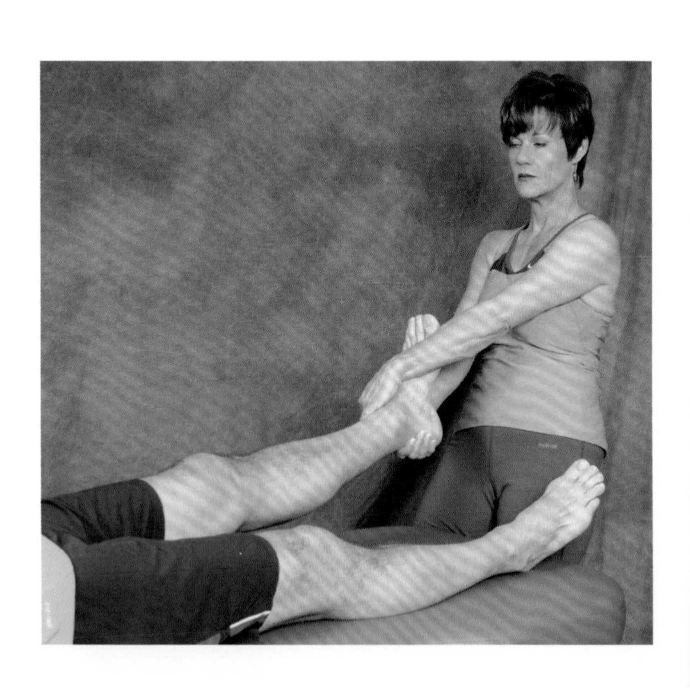

图 5.2
单腿牵引

治疗师：站在诊疗床床尾。

- 使客户的腿呈约 20° 弯曲和外展；同时伴有股骨轻微外旋。
- 用一只手握住他们的跟骨，然后用另一只手握住他们的脚面。如果你觉得这个手的位置对你来说不安全，你可以试着变换动作（图 5.3）。

牵引：放松身体，利用重力后仰形成牵引状态。不要用手臂拉——要利用身体去完成这个动作（图 5.2）。

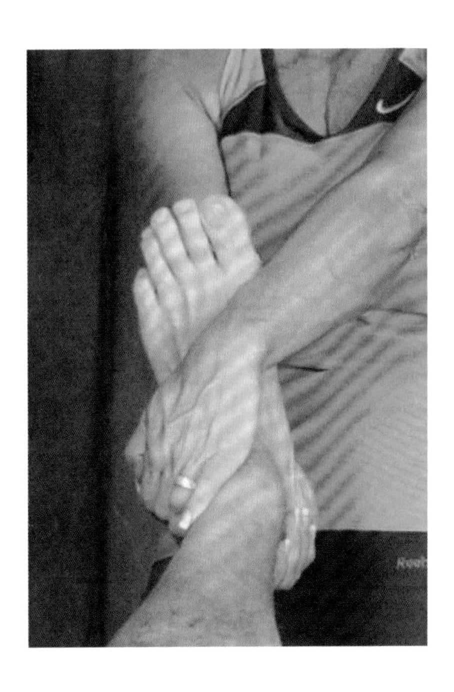

图 5.3
治疗师在做单腿牵引时的手势

（一）环转（运动）

目标：看一下使用环转（运动）的 6 个原因。

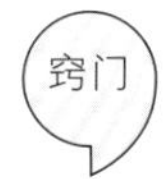

我们在筋膜拉伸疗法中使用环转（运动）的目的：

1. 热身和使关节滑膜液变薄。
2. 评估关节的撞击情况。
3. 检查组织中的不平衡状况。
4. 看看客户是否愿意放弃控制权，而让我们来对他们进行拉伸。
5. 放松。
6. 重要的是建立信任和融洽的关系。

客户体位：仰卧位且左腿髋关节和膝关节弯曲 90°，脚踝搭在治疗师肩膀上。右腿放在诊疗床上的固定带下，此处有两条固定带在膝盖上方，两条在膝盖下方。

治疗师：

· 坐在诊疗床的同一边，把外侧脚牢牢地踩在地板上。

· 将双手放在客户膝盖两侧，并将其腿架在你的肩膀上（图 5.4）。

· 利用臀部使你的身体向前滑行，使你的肩膀到达客户的膝盖下方。

· 在两个方向上做一个缓慢而温和的小圆周运动，直到你达到上述提到的 6 项做环转（运动）的所有目标。

> **注意**
>
> 请注意，筋膜拉伸疗法系统是围绕着通过使用固定带对客户身体进行稳定，以便治疗师更好地运用杠杆原理和进行控制。这些固定带能使得治疗师做更深一步的拉伸，同时也使得客户能更加放松。如果治疗中没有固定带来辅助，治疗师必须要进行相应的调整：可以的话通过另一只手进行固定，或者请助手帮忙，也可以让客户进行自我固定。

牵引：将他们的股骨（髋关节窝）向上或向外牵引。

双脚踩在地板上，同时将身体向上提，利用你的身体形成杠杆结构。记住，这不是你的手在做工作，而是你的整个身体！

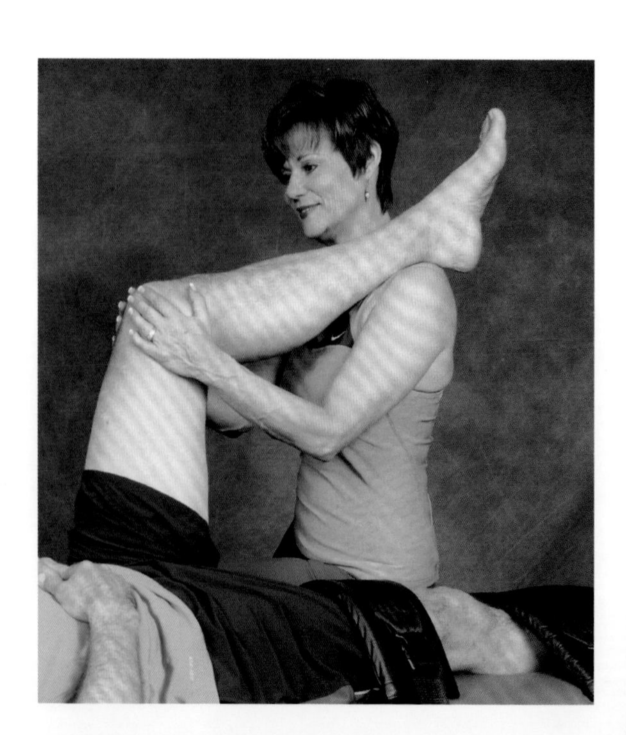

图 5.4
髋的活动范围和本体感觉神经肌肉促进疗法（PNF）

（二）髋关节 / 膝关节屈曲–股后肌群、臀肌、腰骶–SBL、FL

目标：目标组织位于 SBL、FL：近端股后肌群、臀肌、腰骶区；也包括后髋关节囊；位于客户对侧深前线中活动性较差的髋关节屈肌。

客户体位：仰卧，腿部放松并将腿搭在治疗师的肩膀和背部上方（图 5.5）。

治疗师：

- 从上一个姿势站起来，呈弓步姿势，外侧腿向前，内侧腿在后。
- 将身体朝诊疗床方向下压，然后在客户的腿下方起身。
- 将你的左（内）肩滑到客户膝盖后部，用你的手臂的剩余部位包裹住他们的腿，在不挤压的情况下固定住。
- 小心不要用有骨感的肩膀去碰触任何触发点（你可以询问他们）。
- 用右手抓住诊疗床的一侧（图 5.5a）。

ROM：通过增加髋关节屈曲来改变它。

牵引：向上牵引（从关节窝朝向其头部）。

- 用你的腿和躯干来抬起他们的腿，而不仅仅是你的手臂。
- 当你用你的腿抬起他们的股骨并向外伸展时，用你的手向下压诊疗床来增加牵引力。

PNF：

- 客户和治疗师一起吸气，且在整个过程中同步呼吸。
- 根据 PNF 的提示，治疗师用手轻轻拍下腘绳肌的背部。客户使用 5% ~ 20% 的肌力缓慢而渐进地向心收缩腘绳肌和臀大肌大约 1 秒钟。允许他们进行小角度的髋关节伸展。收缩的百分比方面存在巨大差异，是因为这取决于客户和治疗师的力量大小。它也受目标部位的影响，如颈部的收缩就比腿部要轻。
- 当它受到治疗师大约持续 2 秒多钟的阻力时，就会变为等距收缩。然后收缩的强度平稳地下降。
- 呼气时，治疗师增加股骨向上“脱离”髋关节的牵引，进而在骨盆和股骨之间形成空间。在这里正是使用了拉伸波的概念（本章开头既已进行描述）——就像波浪的起伏一样，向上牵引是上升，向前屈曲移动是下降。
- 通过向上提升骨盆和股骨以及加深髋关节屈曲，来增加髋关节屈曲的活动范围。

PNF 提示：“把你的腿压到我身上。”

拉伸：增加髋关节屈曲。

目标组织——被动员的腿：后关节囊、腘绳肌和臀大肌。

次级：双侧腹股沟（低活动量客户的主要目标组织）。

目标组织——固定化的腿：髋关节屈肌。

重复：进行 PNF 时，随着每次通过新的角度和不同的组织纤维，进行两次或两次以上向外移动几度进入外展的动作。

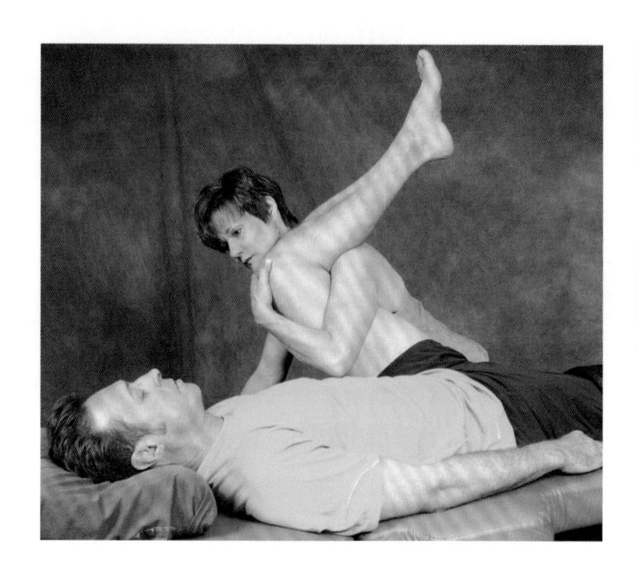

图 5. 5a
髋的活动范围和 PNF

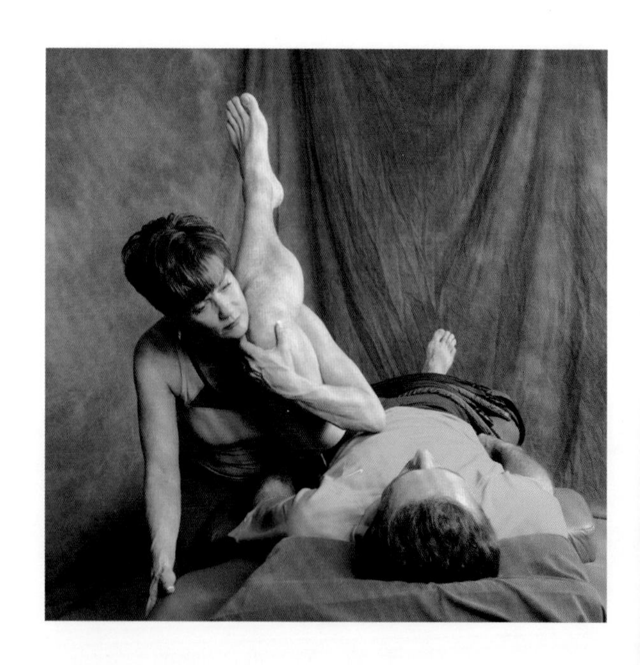

图 5. 5b
正面图

（三）髋关节外展并伴有髋关节 / 膝关节屈曲–腘绳肌、臀肌、腰骶肌、髋关节内收肌–SBL、FL、DFL

目标：在之前通过更多外展和轻微外旋的移动来进行拉伸的基础上更进一步，移动进行更多的外展、轻微地外旋；此外，还以 DFL 上的前内侧关节囊和组织为目标。即短内收肌和长内收肌的近端附着体。

客户体位：仰卧，双臂放松置于身体两侧。

治疗师：

- 以上一个姿势为起始，你的腿还是呈弓步。
- 用左手环绕周边，抓住诊疗床以形成平衡支撑，然后将身体向外倾斜去移动客户的腿进行更多外展。
- 继续向外移动（从屈曲开始，增加更多外展），直至组织中不再有更多的阻力（图 5.5c ~图 5.5f）。

ROM：进一步增加髋关节屈曲和外展并伴随一些外旋。

牵引：股骨向上并“脱离”髋关节，向客户头部靠近，然后通过一些外旋动作逐渐向外伸展。用你的肩膀和身体来引导下一个姿势并借助诊疗床作为杠杆来增加牵引。记住，是运用你的腿来为客户做牵引而不是胳膊。

PNF：同上。

PNF 提示：“把你的腿压到我身上。”

拉伸：增加髋关节屈曲和髋关节外展，进行一些外旋动作。完成向外、向下和在诊疗床尾部周围的移动。在诊疗床尾部拐角处将腿牵引出来以完成拉伸。

目标：前内侧关节囊、近端腿肌–内收肌连接处、双侧髋关节内收肌。

重复：进行 PNF 时，随着每次通过新的角度和不同的组织纤维，进行两次或两次以上向外移动几度进入外展的动作。

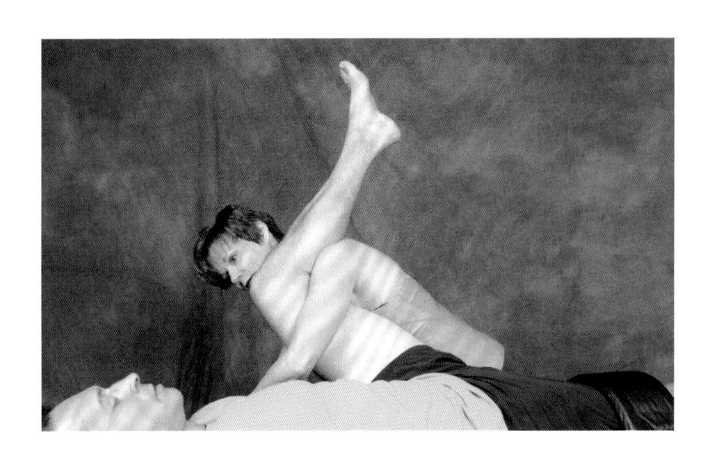

图 5.5c
增加屈曲和外展

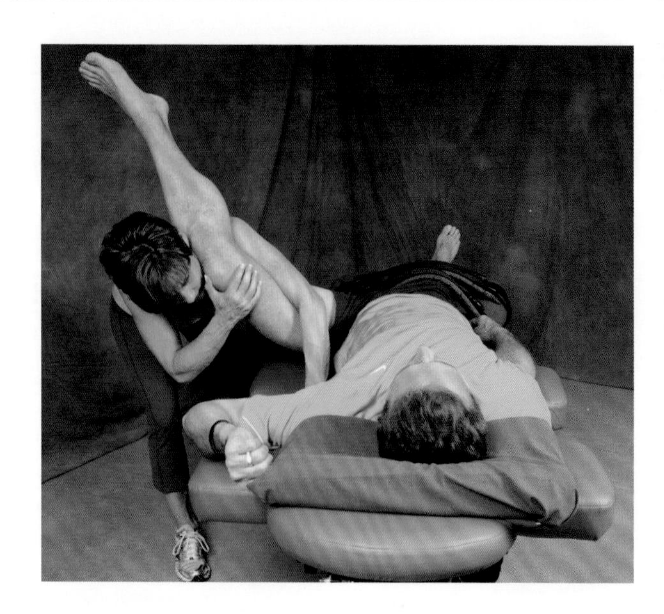

图 5. 5d
继续增加屈曲和外展

图 5. 5e
完成最大髋关节屈曲和外展

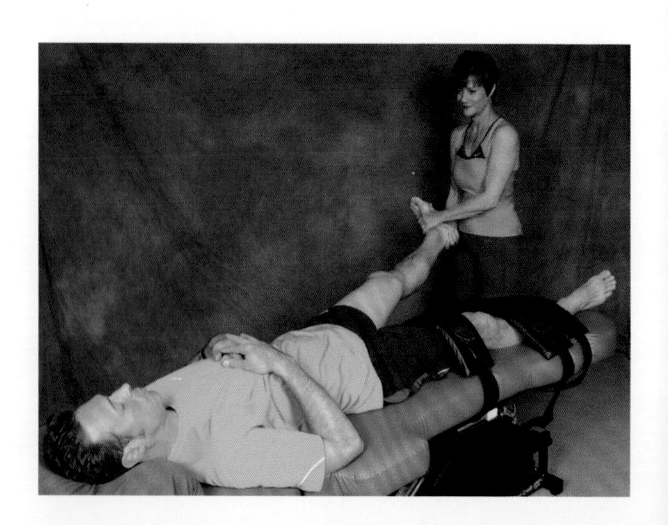

图 5. 5f
完成牵引

（四）髋关节屈曲、外展和外旋–内侧腘绳肌和内收肌–SBL、FL、DFL

目标：位于 SBL、FL、DFL 内的目标组织：内侧腘绳肌、内收肌。

客户体位：仰卧，腿侧开。

治疗师：

· 从诊疗床尾部拐角处的牵引开始。

· 把他们的脚放在你的髋部弯曲处。

· 将你的一只手放在他们的脚踝下作为支撑，另一只手放在他们的膝盖上，高于膝关节。

· 当你向下一个位置变换时用你的髋部慢慢地走。

· 首先，保持他们的腿呈 90° 以下的水平外展角。

· 将你内侧的手放在他们的膝盖上，用你外侧的手支撑位于你的髋部的客户脚踝（图 5.6a、图 5.6b）。

ROM：髋关节屈曲和髋关节外展。

牵引：通过将你的髋部向诊疗床外部倾斜将客户的股骨牵引出来。保持角度，握住客户的脚移动其整条腿。牵引方向是通过股骨从盆骨处向外移动，以此来将髋关节窝拉出来，从而打开关节扣。向外牵引，然后向上拉伸至诊疗床前端形成更深层次的屈曲。

PNF：让客户朝着你的髋部收缩臀大肌或腘绳肌。

PNF 提示：“把你的脚压到我身上。”

拉伸：先增加髋关节屈曲，然后再外展。

目标组织：内侧囊、内侧腘绳肌和低臂内收肌。

重复：重复一次 PNF。

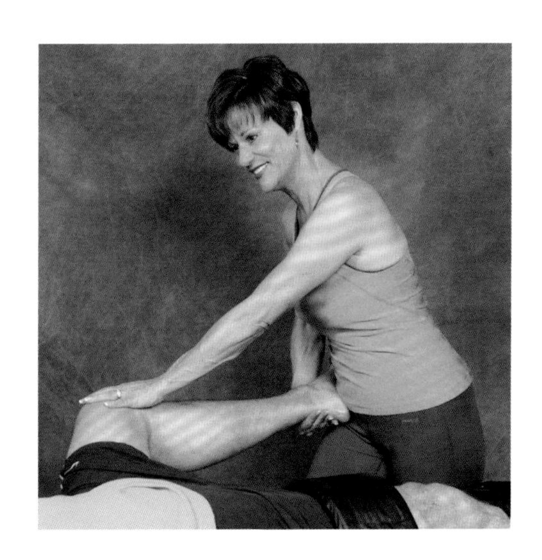

图 5. 6a
髋的曲屈、外展、外旋

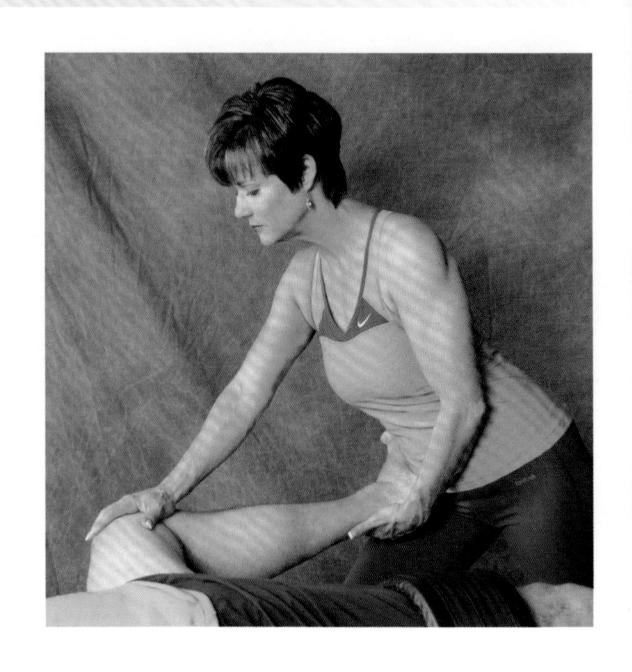

图 5. 6b
关注低臂内收肌

上一个拉伸完成后，我们现在将注意力更多地集中在低臂内收肌上。

（五）髋关节屈曲、外展和外旋–内侧腘绳肌和短内收肌–SBL、FL、DFL

目标： 确定位于 SBL、FL、DFL 内的目标组织，包括内侧股后群肌、短收肌。

客户体位： 仰卧，打开腿向外伸展。

治疗师：

- 以先前的位置为起点，将焦点转移到 DFL、FL 和短内收肌上。
- 腿部姿势保持不变，但需要变换手部位置，用你的内侧手支撑着客户的脚踝，而外侧的手放在客户的股骨内侧。
- 保持腿部呈 90° 的角，用髋部进行向外牵引。
- 降低重心以增加内收。
- 记得利用你的身体进行拉伸，不要只是用手向下推腿（图 5.6c、图 5.7a）。

ROM： 通过增加髋关节外展和屈曲来增加活动范围。

牵引： 牵引方向是通过股骨从盆骨处向外移动，将髋关节窝拉出来，从而打开关节扣。

PNF： 让客户收缩他们的内收肌。

PNF 提示：“尽可能地把你的腿抬起来放在我的手里。”

拉伸： 首先通过将股骨向地板方向移动来增加髋关节外展。然后通过将股骨向诊疗床前端移动来增加髋关节屈曲。

重复：重复一次 PNF。

- 髋关节屈曲和外展相结合来进行治疗。
- 看看组织中是否有更大的潜能可以释放。
- 在做拉伸时，记得用你的呼吸和整个身体，而不仅仅是用手。
- 通过将髋关节内收回到自然位置，而使髋关节重新恢复闭合状态。

转换：走到诊疗床的另一边，牵引客户的腿跨过其身体，开始下一步拉伸。

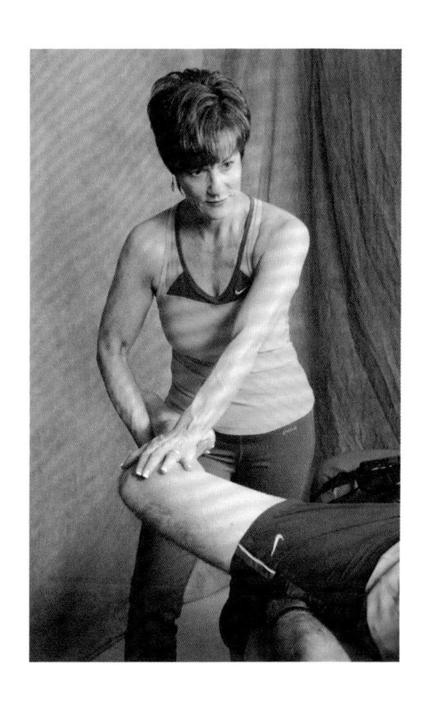

图 5.6c
后仰进入屈曲和外展

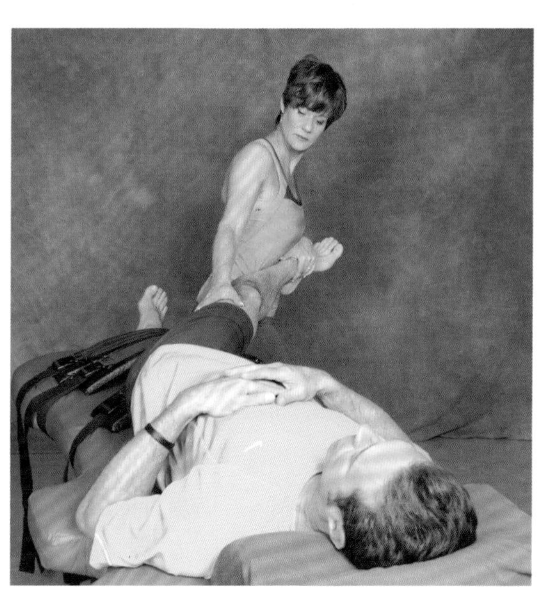

图 5.7a
侧向牵引跨过客户身体

（六）下背部或胸部旋转–胸腰筋膜、整个臀大肌、臀大肌中部、髋关节囊–SBL、SPL、FL

下背部准备练习

目标：确定SBL、SPL、FL中的目标组织，包括胸腰筋膜、整个臀大肌、臀大肌中部、髋关节囊。

目标组织：胸腰筋膜、后外侧髋关节囊、后臀中肌以及臀大肌。

客户体位：仰卧，被操作的腿交叉置于静止腿上。

治疗师：

• 将客户弯曲的膝盖和脚交叉放在另一条腿上，并尽可能地将其放在诊疗床上。

• 开始将你的身体转向面对客户。

• 双手放在膝盖两侧，一只手在上面，另一只手放在膝关节下面。

• 用你的身体，轻轻地前后摇动他们的腿，动员目标组织为下一步的拉伸做准备（图5.7）。

ROM：下背部旋转。

牵引：将客户的膝盖尽量往上抬，然后转向你。

目标：将客户的股骨和骨盆上下旋转，不要只是让腿朝地板方向落下。

治疗师：用你的身体前后摇摆来热身，不要只是移动他们的腿。踮起脚尖，然后再蹲下——做拉伸波运动！

ROM：通过增加髋关节内收或内旋转来增加活动范围，前后摇摆进出活动范围。

牵引：上下摆动，臀部和腿先朝着天花板运动，然后再向诊疗床移动。

治疗师：

• 身体向下朝向诊疗床，并把躯干向患者小腿处下压。

• 用你的左臂触碰他们的腿前侧。

治疗师：伸出左手并抓住诊疗床的下侧。

治疗师：

• 双腿呈弓步姿势，同时将躯干压在客户腿上。

• 你的右手始终固定在他们骶骨的另一边，用你的前臂作为支点来支撑他们的腰背部，用你的左手按到诊疗床上形成杠杆结构。

• 可以考虑一遍遍地抬起患者的骨盆。

• 专注于抬起而不是旋转。

ROM：增加髋部的旋转。

牵引：用你的躯干拥抱你的患者，并用你的胳膊将他们的骨盆和股骨向上抬。

PNF： 患者试图把髋部和腰背部放回诊疗床上。

PNF 提示：“把你的臀部放回诊疗床上。”

拉伸： 增加髋部和腰背部的旋转。

重复： 重复 PNF3 次或 3 次以上。

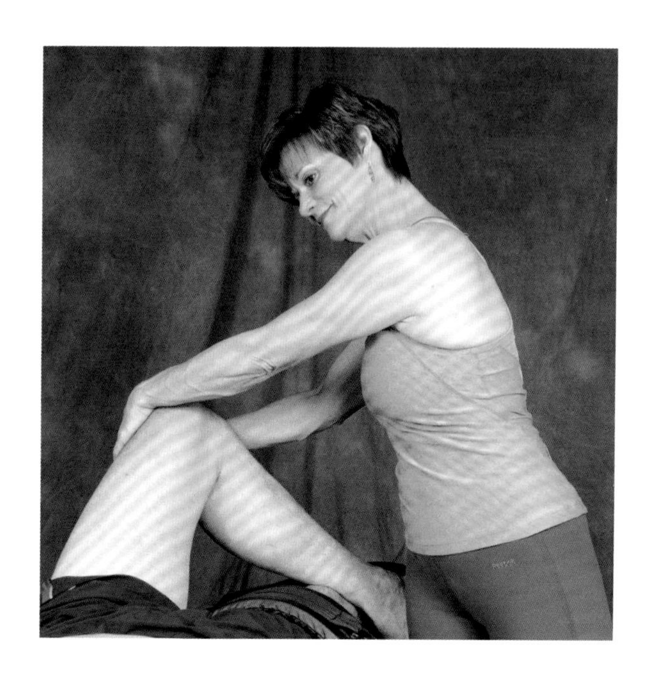

图 5.7b
下背部准备训练

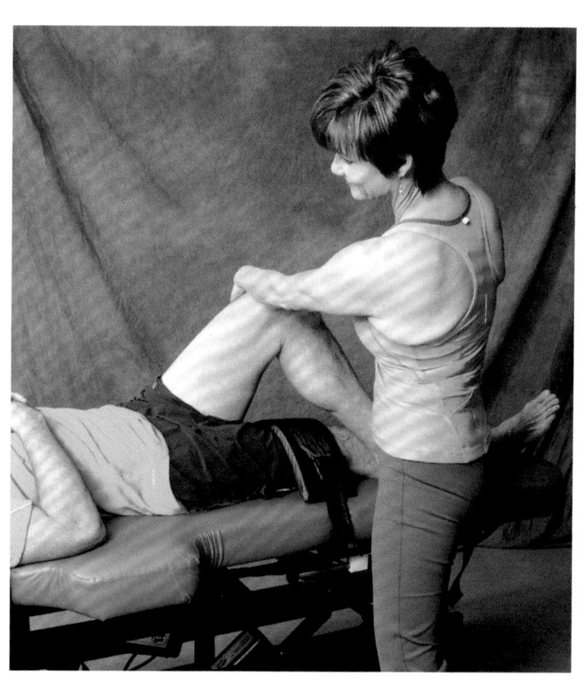

图 5.7c
通过牵引摆动下背部旋转

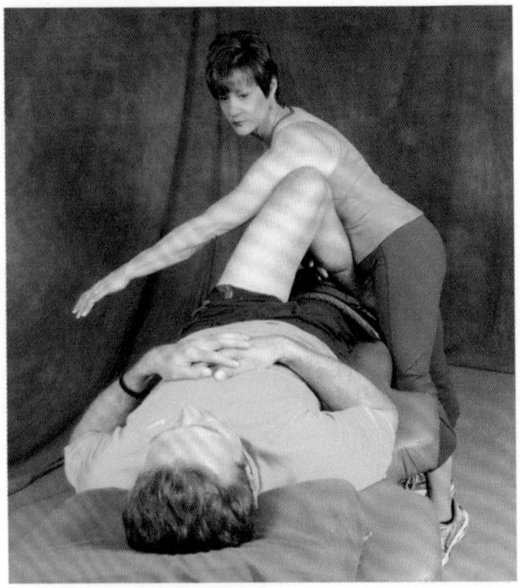

图 5.7d
下后臂接触

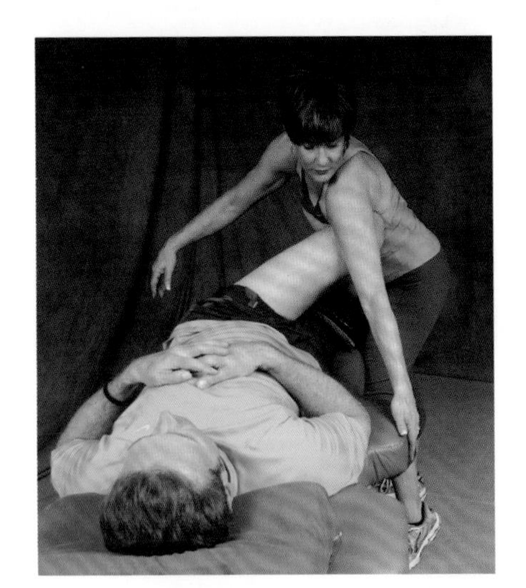

图 5.7e
腰背部环转

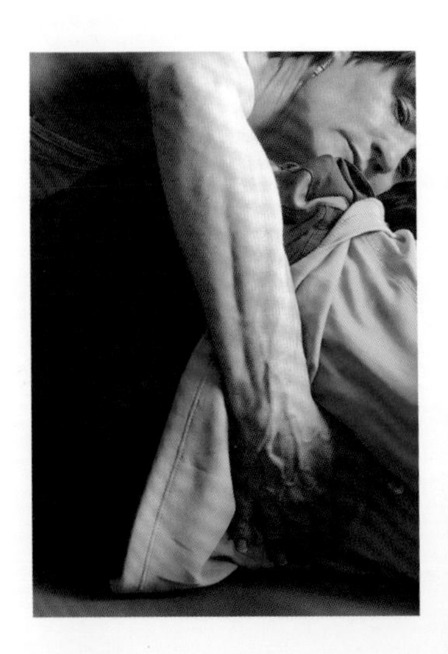

图 5.7f
手放在腰背部的位置

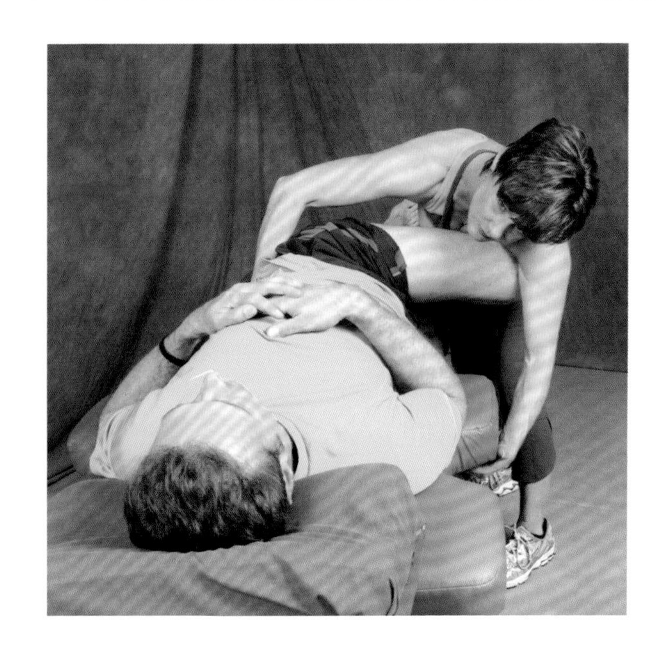

图 5.7g
腰背部拉伸

（七）跨越躯干牵引

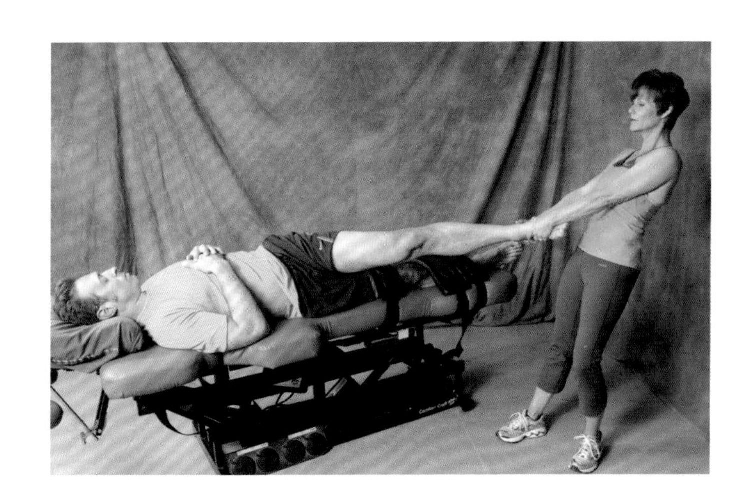

图 5.8a
跨越躯干牵引

过渡到下一步。牵引患者的左腿，跨过他们的躯体。

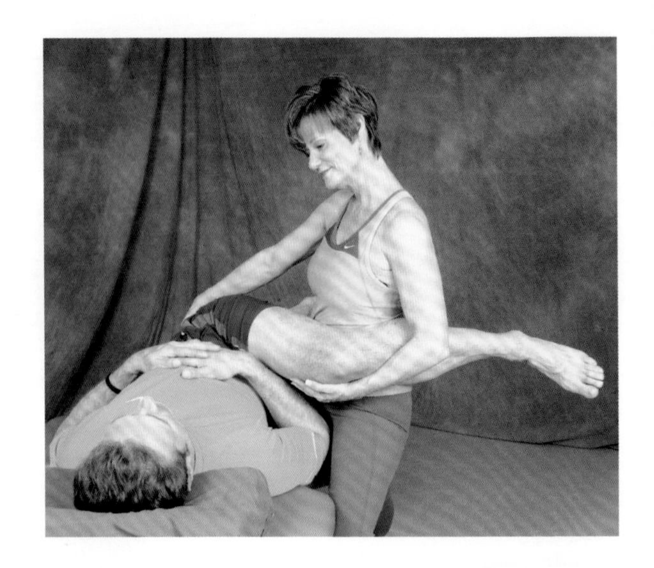

图 5.8b
胸腰部 后髋部

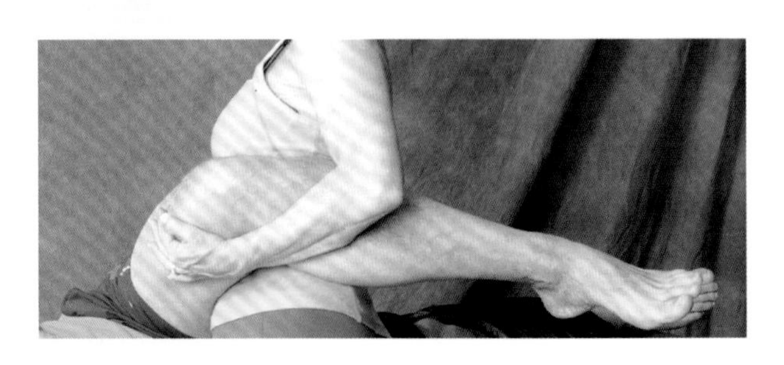

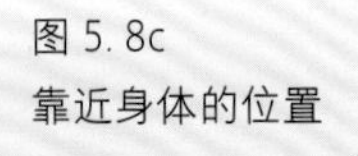

图 5.8c
靠近身体的位置

(八)腰背部旋转，髋关节屈曲、内收–胸腰部、后髋关节–SBL、SPL、FL

目标：目标组织位于 SBL、SPL 和 FL，包括胸腰部、后髋部。

客户体位：左腿膝盖保持弯曲，并向身体侧面轻微旋转。

治疗师：

- 从他们身体的外侧牵引，向前一步；当你滑到一定位置时，将他们的腿环绕在你的身体上，钩住他们弯曲的膝盖下方。
- 用你的右手抬起他们的骨盆，左手放在股骨内侧。
- 保持他们的膝盖被抬起，腿支撑和钩在你的身上。

ROM：胸腰部旋转和股骨屈曲。前后摇摆，并不断扩大角度。

牵引：骨盆朝着天花板向上抬并旋转。股骨尽量牵引出髋臼（斜向上对角方向）。

PNF：患者用力收缩腿部。

PNF 提示：“把你的腿推向我。”

拉伸：增加胸腰部旋转和股骨屈曲的角度。考虑把他们的股骨向天花板上抬，然后向外、向诊疗床角落的方向。

重复：重复 PNF 两次或两次以上，探索不同的角度和纤维。

招牌动作

（九）“臀囊”：胸腰部旋转，髋关节屈曲外旋，膝关节屈曲–胸腰部、腰方肌、腰骶部、髋部旋转肌群–SFL、SPL、DFL

目标：目标组织位于 SFL、SPL、DFL，包括胸腰部、腰方肌、腰骶部、髋部旋转肌群。

把病人的膝盖抬到最高，并打开整个区域。

客户体位：仰卧位，腿跨过身体。

治疗师：

- 从上一个位置转身，坐在诊疗床上，背对客户。
- 把他们的腿围在你的腰部或者一个两人都感觉舒服的地方。
- 打开你的双腿并保持一个较宽的距离。
- 改变手的位置，把你的右手放在他们股骨的内侧，并靠近你的身体来支撑他们的整条腿。
- 左手握着客户的外脚踝。
- 站起来，大腿用力向后压在诊疗床上，这样就不会因过度倾斜而摔倒了。
- 通过臀部弯曲的方法使你的身体向诊疗床倾斜。
- 弯曲你的膝盖，身体重心向左脚倾斜。
- 把你的右侧骨盆压在他们的腿下面，然后通过向客户倾斜增加你自己骨盆的侧屈程度。保证至少一条腿按压在诊疗床上（图 5.9）。

ROM：股骨和小腿外旋。

牵引：向天花板方向牵引，将股骨从髋臼中抬起。

PNF：

步骤 1：客户收缩以使肌骨进入内旋。

步骤 2：客户收缩整条腿进入内旋。

PNF 提示：

提示 1：“膝盖尽量向下拉伸。”

提示 2：“把你的脚踝压向我的手。”

拉伸：通过抬高股骨下压外脚踝来增加股骨的外旋，进一步增加拉伸。

可以变换不同大小的牵引力和角度来进行拉伸。

把你的右侧臀部抬起来，放在他们的腿下面。从臀部向前弯曲，然后离开！

重复：重复 PNF 两次或两次以上。

由“臀囊”开始，向外牵引腿部是一个过渡，是在为臀大肌序列做准备。

图 5. 9a
“臀囊”过渡

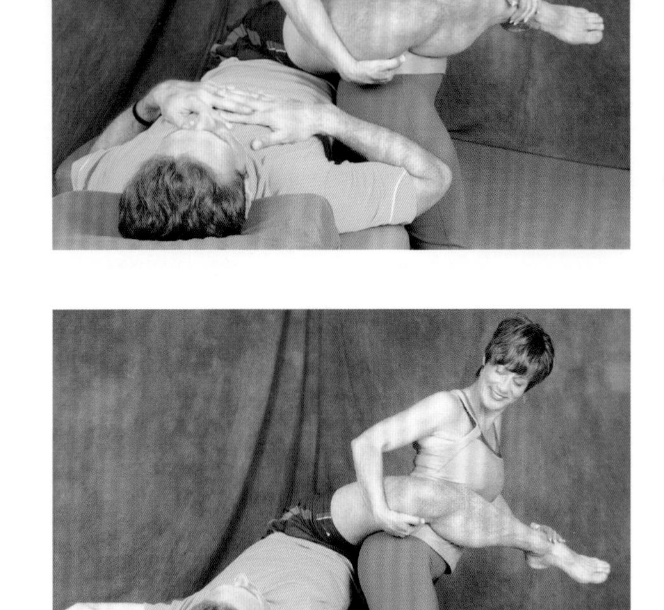

图 5. 9b
“臀囊”起始

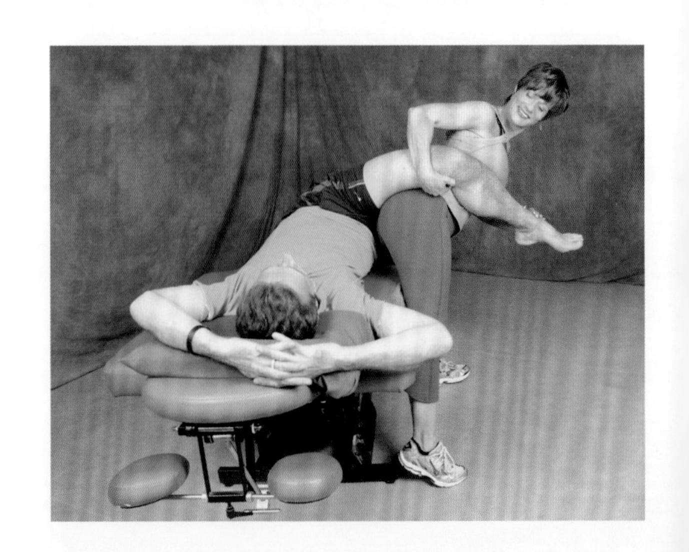

图 5. 9c
“臀囊”拉伸

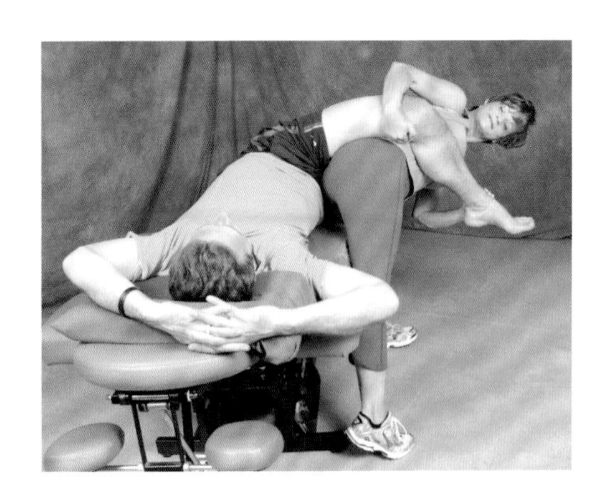

图 5.9d
“臀囊”最大状态

（十）髋关节屈曲、外旋、内收，膝盖关节弯曲 45°–臀中肌、梨状肌–LL、SPL

目标：目标组织位于 LL 和 SPL，包括臀中肌和梨状肌。

治疗师：

- 准备和开始位置：从诊疗床的底部开始，并将客户的腿在向上拉伸到图中（图 5.10a）位置。
- 客户弯曲膝盖，并用于支撑住客户的脚，把客户的腿向身体方向移动。
- 把客户的脚放在你腹部外侧弯腰处，或者找个你们都舒服的姿势。
- 保持客户的脚低于他们的膝盖（即朝向地板，而不是天花板）。
- 把你的身体向后倾斜，进入这个位置，站直。
- 把你的右手放在客户的左膝后面，另一只手放在外侧脚踝。把客户的脚踝放在你腹部外侧弯腰处，以支撑和使客户舒适。
- 保持客户的脚在你腹部外侧弯腰处并低于他们的膝盖（图 5.10）。

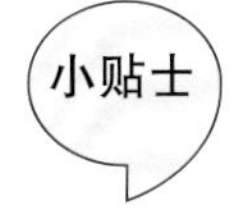

使用你的身体和腿部来增加牵引和拉伸。而不是用你的手来施加更大的压力。重点是在客户的外侧脚踝处施以温和的压力压向地面，而不是在膝盖处。

客户体位：仰卧位，左腿交叉跨过胸部。如果可能的话，试着让他们的膝盖朝向胸部的中心。

ROM：髋关节屈曲和内收。

牵引：当你把客户弯曲的膝盖移向胸部中心时，要把他们的臀部向上拉。

PNF：让客户用力使臀部伸展。

PNF 提示：“把你的膝盖推向我的手。”

拉伸：增加髋关节屈曲和内收。把他们的整条腿伸向胸部。每做一次本体感觉神经肌肉促进疗法（PNF），加大一点臀部拉伸的角度。

重复：重复 PNF 两次或两次以上。

如图 5.10c 所示是交替使用的手的位置，尤其用在患者臀部肌肉比较紧的情况中。

- 把你的手完全放在客户骨盆下面，然后把它从诊疗床上向上抬。
- 试着把更多的注意力放在客户向下的脚上。
- 记住，重点是脚踝，而不是膝盖。
- 从拉伸开始，持续把客户的膝盖向对侧肩膀下压。
- 用你的体重压在客户腿上来保持拉伸。
- 不要只是用你的手推。
- 当你持续下压并做一个大的圆周运动时，动作一定要非常慢。
- 持续向下用力俯冲。
- 当你向后退的时候，让客户的腿从俯冲的力中释放出来，并伸直。
- 走到诊疗床尾部的拐角处。
- 最后，客户伸直的腿交叉跨过身体，在侧面对其进行牵引。

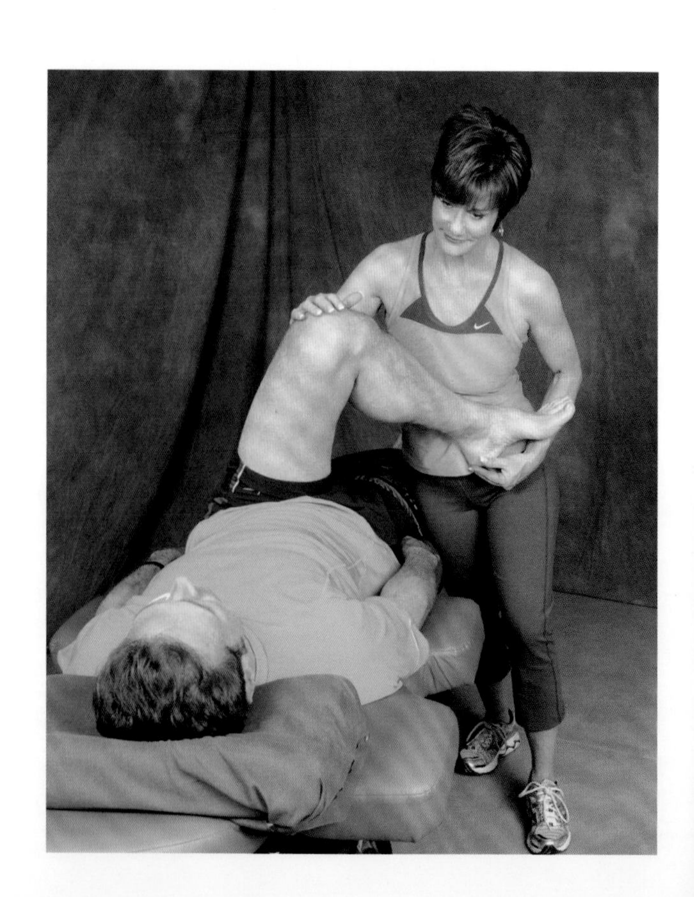

图 5. 10a
臀中肌开始姿势

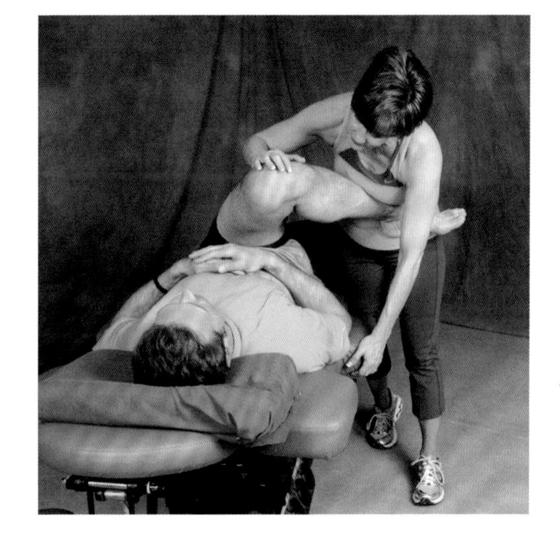

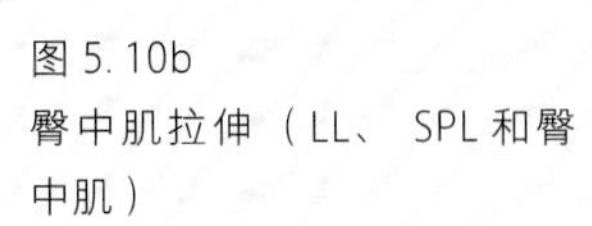

图 5.10b
臀中肌拉伸（LL、SPL 和臀中肌）

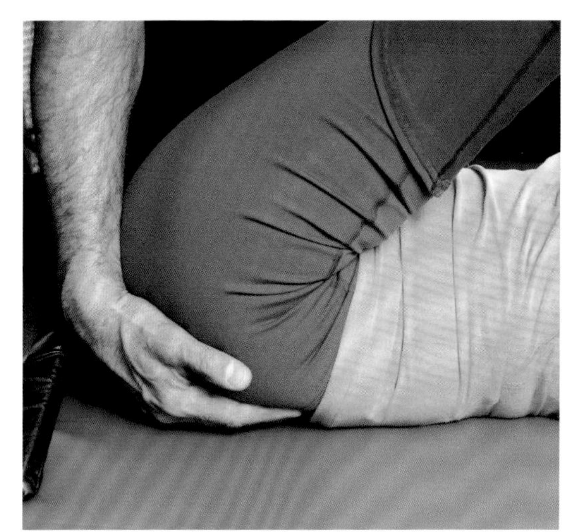

图 5.10c
交换手的位置（放在臀中肌处）

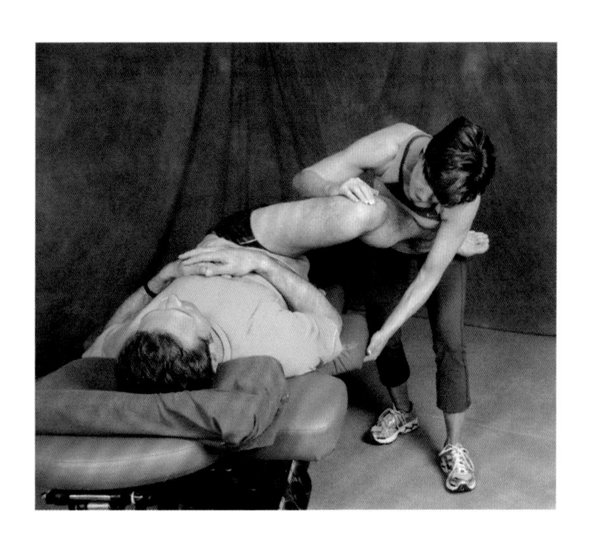

图 5.10d
向下俯冲

（十一）髋关节屈曲、内收、外旋，膝关节弯曲 90° –伸直肌群臀大肌–FL

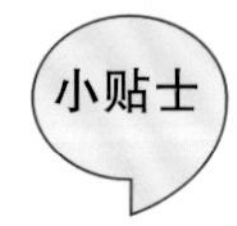

臀大肌后部纤维组织

伸出你的手臂，身体向上浮，进入更深的拉伸。

目标：目标组织位于 FL——臀大肌后部纤维组织。第一个目标是让股骨靠近胸部，而外旋则是第二个目标。

瞄准臀部扇形面的所有纤维组织。

客户体位：仰卧位，大腿跨过身体，与身体交叉成 90°。

治疗师：

- 从先前的在诊疗床尾部的横向牵引开始，慢慢走到新的位置。
- 如果可能的话，使客户的股骨与小腿骨连接处弯曲成 90°。
- 将客户的左膝对准同一侧（左）肩膀并开始拉伸。
- 把客户的脚后跟放在你肩膀上的三角肌前部和胸大肌上。
- 将一只手放在客户左膝外侧，另一只手放在右踝关节前面以确保其安全（图 5.11）。

ROM：髋关节屈曲。

牵引：将股骨向上提并提出髋臼。牵引“向上”（朝向头部的拉伸波）。

将客户的脚放在你的肩膀上，以便增加向上的牵引。

用你的身体而不是你的手来牵引客户的腿。

PNF：客户将弯曲的腿用力伸直。

PNF 提示：“把你的膝盖推向我手里。”

拉伸：增加髋关节屈曲。

让股骨靠近胸部是第一个目标，旋转是第二个目标。瞄准后臀部的所有纤维。每做一次本体感觉神经肌肉促进疗法（PNF），加大一点臀部拉伸的角度。

重复：重复 PNF 两次或两次以上。探索所有的角度和纤维组织。

- 从拉伸动作开始，通过使客户膝盖向下朝着对侧肩膀做俯冲来继续拉伸运动。
- 不要仅仅用你的手，要将你的体重压在客户腿上来保持拉伸。
- 当你持续保持向下压并做一个大的圆周运动时，动作要非常缓慢。
- 保持向周围的俯冲趋势。
- 在你后退时，松开客户的腿解除俯冲状态，并伸直腿。
- 此时你可以走到诊疗床尾部拐角处。
- 以跨过客户身体做横向牵引来结束拉伸运动。

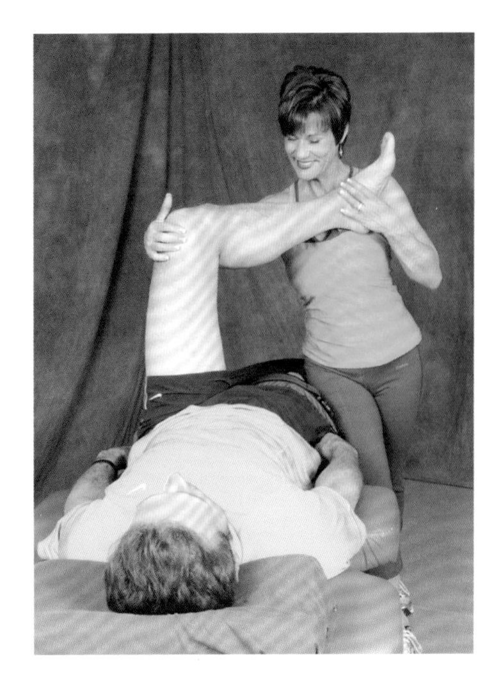

图 5. 11a
从臀大肌开始

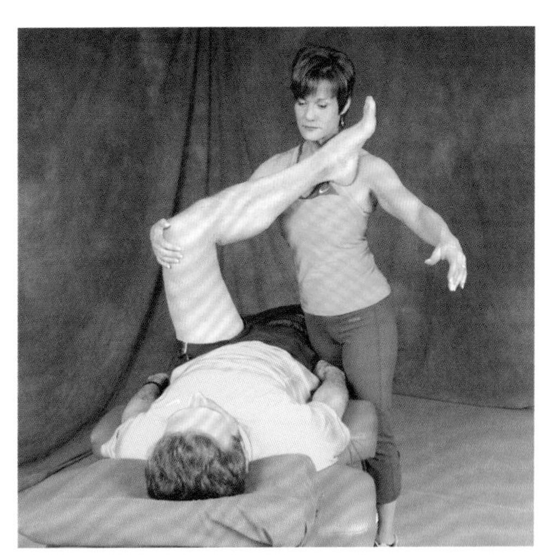

图 5. 11b
臀大肌拉伸

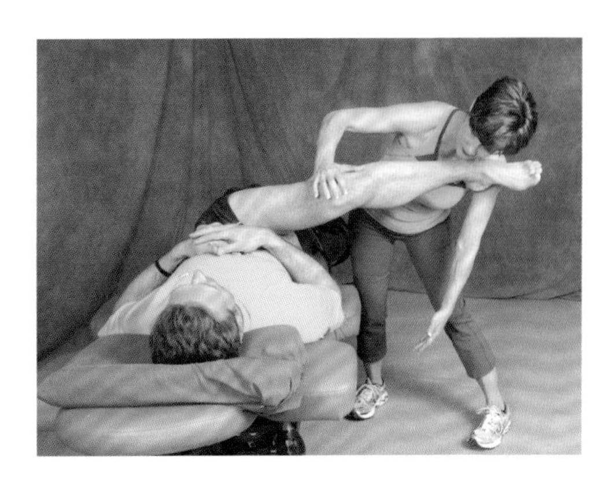

图 5. 11c
用力俯冲

八、活动范围评估、热身和FST-PNF拉伸-直腿和多关节

多平面软组织关节活动度评估与拉伸

- 只需移动到 R1 来进行热身。
- 吸气进入所有活动范围增加。
- 在整个过程中使用轻柔的拉伸波。
- 在评估组织时以 3° ~ 5° 的角度递增；在做圆周运动时每移动一个距离检验一次活动范围，就像秒表平稳转动一样。

（一）髋关节屈曲，膝关节伸展-腘绳肌-SBL、SPL

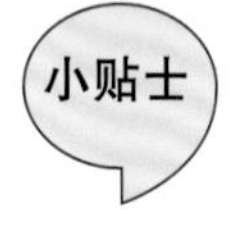

手要轻柔，不要用力抓握，“如果你用力挤压，就会不讨人喜欢！”扶住客户的脚后跟牵引向上。

目标： 目标组织位于 SBL、SPL——腘绳肌。

客户体位： 仰卧，腿部伸直并向上举起，髋部屈曲。

治疗师：

- 双腿呈冲刺的姿势，外侧的腿在前，内侧的腿在后。
- 把你的右手放在客户的脚后跟上，然后用它作为定点牵引股骨，打开关节，达到活动范围。
- 用你的背阔肌保持稳定和力量。
- 把你的左手放在诊疗床上以达到平衡。
- 考虑在他们的腿下面，把它向上举起来（图 5.12）。

活动范围：髋关节屈曲。

牵引：“向上和向外”牵引（朝向他们的头部远离髋臼）。

PNF： 客户用力收缩他们的腘绳肌进入伸展。

PNF 提示：“把你的腿压在我身上。”

拉伸： 增加髋关节屈曲。

重复： 重复 PNF 两次或两次以上。

在左腿上继续做弯曲腿系列动作，以完成整个筋膜线的练习。

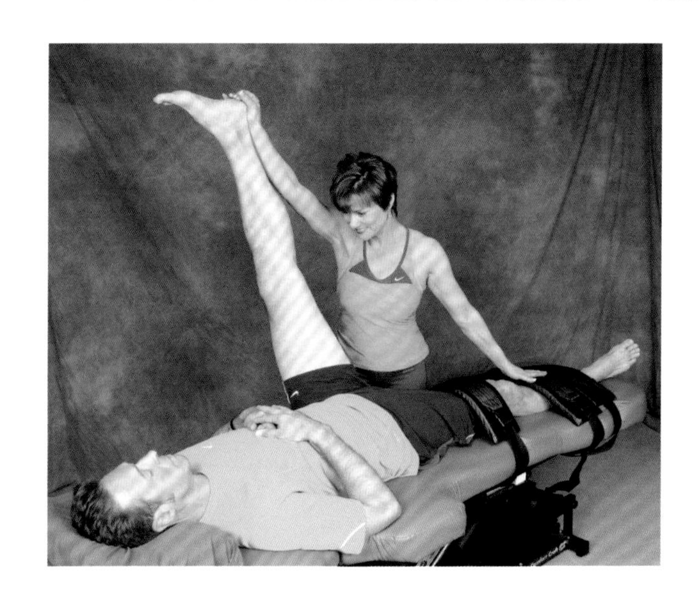

图 5.12
髋关节屈曲、膝关节伸展–矢状方向

（二）髋关节屈曲、外展，膝关节伸展–内侧腘绳肌–DFL、SBL、SPL

通过增加髋关节屈曲和外展来增加活动范围和拉伸。想象客户的腿缓慢地移向外边，然后下降至诊疗床的尾部。

目标： 目标组织位于 SBL、FL、DFL——腘绳肌和内收肌。从前面最后一个姿势继续，将他们的腿向外移动并转向另外一边，以增加关节活动度。

客户姿态： 仰卧位，屈腿。

治疗师：

- 你的腿和右手的位置保持不变。
- 把左手移开，并将它放在客户的膝盖后面（图 5.13）。
- 用你的身体力量去保持牵引和增加外展。

ROM： 髋关节屈曲和外展。

牵引： 向上、向外牵引并打开（远离髋臼并朝向他们的头部和另一边）

PNF： 客户收缩腘绳肌进入伸展并收缩内收肌群以进入轻微内收。

PNF 提示： “把你的腿伸向我。”

拉伸： 增加髋关节屈曲和外展。

重复： 重复 PNF 两次或两次以上。

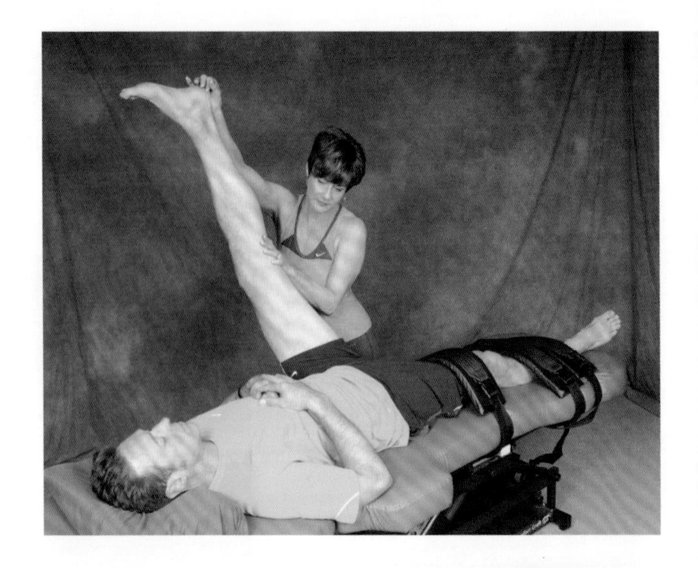

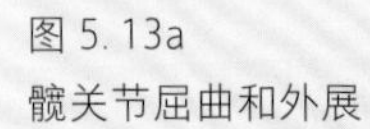

图 5. 13a
髋关节屈曲和外展

图 5. 13b
重复 PNF

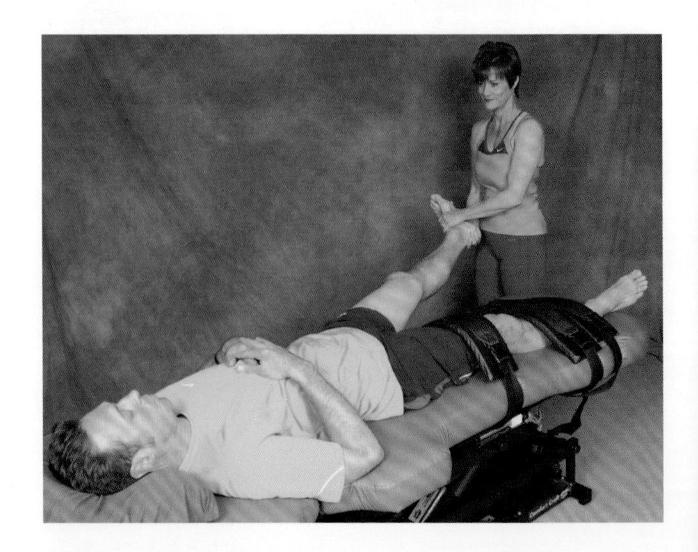

图 5. 13c
臀部屈曲、外展、外旋

牵引客户的腿到一个稍微更加外展的位置。

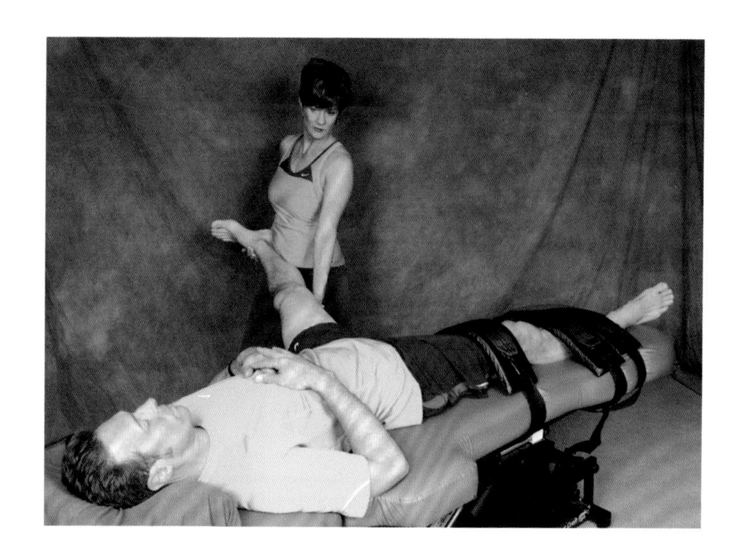

图 5. 13d
以内侧腘绳肌为重点

（三）髋部屈曲、外展，膝关节伸展–焦点在内侧腘绳肌–SBL、SPL、FL、DFL

目标：确定 SBL、SPL、FL、DFL 和髋部的目标组织——股后群内侧肌。

客户体位：仰卧位，左腿髋部屈曲外展。

治疗师：

- 从之前的位置走回诊疗床的一边。
- 把客户的腿横跨过你的髋部。
- 把客户的脚后跟钩在你的髋部外侧，并用你外侧的手紧紧抱住。
- 将另一只手放在客户膝盖后面作为支撑（图 5.14）。

ROM：髋关节屈曲（把客户的腿移动到诊疗床上）。

髋外展（朝向地面）。

牵引：朝着远离骨盆的方向牵引髋臼。

利用你的臀部将身体向远离诊疗床的方向倾斜来进行牵引。

通过向外侧俯冲来增加牵引。

PNF：客户收缩腘绳肌和内收肌。

PNF 提示：“把你的腿压回我身上”。

拉伸：髋屈曲和外展。

重复：重复 PNF 两次或两次以上。

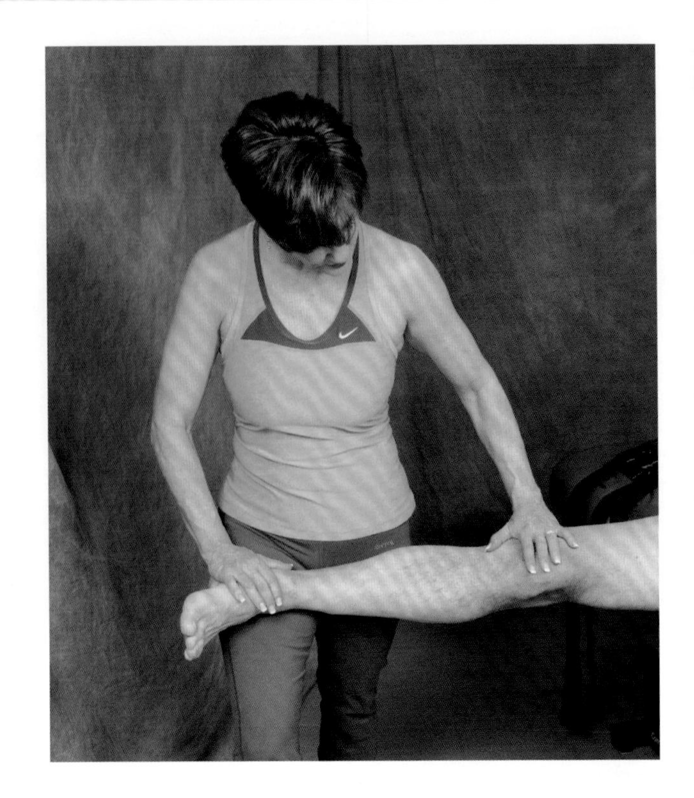

图 5.14a
焦点在内收肌

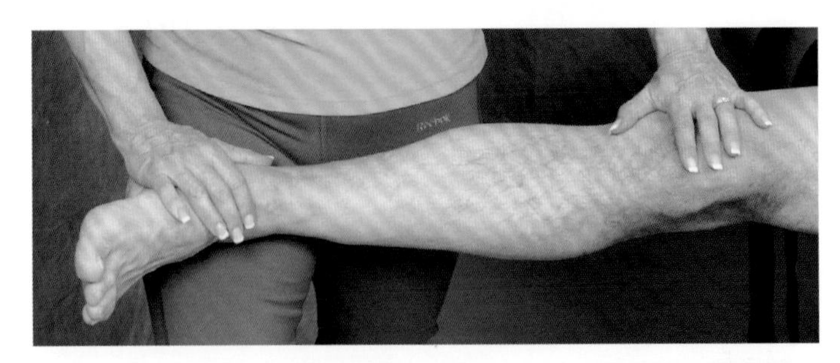

图 5.14b
姿态

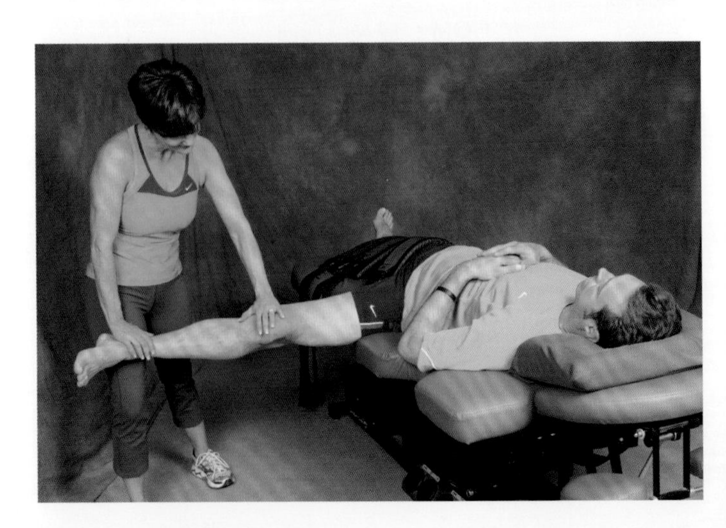

图 5.14c
内收肌群

（四）髋屈曲、外展，膝关节伸展–焦点在长内收肌–SB、FL、SPL、DFL

目标：确定 SBL、SPL、FL、DFL 和髋部的目标组织——长内收肌。

客户体位：仰卧，腿保持臀部屈曲和外展的姿势。

治疗师：从上一个位置开始，保持客户的腿横跨过你的髋部。

从上一个拉伸开始改变手的位置。把你的手放在客户的脚踝和膝盖内侧。

利用你的髋向外突来进行牵引。

用手使客户的腿在你的腿上向下滑（图 5.15a）。

注意你的背部——不要弯太多！

ROM：髋部屈曲和外展。

牵引：把腿以脱离髋臼的方向向着地板牵引到侧面。

PNF：客户收缩内收肌。

PNF 提示：“把你的整个腿压到最大限度。”

拉伸：通过将客户的腿顺着你的腿向下移动来增加外展。

重复：重复 PNF 两次或两次以上。

在不同的角度和不同的组织纤维之间进行交替进行。

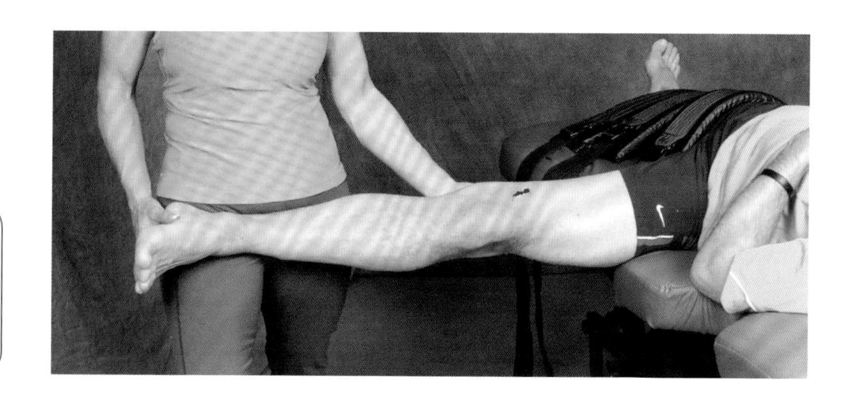

图 5. 15a
治疗师在内侧腘绳肌和内收肌之间找到连结点

（五）髋屈曲、外展，膝关节伸展–腘绳肌和长内收肌组成–SBL、FL、SPL、DFL

目标：确定 SBL、SPL、FL、DFL 和髋部的目标组织——腘绳肌和长内收肌。

客户体位：仰卧，腿呈臀部屈曲和外展状态。

治疗师：

- 从上个位置开始，解除拉伸并降低活动范围。
- 治疗师开始进行髋关节屈曲和外展的组合运动。
- 再次将客户的腿放在你髋部前面。
- 通过使你的臀部远离诊疗床来产生牵引。
- 把你的手移回到客户的股骨内侧，但仍然要和内收肌有一些接触。
- 把客户的脚后跟横跨在你的臀部以获得支撑（图 5.15b）。

ROM：髋屈曲和外展。

牵引：把腿牵引出髋臼到侧面，向下朝向地板，然后再向上进入屈曲。靠向远离诊疗床方向倾斜身体来牵引。

PNF：客户同时收缩腘绳肌和内收肌。

PNF 提示："把你的腿压回我身上并朝着天花板向上压。"

拉伸：

- 增加髋部屈曲和外展。
- 通过将股骨从骨盆向下移向地板再向上移到诊疗床上来增加拉伸。
- 在不同的角度和不同组织纤维之间交替进行。

重复：重复 PNF 两次或两次以上。

通过牵引向诊疗床另一边的腘绳肌的另一侧过渡。

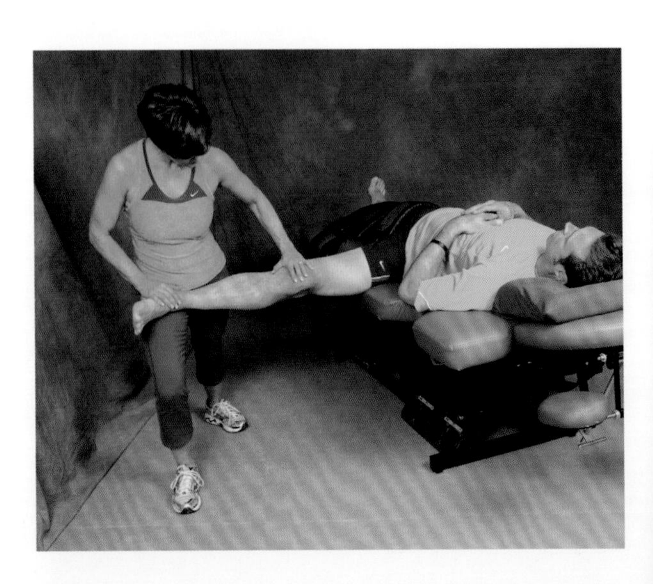

图 5.15b
腘绳肌和长内收肌的联合 PNF

（六）髋屈曲、外展，内旋配合腰椎旋转–腰部、臀大肌、髂胫束、腓骨–SBL、LL

目标：SBL、LL中的目标组织——腰部、臀大肌、髂胫束和腓骨。

客户体位：侧卧，拟操作腿内收越过固定腿。

治疗师：

- 如果姿势需要可以坐在诊疗床上。
- 重心下移，身体外倾，找到活动范围并增加牵引。
- 分别将你的双手放在膝盖外侧和脚踝上方，使客户的腿朝着地面下移（图5.16）。

ROM：内收、内旋以及屈髋并伴随腰椎旋转。

牵引：牵引出腿（髋臼），远离诊疗床且朝向地板。

PNF：客户收缩髋部和腿部外侧至外展。

PNF提示："把你的整条腿向上推到极限。"

拉伸：增加内收、内旋及伴有腰椎旋转的髋部屈曲。

重复：重复PNF两次或两次以上。

如果你坐在诊疗床上，那么在进入一个拉伸前，站起来牵引客户的腿使其横跨过客户的身体。

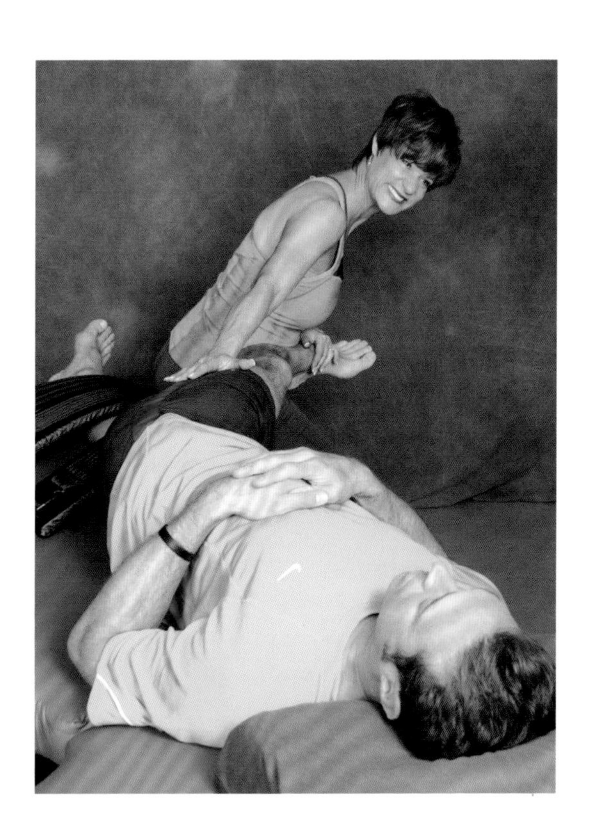

图5.16a
横向牵引出床角并向下压向地板

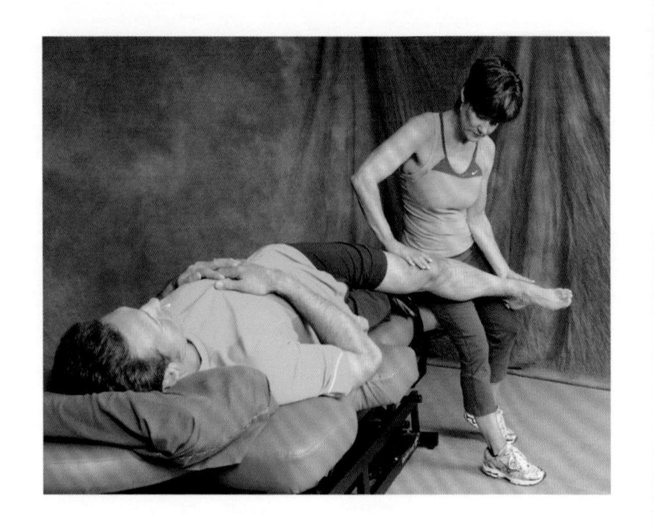

图 5. 16b
外侧线和外侧腘绳肌
向下朝向地板

（七）髋屈曲、外展，膝关节伸展，腰椎旋转–腰部、外侧腘绳肌、臀大肌、髂胫束、腓骨–LL、SPL、SBL

目标：确认 SPL、SBL 中的目标组织——腰部、臀大肌、髂胫束和腓骨。

客户体位：侧卧，腿内收越过身体。

治疗师：

- 从之前的位置走到诊疗床的另一边。
- 将客户的腿跨过你的臀部前面，钩住客户脚跟外侧以进行支撑和牵引。
- 一只手放在脚后跟上，另一只手放在膝盖或臀部以上以作支撑（图 5.17）。

ROM：髋部屈曲并伴腰椎旋转和内收。

牵引：牵引客户的腿，使其从髋臼中脱出并向上朝着诊疗床前端移动。用你的身体移动客户的腿进入增加的活动力范围和拉伸。

PNF：客户收缩腘绳肌。

PNF 提示：“把你的腿压向我的身体。”

拉伸：增加髋屈曲–腰椎旋转和内收。

重复：重复 PNF 两次或两次以上。

通过增加客户朝着诊疗床前端的屈曲（在指向其头部的对角线上），来增加拉伸。

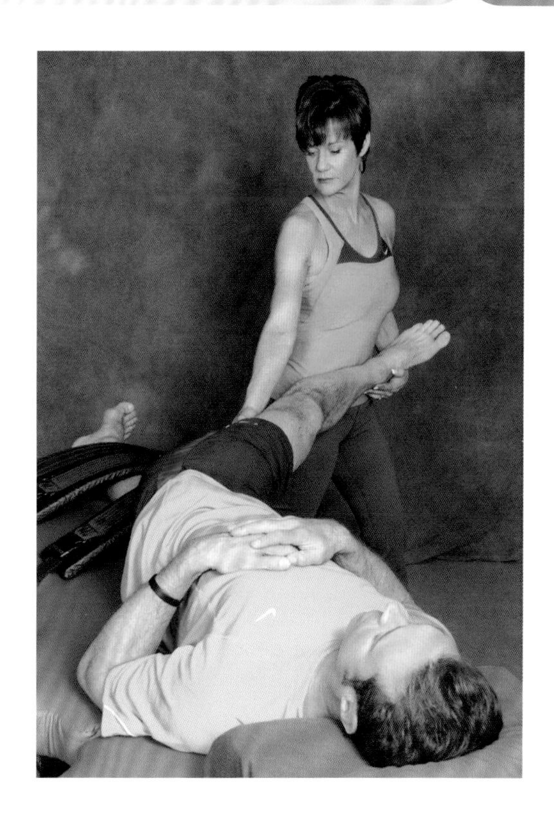

图 5.17a
侧面牵引

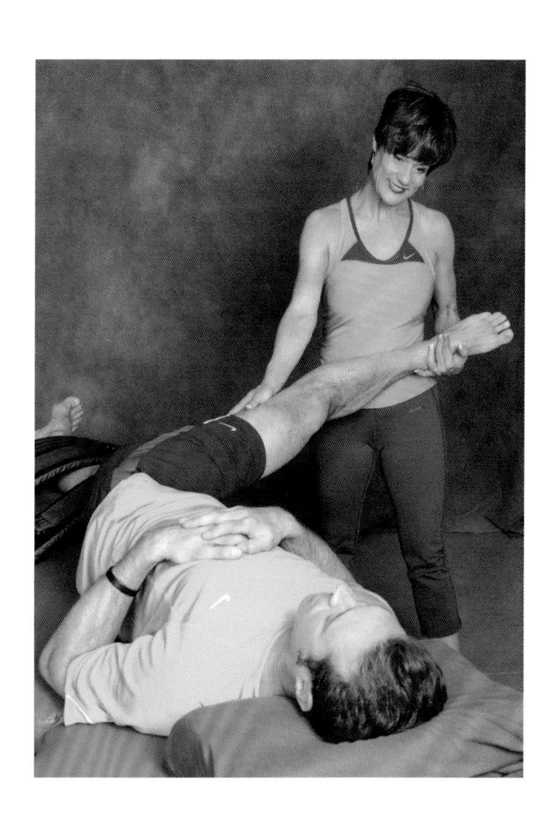

图 5.17b
低位 1 焦点在外侧腘绳肌、SPL 和 SBL

(八)髋屈曲、内收、内旋并伴有腰椎旋转–腰部、臀大肌、髂胫束、腓骨–外侧腘绳肌、高位–SPL、SBL

目标：确认 SPL、SBL 和新角度下的外侧腘绳肌中的目标组织。

客户体位：仰卧。

治疗师：从上一个位置开始，将客户的腿抬高朝向天花板。把你的手放在客户的脚后跟和腘绳肌后侧。

牵引：将腿牵引出髋臼，并沿对角线向上朝着诊疗床上角对侧肩方向牵引。

ROM：髋部屈曲并伴腰椎旋转和内收。

牵引：向外、向上。

PNF：客户收缩腘绳肌。

PNF 提示：“把你的腿压向我。”

拉伸：增加髋部屈曲–腰椎旋转和内收。

抬起客户的腿并跨过对角线。

重复：重复 PNF 两次或两次以上。

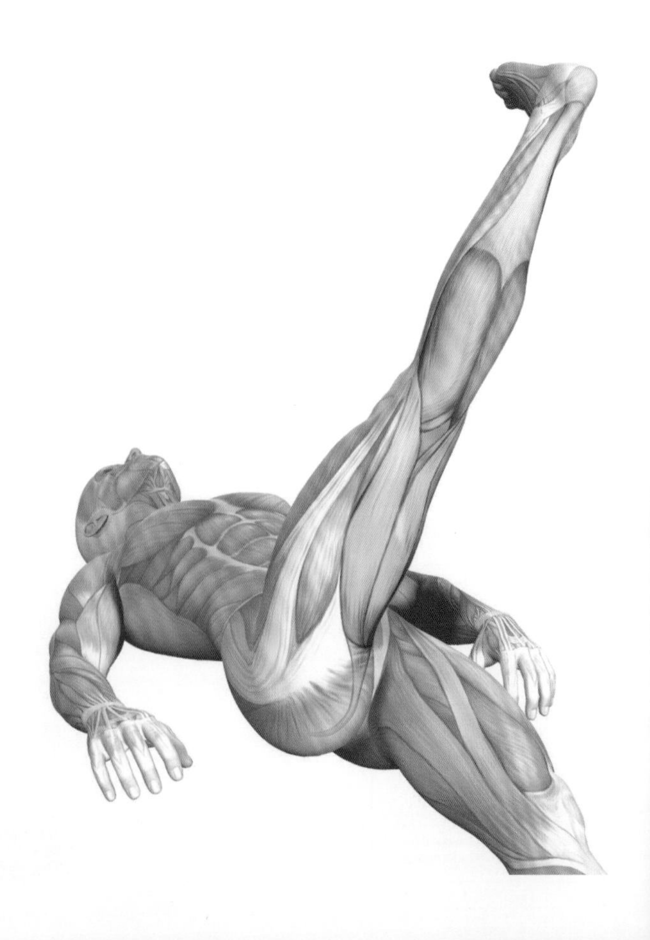

图 5.17c
浅背线上的目标组织

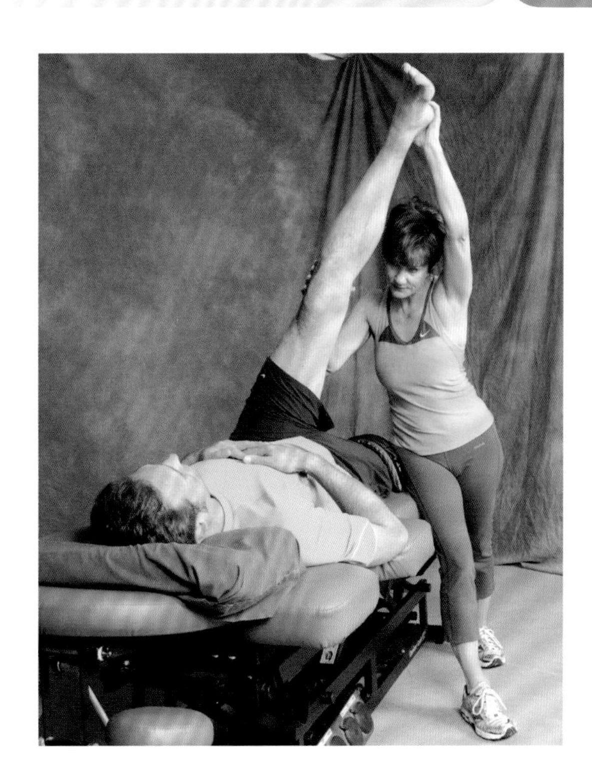

图 5.17d
高位 2 焦点在外侧腘绳肌、SPL、SBL

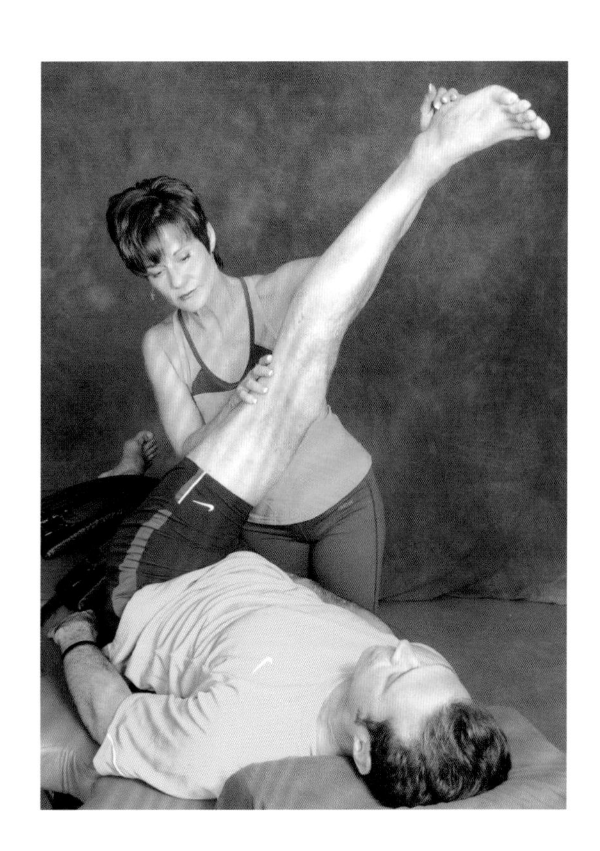

图 5.17e
高位 2 继续弧形越过身体

九、活动范围评估、热身和FST-PNF拉伸

（一）骨盆外旋转-髂肌和腰大肌-DFL

目标： 确认 DFL 的目标组织——近端髂肌和远端腰大肌。

增加骨盆骨的外旋。

客户姿态： 侧躺，上方腿呈中立位伸展，下方腿向上，部分髋部和膝盖弯曲。确保客户的臀部叠在一起，手臂舒服地放置。

治疗师：

- 站起来面对客户。用臀部外侧支撑客户的小腿。
- 身体前倾，让客户就位。
- 一只手放在客户的髂前上棘前，另一只手放在其髂后上棘后部（图 5.18）。
- 用双手捧起他们的骨盆。
- 前后轻轻地摇动身体。这是一个小动作。

ROM： 骨盆骨的外旋有助于髋部的伸展。

牵引： 把骨盆前面朝着天花板方向上抬。

PNF： 客户的髂肌和腰大肌向你的前方手收缩。

PNF 提示： "把你的腹部和臀部转到诊疗床上。"

拉伸：

- 增加骨盆骨外旋，目标为髂肌。
- 重新检查被动活动范围。

重复： 重复 PNF 两次或两次以上。

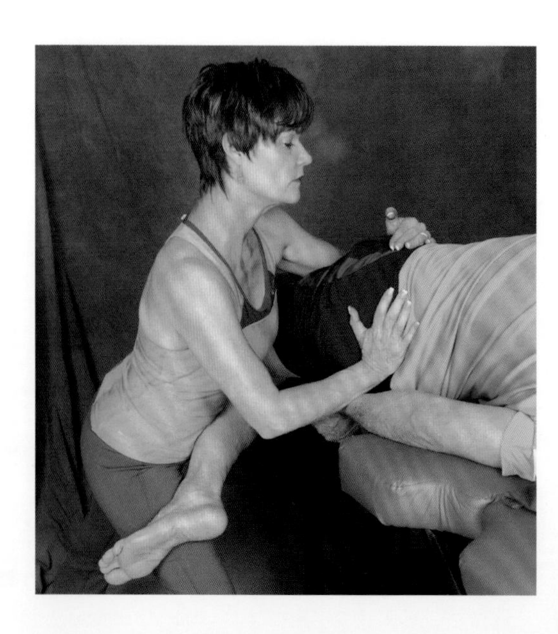

图 5.18
骨盆摇摆进入外部旋转

注意

对于下面的拉伸步骤（二）（三）和（四），客户的膝盖不能弯曲超过90°，否则很快会变成一次四头肌拉伸。

（二）髋伸肌-髋屈肌- SFL、DFL、FL、SPL、LL

目标： 确认 SFL、DFL、FL、SPL、LL 中的目标组织——髋部屈肌近端附着体。促进髋部伸展。

客户体位： 侧卧，大腿呈髋部屈曲，膝盖轻微屈曲，小腿向上伸入髋部屈曲，膝盖弯曲。确保肩膀和臀部堆叠在一起，手臂舒适地保持放松。

治疗师：

- 从之前的位置站起来，仍然面对客户。
- 外侧脚离开诊疗床。
- 将客户的脚钩在你的外侧臀部，用你的手握住客户的脚跟。
- 另一只手放在客户膝盖以上的股骨上作支撑。
- 把客户的脚抱进你的胸腔，将你的身体后倾以获得牵引。
- 前后移动伸展。
- 在拉伸之前，和他们一起“跳舞”，调动各个角度（图 5.19）。

ROM： 髋部伸展。

牵引： 将客户的股骨向外伸展。用你的整个身体来移动他们的腿。

PNF： 客户将身体转向诊疗床，同时髋屈肌收缩。

PNF 提示： 源自“把你的腹肌和臀部转向诊疗床”。

引自插入语： “把膝盖拉向另一条腿。”

本源和插入语 PNF 组合“旋转和拉”。

拉伸： 促进髋部伸展。

重复： 重复 PNF 两次或两次以上。

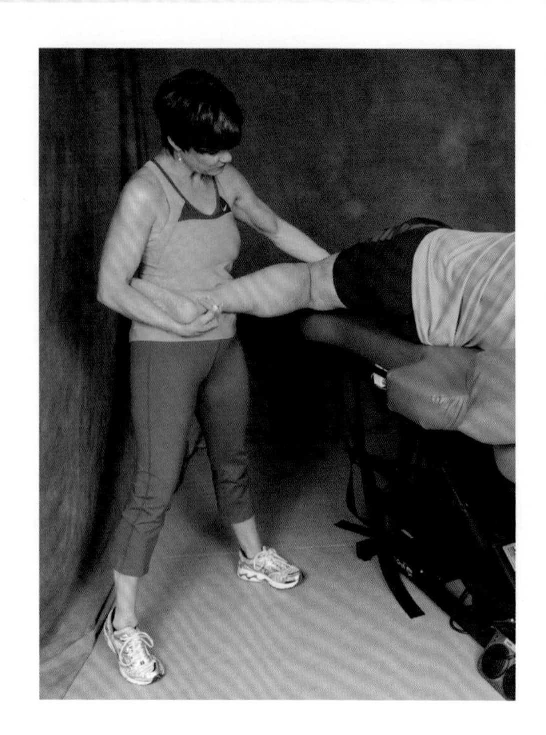

图 5. 19a
为髋屈肌近端附着体进行髋部伸展

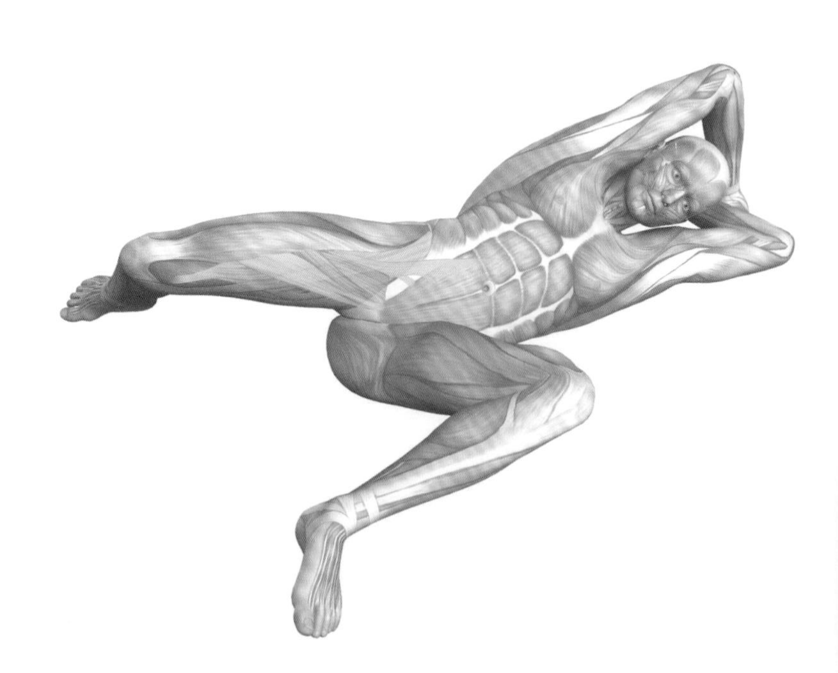

图 5. 19b
目标组织主要在深前线

（三）髋伸肌、内收肌–髋屈肌和外展肌–SFL、DFL、FL、SPL、LL

目标：确认 SFL、DFL、FL、SPL、LL 中的目标组织——髋屈肌和外展肌的外侧纤维。

促进髋部伸展和髋内收。

客户体位：侧卧，大腿在髋部伸展，膝盖轻微屈曲，小腿向上伸入髋部屈曲，膝盖弯曲。确保臀部和肩膀堆叠在一起，并且手臂放松。

治疗师：

- 从上一个位置开始，再次靠近诊疗床。
- 将客户的脚放在你的大腿上或任何对你们双方都合适的位置。

治疗师的手位置：

- 如果可能的话，用你的内手臂绕着客户股四头肌的四分之一处，并从诊疗床下面抓住它。
- 弯曲你的身体，用你的内侧手臂作为阻抗，增加伸展。弯曲你的膝盖，也使你的腿发挥作用！
- 将体重压在客户腿上，以增加伸展度。
- 注意保持股骨和小腿处于正确的位置，以确保膝盖的安全，尤其是内侧。
- 客户的膝盖不能弯曲超过 90°，否则会导致过早成为股四头肌拉伸，而股四头肌拉展应在之后才会出现（图 5.20）。

ROM：髋部伸展和内收。

牵引：使股骨朝着脱离关节臼的方向伸展。想象一下你把所有的组织运动到伸展和内收状态时，牵引所有组织。

PNF：客户大腿上部和髋部外侧收缩。

PNF 提示：“把你的腿抬到我身上来。”（朝着天花板）

拉伸：促进髋部伸展和内收。

重复：重复 PNF 两次或两次以上。

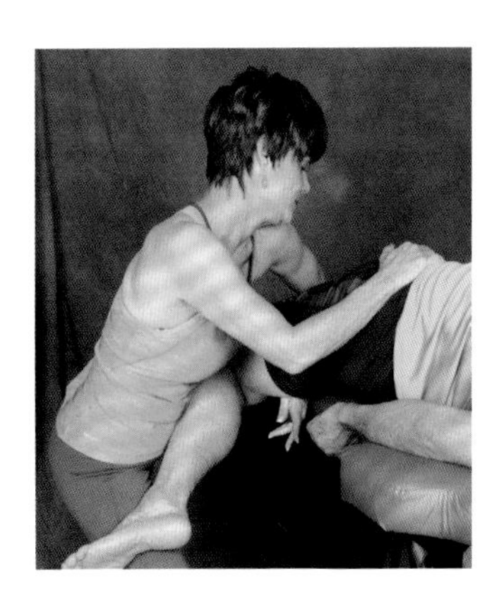

图 5. 20a
作用于髋屈肌前外侧纤维的髋伸展

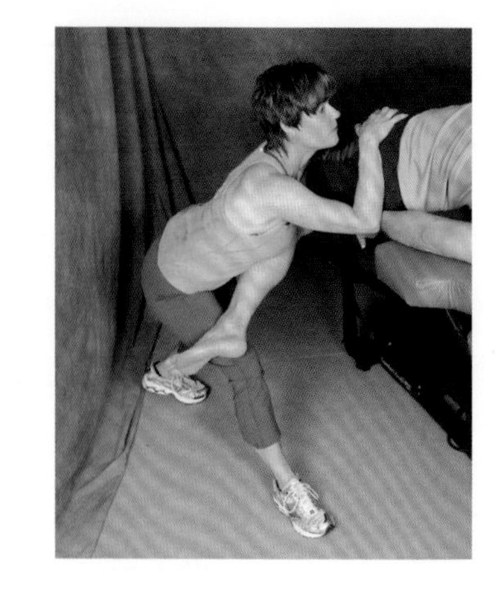

图 5. 20b
作用于外侧纤维的髋部伸展

注意

记住：每个客户的位置可能略有不同。如果位置不正确，他们的脚踝可能会有被卡住的感觉。使用你的背阔肌，并将身体前倾形成额外的杠杆作用。

（四）髋关节伸展-髋部屈肌-筋膜组件-SFL、DFL、FL、SPL

目标：确定 SFL、DFL、FL、SPL 中的目标组织——整个髋部屈肌和所有筋膜组织的复合体。

通过更多的牵引来最大限度地增加髋部的伸展！

客户体位：卧于髋关节伸展中上方腿的一侧，膝关节微屈，下方腿向上抬起进入髋关节屈曲且膝盖弯曲。胳膊舒服地保持放松。

治疗师：

- 从前一个位置开始，将外侧脚远离诊疗床，呈弓形站立。
- 把客户的脚搭在你的髋部外侧，用手握住客户的脚后跟。
- 治疗师把另一只手放在客户膝盖上方的股骨上以获得支撑。
- 使客户的脚压到你的胸廓里，然后向外靠进行牵引。
- 身体外倾，增加拉伸（图 5.21）。

ROM：髋部伸展。

牵引：将股骨向外移动进入伸展状态，尽量倾斜你的身体以增加牵引。

PNF：客户收缩整个髋关节屈肌复合体。

PNF 提示：“把整个腿拉过你的身体。”

拉伸：增加髋关节伸展。可以通过改变角度来进行。

重复：重复 PNF 两次或多次。

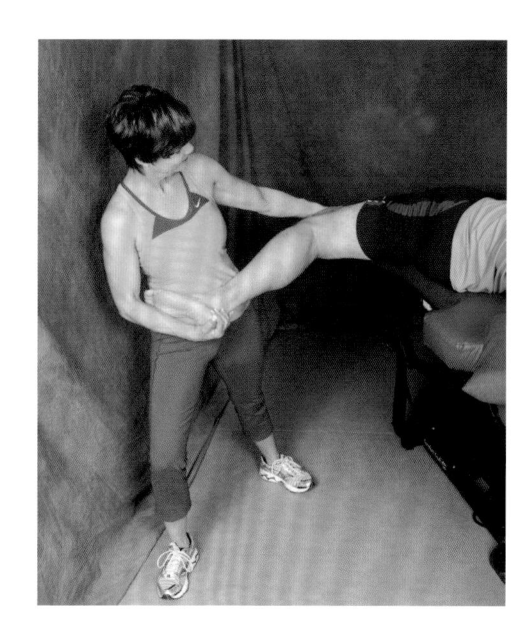

图 5. 21a
促进髋部伸展

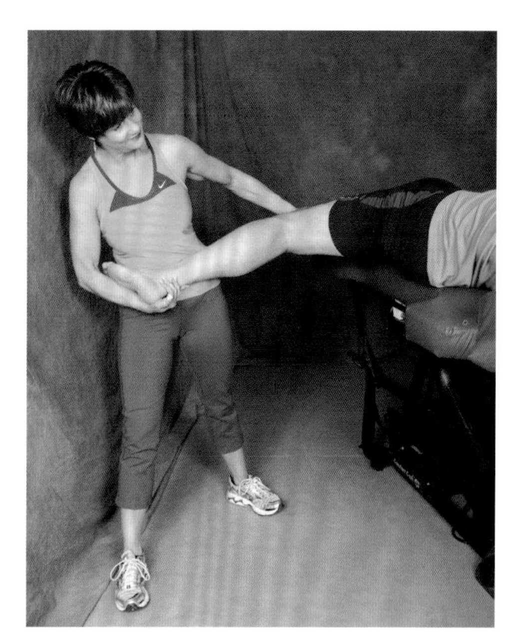

图 5. 21 b
通过更多牵引增加髋关节伸展

（五）髋关节伸展，膝关节屈曲—股四头肌中心—SFL、DFL、FL、SPL、FL

注意

在进行膝关节屈曲中缓慢而轻柔地移动是非常重要的。

目标：以 SFL、DFL、FL、SPL、FL、髋关节屈肌和股四头肌为目标。

增加髋关节伸展和膝关节屈曲。

客户体位：在髋关节伸展中的上方腿一边侧卧，膝盖弯曲 90°，下方腿上抬进入髋关节屈曲状态，同时膝盖弯曲。手臂处于舒服的放松状态。

治疗师：

- 从上一个位置开始，稍微减少髋关节的伸展，慢慢增加膝关节屈曲。
- 挺直腰板面向诊疗床，然后移动身体靠近诊疗床。
- 增加拉伸。
- 你可以前后移动，从髋关节伸展到膝关节屈曲。
- 你可以通过结合髋关节和膝关节屈曲来加强拉伸，但要温柔，因为这是程度非常大的拉伸（图 5.22）。

ROM：髋关节伸展和膝盖屈曲。

牵引：股骨“脱离”髋关节窝。

PNF：客户通过伸展膝盖来收缩他们的股四头肌。

PNF 提示：“踢我！”我们发现这是一个比“伸展你的膝盖！”更好的提示方式。

拉伸：髋关节伸展和膝屈曲。

慢慢地将膝向臀大肌屈曲（增加膝屈曲）。

重复：重复 PNF 两次或多次。通过改变角度来进行。

根据整个或部分的操作顺序，在另一侧重复对髋关节屈肌和股四头肌进行操作，或者在另一条腿上重复序列七至序列十的运动。

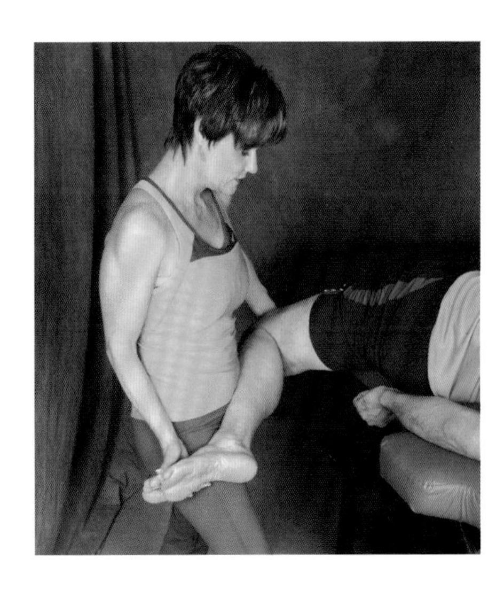

图 5. 22a
伴随着膝盖屈曲的髋关节伸展

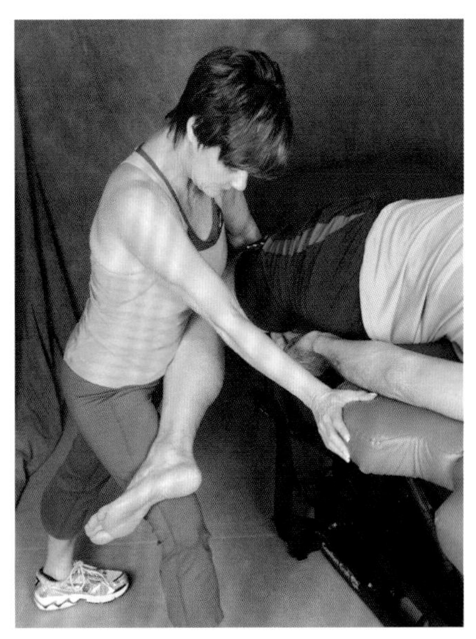

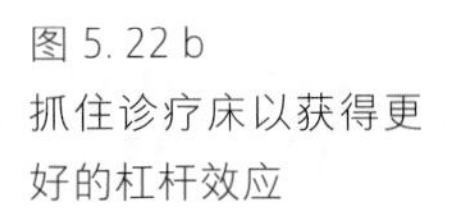

图 5. 22 b
抓住诊疗床以获得更好的杠杆效应

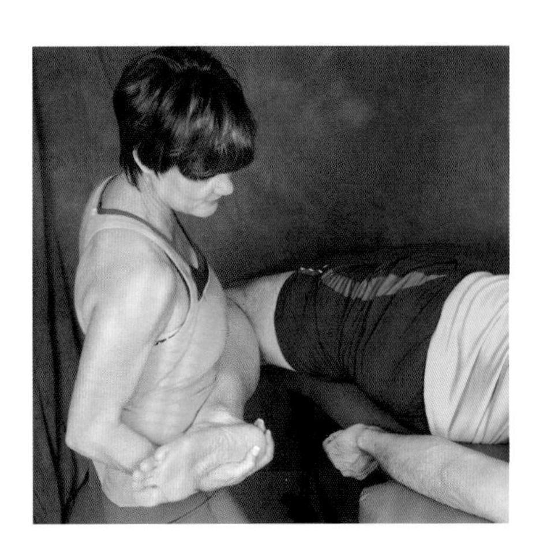

图 5. 22c
增加髋部伸展，膝盖屈曲

十、体侧线

下背部从下面开始侧曲–从腓骨侧（腓骨肌群）到腰方肌的筋膜–LL、SPL

目标：以 LL、SPL 中的组织为目标组织——侧髋部和躯干外侧、从腓骨侧（腓骨肌群）到腰方肌的筋膜。

增加侧面的弯曲。

客户体位：仰卧，手臂置于身体两侧。

治疗师：

- 将客户的两条腿都抬起来，通过 10° ~ 20° 的牵引进行被动伸展。
- 把客户的脚跟放在你的手掌上，用手轻轻地把你的手指绕在客户的脚后跟上。
- 保持你的重心，稍微弯曲你的膝盖。

ROM：将客户的腿慢慢移动到你的左边，直到停止在 R1。

牵引：身体后倾，保持放松。

治疗师：

- 从上一个位置开始，当你向左移动时把客户的左腿（下方腿）放在你的髋关节或股四头肌上。
- 抬起客户的右腿，抓住他们的脚后跟。
- 把你的另一只手放在客户左腿的外侧，以备 PNF 提示。
- 当你把你的髋部或大腿向前推时躯干向后倾斜，以增加拉伸。

ROM：通过增加侧屈来增加活动范围。

牵引：向外倾斜。

PNF：客户收缩左腿的外侧面。

PNF 提示：“把你的腿压在我身上。”

拉伸：增加他们的侧屈。

治疗师：

- 从上一个姿势开始，用你的手将他们的左腿在你身上往下滑动以增加拉伸。
- 当你把他们的腿滑到你的股四头肌时，继续向前走，然后稍微向后倾斜以增加拉伸（图 5.23）。

牵引：当你移动时，保持牵引。想象一下这个牵引，就好像你是在一个远离诊疗床的弧线上移动，然后朝着诊疗床的前段移动。

当你离开诊疗床的时候，用你的身体而不是你的手臂去感受组织。

PNF： 客户收缩左腿的侧面。

PNF 提示：“把你的腿压在我身上。”

拉伸： 增加他们的侧屈（将他们的腿朝着地板向下滑）。

重复： 重复 PNF 两次或两次以上。

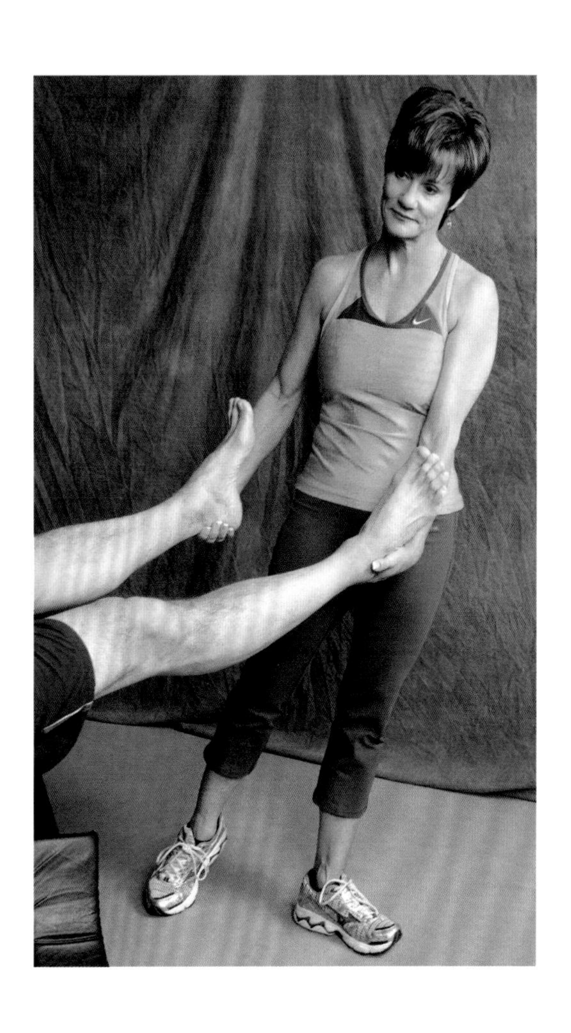

图 5. 23a
左边体侧线

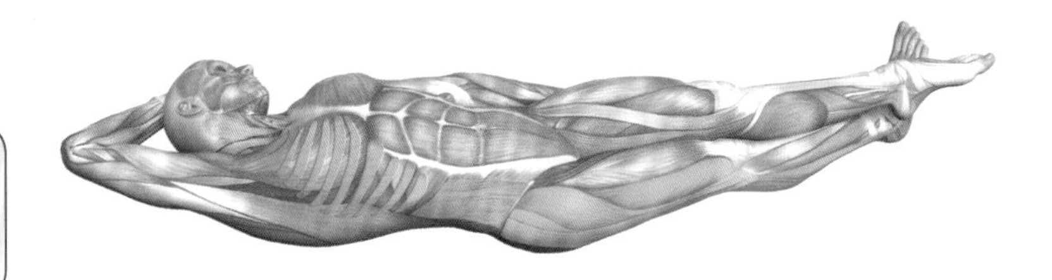

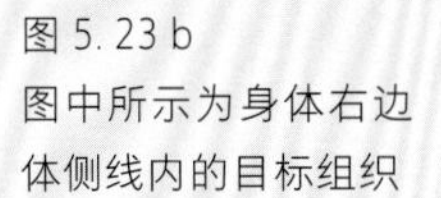

图 5. 23 b
图中所示为身体右边体侧线内的目标组织

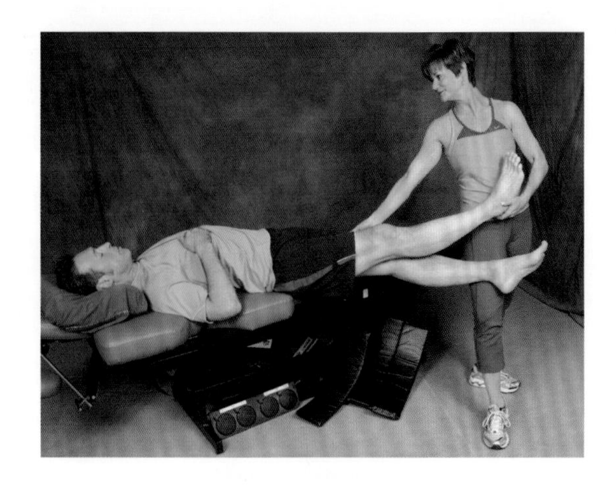

图 5.23 c
体侧线（两腿交叉线）

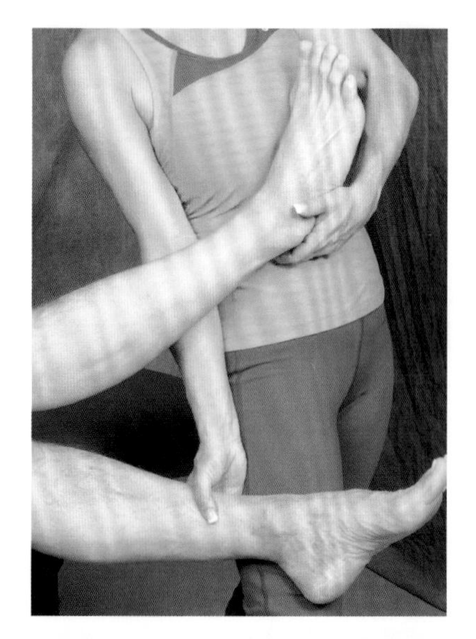

图 5.23 d
侧线–沿腿下滑

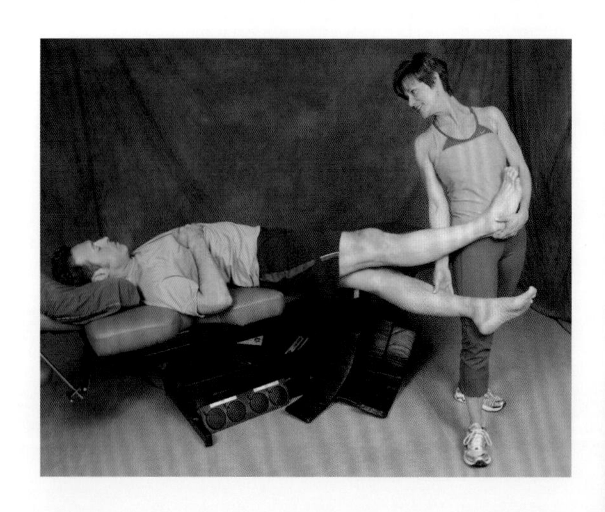

图 5.23 e
侧线闭合

十一、在右腿上重复序列七至序列九的运动

现在在右侧体侧线重复动作即为完成。

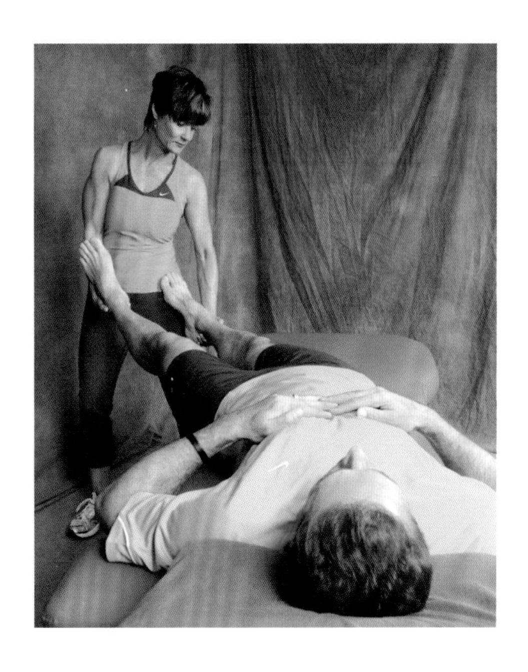

图 5. 24a
侧线向右移动

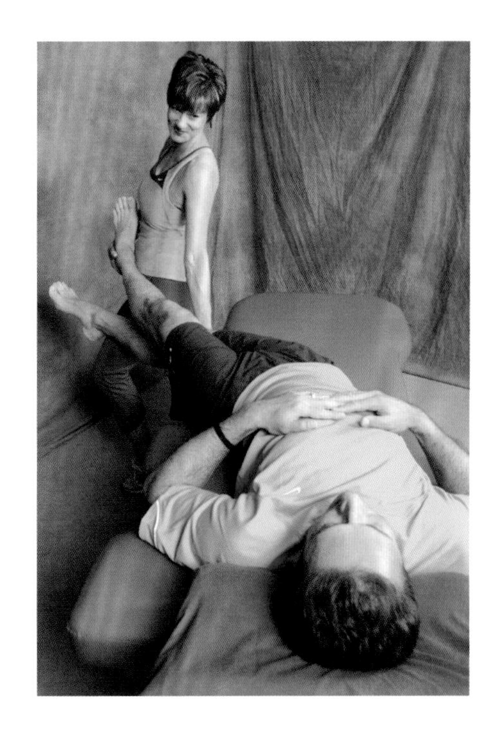

图 5. 24 b
双腿交叉侧线向右侧

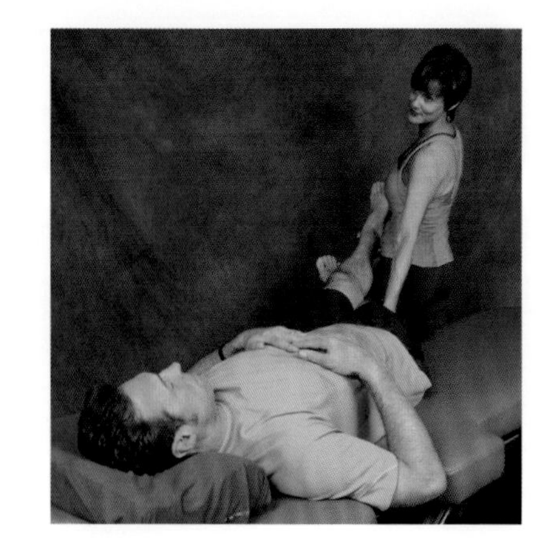

图 5. 24 c
侧线沿腿向下滑到右侧

十二、骨盆稳定和骶骨调整

完成所有治疗方案序列（长或短）中的基本运动。

（一）外展肌收缩

目标：客户下半身在诊疗床上完成拉伸后，稳定盆骨，给予本体感受基础。

客户体位：仰卧，双膝并拢弯曲，双脚平放离髋部一英尺（1 英尺 =30.48 厘米）的位置。

治疗师：可以在诊疗床顶端或者地板上跨坐在客户身上（图 5. 25）。

如果膝盖有受伤或不稳定的问题，可以将双手放在膝盖外侧。

PNF：他们需要通过 3 次腿部外展以对抗你使尽全力产生的阻力。

PNF 提示：“打开你的膝盖。”

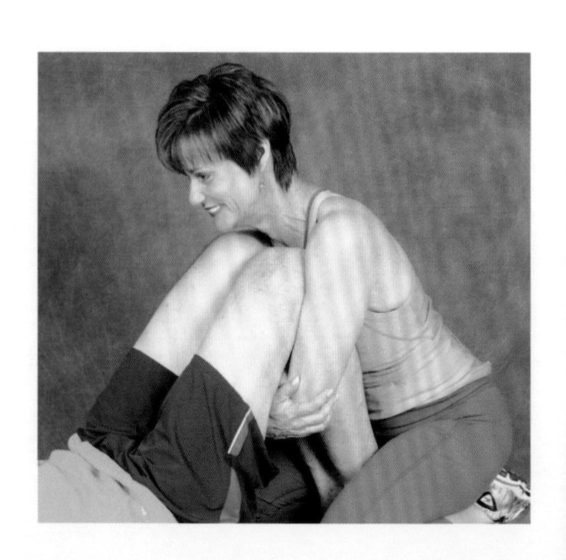

图 5. 25
骨盆稳定

（二）内收肌收缩

治疗师：将右臂置于客户双腿之间（图 5. 26a）。

客户体位：内收肌完全收缩。

PNF：“用膝盖挤压我。”

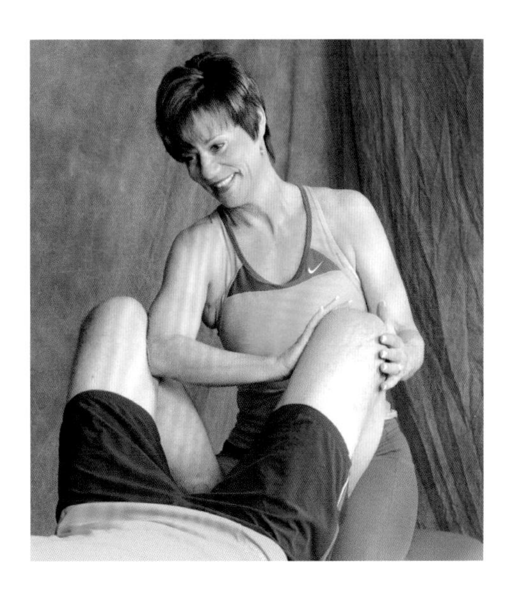

图 5. 26a
右臂置于客户双腿间

治疗师：左臂置于客户双腿间（图 5. 26b）。

客户姿势：内收肌完全收缩。

PNF：再压一次。

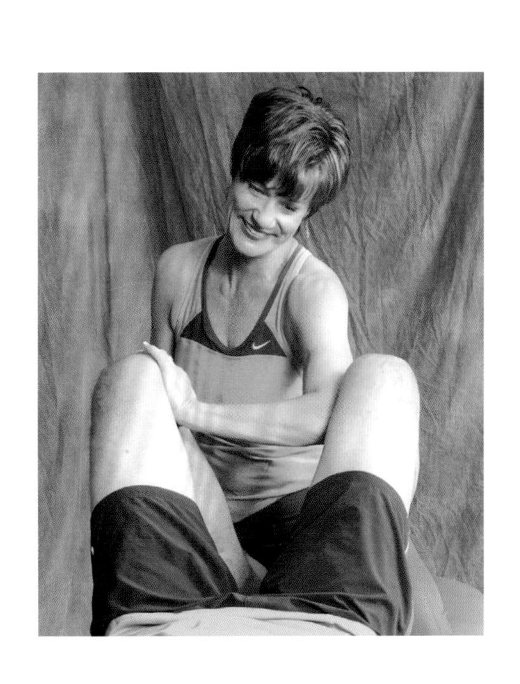

图 5. 26 b
左臂置于客户双腿之间

治疗师：双臂都放在客户两腿之间（图 5. 26c）。

客户体位：完全收缩内收肌。

PNF ：“再一次用膝盖挤压我。”

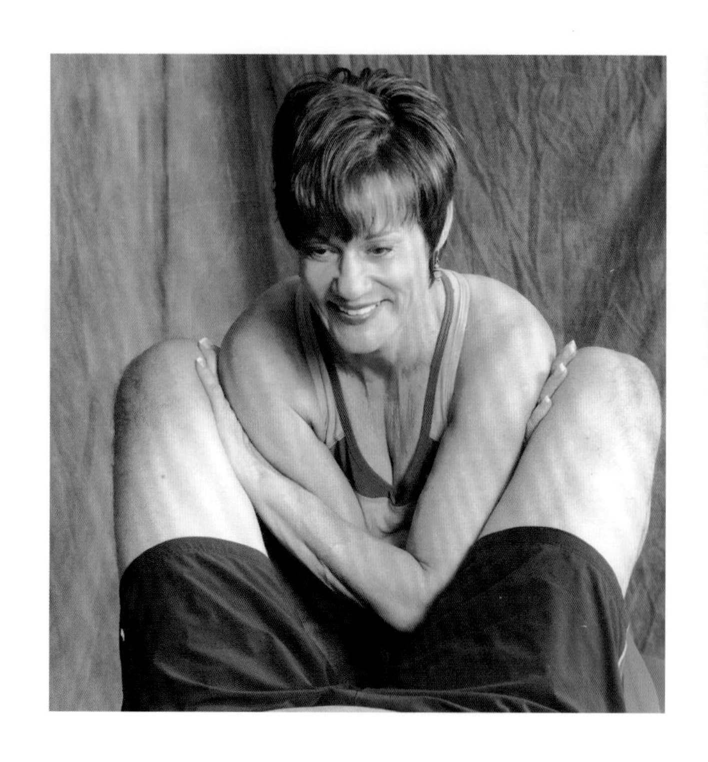

图 5. 26 c
双臂都置于客户两腿之间

（三）骶骨调整

目标：确保骶骨或骶髂关节处于稳定状态并且回到中间位置。

客户体位：同上。

治疗师：

- 在股骨呈 45° 的情况下将膝盖直着下压到诊疗床上，使骶骨复位到中性位置。
- 指尖朝外，手应该垂直放在你的身体下方。另外把手指放在客户的股骨上，而不是放在膝盖骨上（图 5.27）。
- 锁住你的肘部，把你所有的重量通过股骨向下推。
- 将手肘弯进身体内侧以获得额外的支持。
- 询问压力是否均匀分布。
- 在那里保持一分钟，然后轻轻地往下移动。
- 告诉你的客户：“放松、呼吸。”

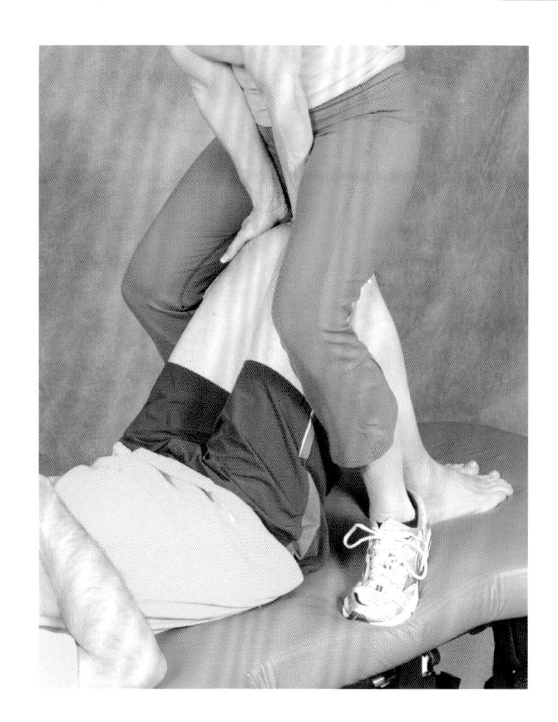

图 5. 27a
骶骨调整

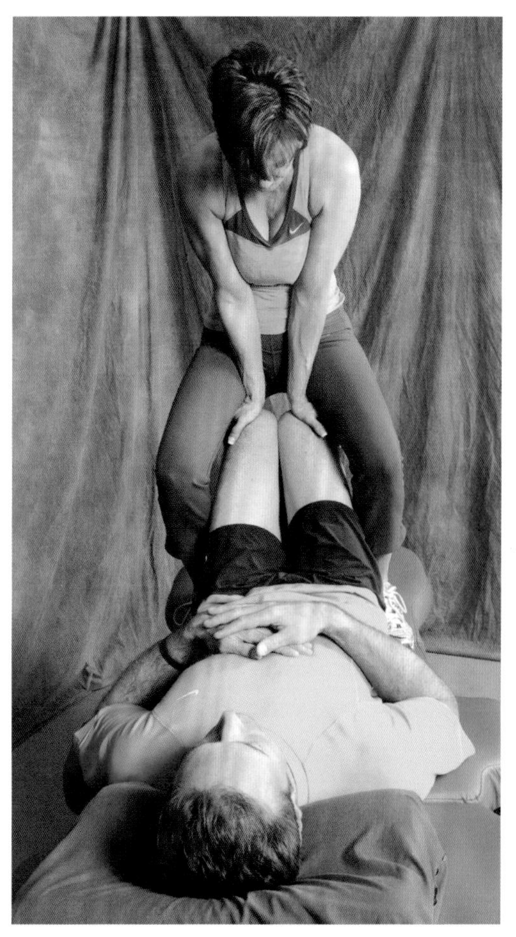

图 5. 27 b
骶骨调整前视图

十三、弓步：背部/髋关节/膝关节伸展、踝关节背屈-腓肠比目鱼肌-小腿短基线

小贴士

这不应该会造成疼痛。

目标：以短基线（SBL）上的组织为目标——比目鱼肌和腓肠肌。

客户体位：站起来，以弓步的姿势靠在墙上。客户双膝弯曲，并保持后方脚的脚后跟放在地板上（图 5. 28 b）。一旦治疗师就位，客户就慢慢地从一边转到另一边，然后来回旋转他们的髋部。

治疗师：

- 坐在客户身后的地板上，交叉双腿环绕他们后腿的脚踝，并用内收肌使客户后腿保持稳定。图 5. 28d 所示的是一个转换姿势，在此姿势下治疗师的双腿处于打开状态。
- 在踝关节上方用交叉的手指，抓住脚踝的前部（图 5. 28 c）。
- 想象一下拉股骨后面的胫骨。
- 随着客户继续向前挤压髋部时，慢慢地将你的手移到客户胫骨的前部（图 5. 28 d）。

ROM：把你的身体向后倾。

牵引：当他们把髋部向前往墙上压时，你的整个身体向后倾。

PNF：“把你的髋部往墙上压。”

“在将髋部向墙上压的同时弯曲你的后膝。”

“臀部从一边转到另一边。”

“臀部绕股骨旋转。”

拉伸：在回拉小腿保持牵引的同时，从一边移动到另一边，以增加拉伸。

重复：遵循类似动作序列在直膝的条件下拉伸腓肠肌。

重复：用另一条腿重复整个动作序列。

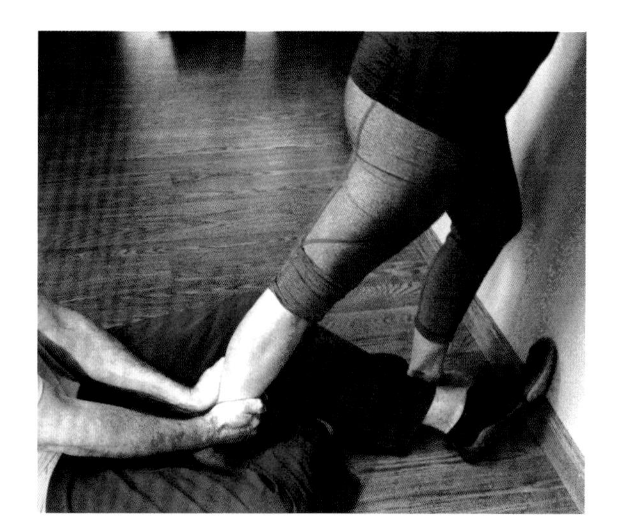

图 5. 28a
客户对着墙呈弓步

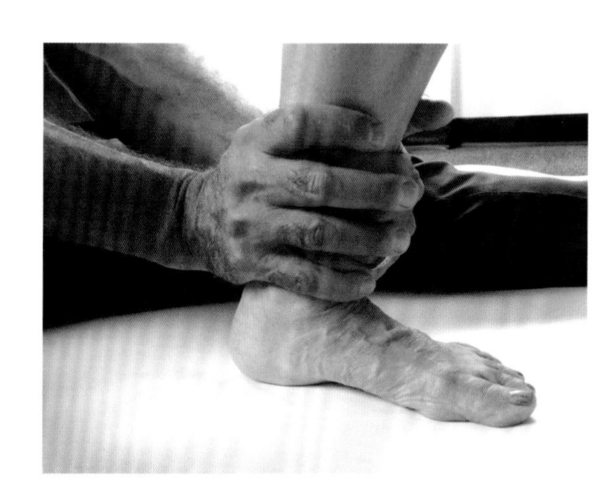

图 5. 28 b
手的位置降低

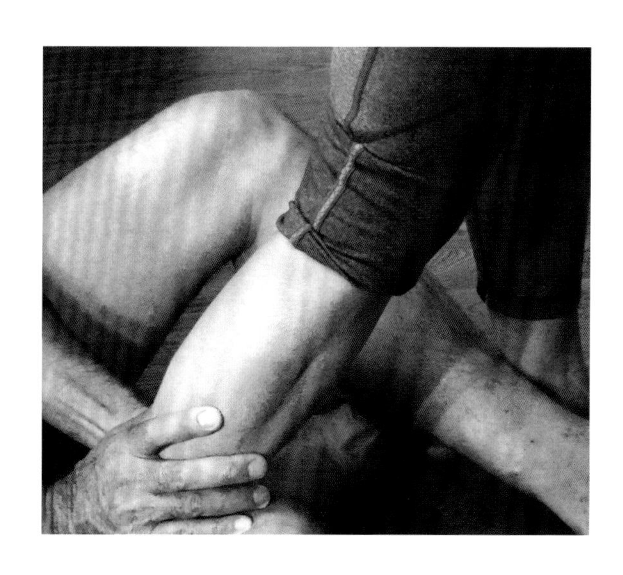

图 5. 28 c
客户屈膝拉伸比目鱼肌

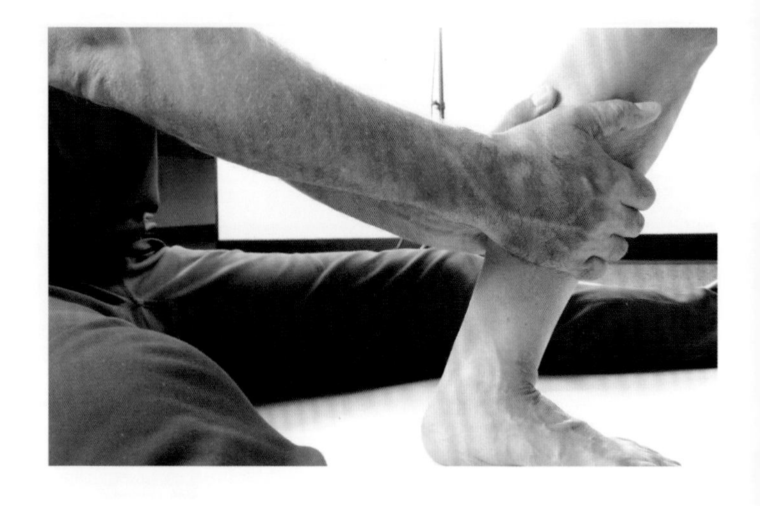

图 5. 28 d
手在较高位置拉伸比目鱼肌

重复：在另一条腿上做整个系列动作进行拉伸（图 5.29）。

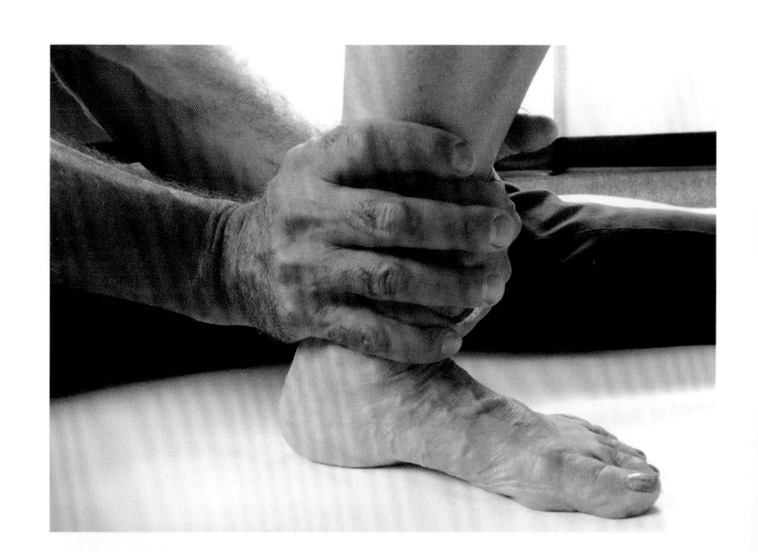

图 5. 29a
手在较低的位置拉伸腓肠肌

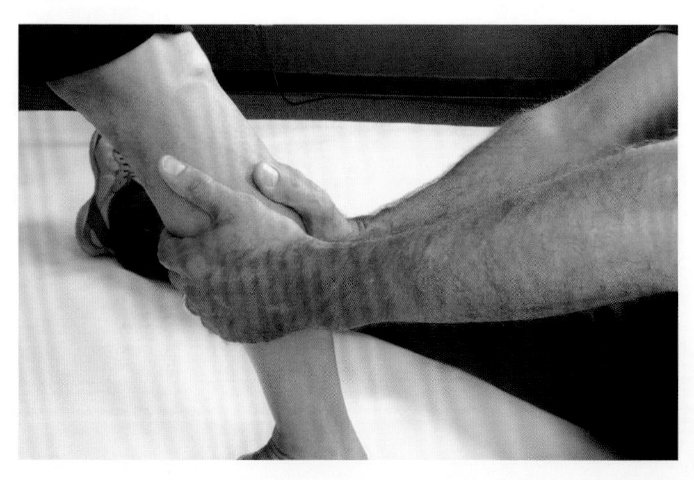

图 5. 29 b
手的位置提得更高

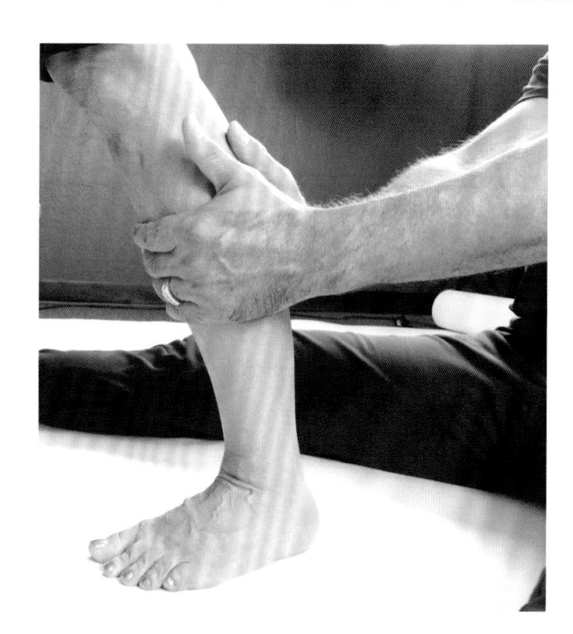

图 5. 29c
手的位置处于最高

第六章
上半身技术

一、基本评估

仰卧观察

在开始评估前，测试客户的手臂长度。让他们积极地向外伸展双臂并呈 90° 屈曲，同时将手掌放在一起。然后让他们继续在头部上方进行伸展并保持手掌贴在一起，在没有疼痛的情况下尽可能使手臂接近 180° 。然后手臂返回到自然体位。

1. 确保客户躺在诊疗床上处于均衡状态。
2. 检查整体对称情况，蹲下以获得更好的视角。
3. 检查其肩膀的高度和对称性。
4. 头部、胸腔和骨盆的位置关系。
5. 检查骨性标志。
6. 检查一下肩膀是否存在前圆肩。
7. 肩膀前后的活力——组织有什么感觉?
8. 检查手臂的长度和指尖距离。

评估的持续时间会随时效性发生改变，例如 15 分钟的筋膜拉伸疗法疗程一般需要 15 秒的时间进行评估。

二、侧卧

肩部热身和评估

目标：肩胛骨活动范围的热身和肩胛带的评估运动。

客户体位：侧卧，膝盖叠在一起（如果需要的话，可以放一个枕头）；确保客户的头处于自然位。

治疗师：

- 治疗师坐在诊疗床上，位于客户的背后一侧。
- 一只手放在另一只手上，将双手扣在客户肩膀上。
- 把客户的手腕舒服地放在治疗师的手臂上进行放松。

- 治疗师身体向前倾，开始轻轻地移动客户的肩膀周围来检查活动范围。
- 当你使客户肩膀做环转（运动）时，让肩膀向前移动，然后在呼气时再往下移动（图 6.1）。

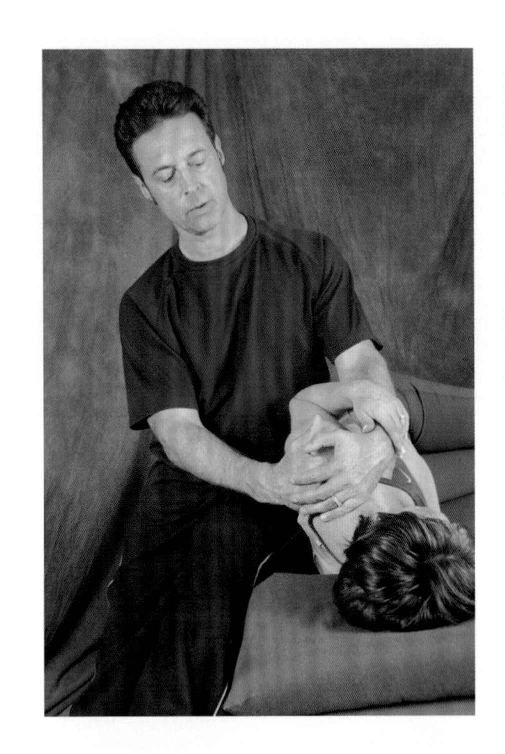

图 6. 1a
治疗师的体位

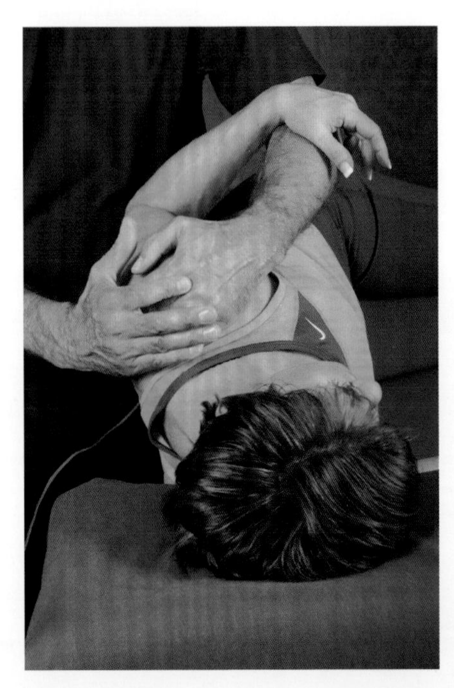

图 6. 1 b
治疗师的手部姿势

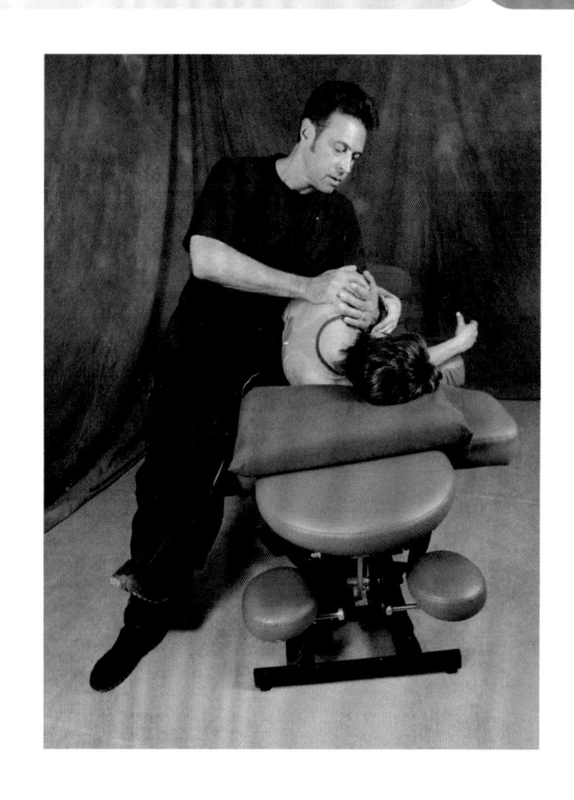

图 6.1c
环转（运动）

目标：以 SFAL、DFAL 为目标；增加收缩。

客户姿势：侧卧，膝盖叠在一起；确保客户的头处于中间位置。

治疗师：

- 手和身体在相同的位置，环绕打开他们的肩膀进行向后收缩。
- 把你的重心向后倾斜（图 6.2a、图 6.2b）。

ROM：打开肩膀向后收缩。

牵引：打开肩膀向后收缩。

PNF：客户收缩肩膀，并把肩膀向前推入你的双手进行前伸。

PNF 提示："把你的肩膀向前伸到我的手上。"

拉伸：增加肩膀回缩。

重复：重复两次或多次。

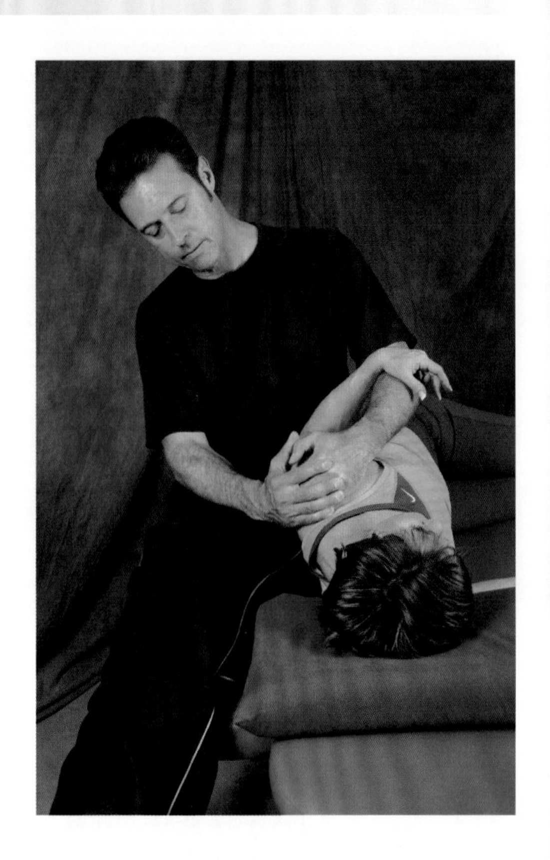

图 6.2a
收回

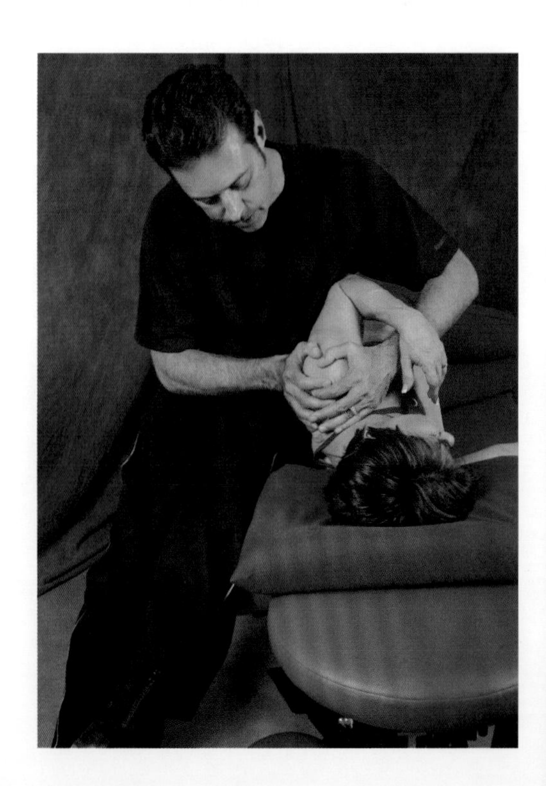

图 6.2 b
前伸

目标：以 SFAL 和 DFAL 为目标；增加肩膀的下压。

客户姿势：侧卧，膝盖叠在一起。

治疗师：牵拉客户的肩膀向下拉伸（图 6.2c、图 6.2d）。

ROM：肩膀下压。

牵引：将肩膀向着髋顶部方向下压。

PNF：客户收缩以抬高肩部。

PNF 提示：“向上耸肩进入我的手里。”

拉伸：增加肩膀下压。

重复：重复两次或两次以上。

然后再旋转，看看是否有所改善？

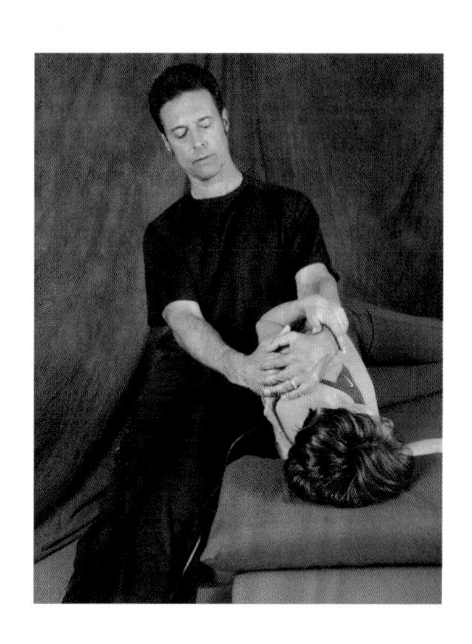

图 6.2 c
下压

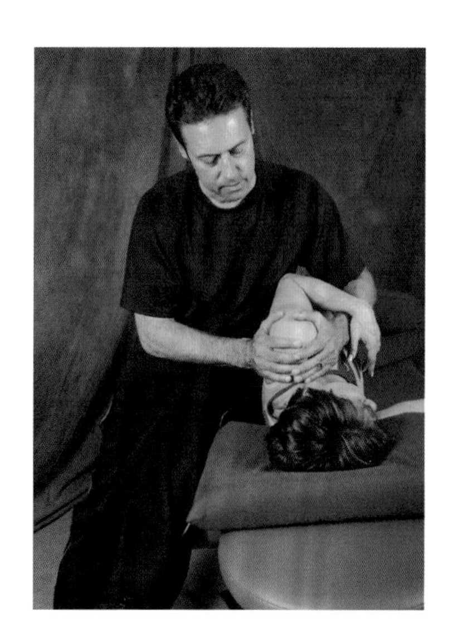

图 6.2 d
抬高

三、运动范围评估热身和FST-PNF拉伸

在这个疗程中的任意阶段进行肩膀和手臂的牵引、摆动和环转（TOC），以确保客户保持放松状态，且神经系统仍然处于副交感神经模式。

在整个拉伸过程中，所有的PNF拉伸都应该使用牵引。

（一）向上牵引手臂

目标： DBAL中的目标组织——在肩关节的后侧。检查前后关节滑动和限制。

客户体位： 客户仰卧在诊疗床上。

治疗师：

- 抓住客户手臂上较低的骨头，向上牵拉其手臂，同时保持肘部伸直。将双手放在客户手腕关节上方的两侧。
- 肩膀弯曲90° 向上牵拉。
- 贴近客户站立，稍微倾向他们，以获得最好的杠杆效应。
- 轻轻地抬起手臂以检查后关节的滑动和限制（图6.3）。

牵引： 肩膀向上弯曲90° 。

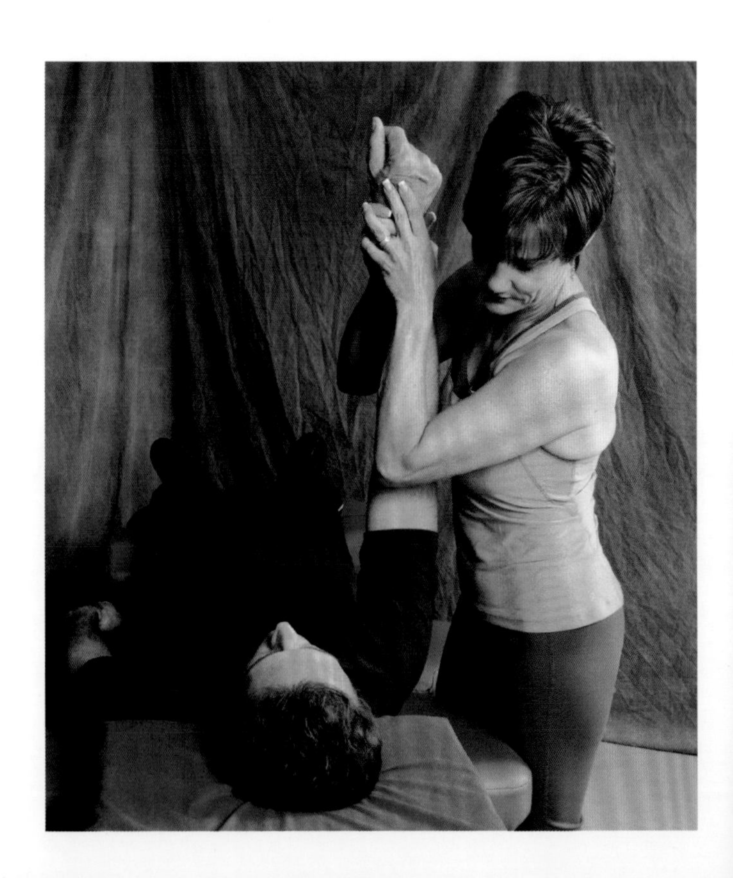

图6.3
向上牵引手臂（TOC）

（二）摆动-环转

目标：放松神经系统，使治疗师开始对客户的肩膀运动和神经系统进行整体评估。

客户姿势：仰卧。

治疗师：

- 从之前的姿势开始，轻轻将你的手放在客户肘部的内侧。你的另一只手保持在客户手腕的内侧。
- 以顺时针和逆时针方向，使客户肩关节交替进行牵引、摆动和环转，并持续一定时间。

牵引：肩膀向上弯曲 90°（图 6.4）。

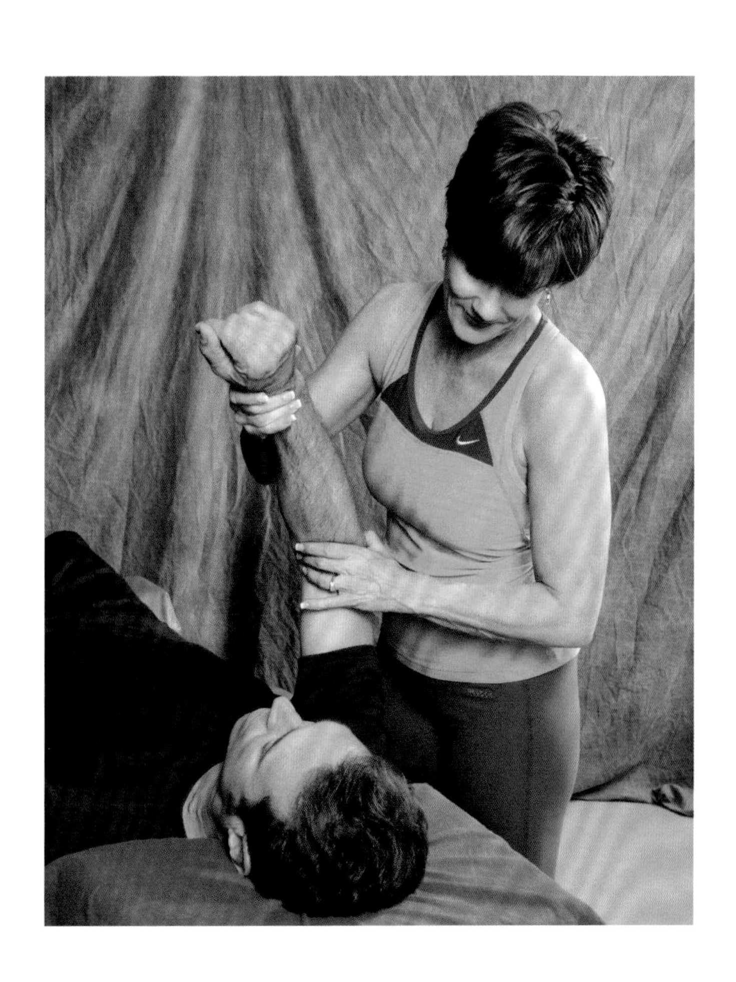

图 6.4
摆动-环转（TOC）

（三）肩部牵引（中性或松弛的盂肱关节方位）–斜方肌、斜角肌、关节囊–SBAL、DBAL

目标 1：SBAL、DBAL 中的目标组织——上斜方肌、斜角肌、盂肱关节囊。

客户体位：仰卧，伸出手握住治疗师的手腕。

治疗师：把一只手放在客户的肘关节上方。

治疗师和客户手部姿势：抓住彼此的手腕上方位置。

治疗师以一个弓步往后退，呼气并后倾进行牵拉。

牵引：肩膀下压。

目标 2：SBAL、DBAL 中的目标组织——上斜方肌、斜角肌、盂肱关节囊。

客户体位：仰卧，继续握住治疗师的手腕。

治疗师：

- 从上一个位置开始，伸出你的外臂，把你的手放在客户的肩膀上。
- 当客户继续握住你的手腕时，你也将手保持握在客户手腕上方位置，形成稳固的接触。
- 在进行 PNF 收缩时，客户和治疗师同时吸气。
- 治疗师以一个弓步后退，呼气并后倾身体进行牵引（图 6.5）。

ROM：下压。

牵引：肩膀更深地下压。

PNF：客户以耸肩动作向上收缩肩膀靠近他们的耳朵，然后贴近治疗师的手。

PNF 提示：“耸肩靠近我的手掌。”

拉伸：增加肩膀下压。

重复：重复 PNF 两次或两次以上。

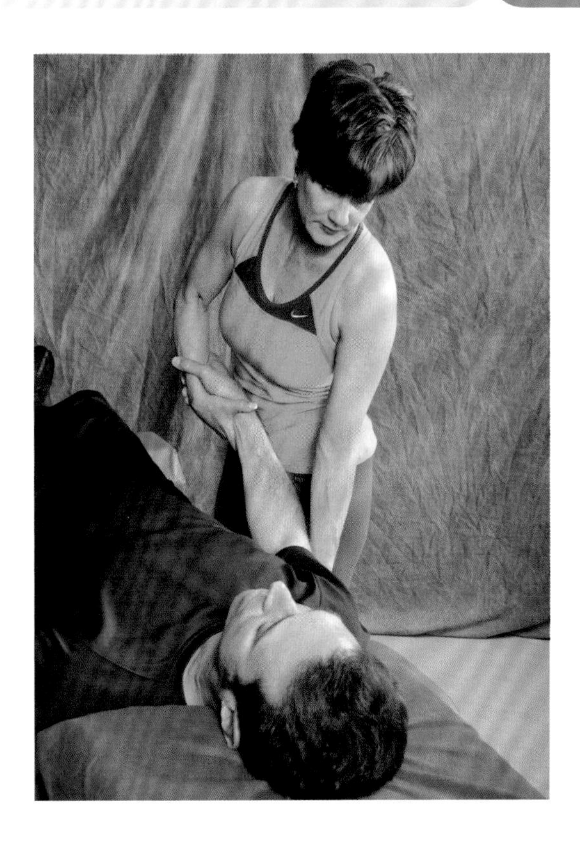

图 6.5a
朝着诊疗床床尾方向
牵引手臂

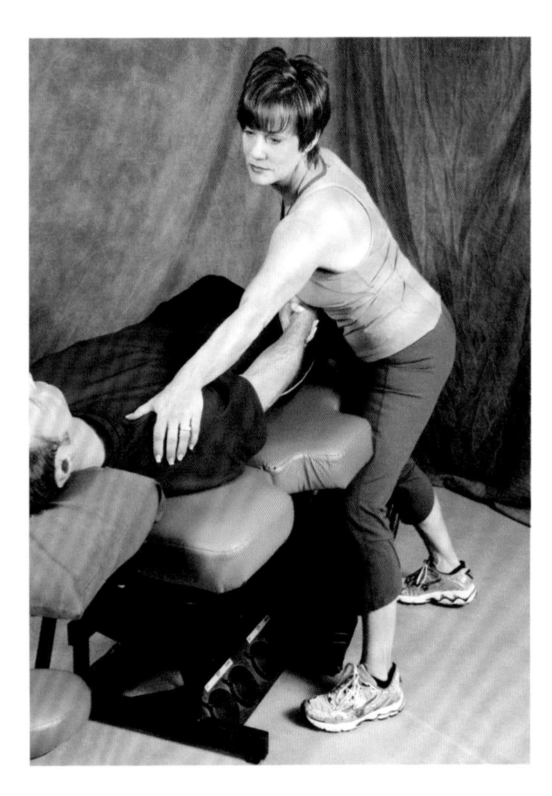

图 6.5 b
PNF 的斜方肌拉伸

（四）肩部牵引（轻微弯曲或外展的姿势）–斜方肌、菱形肌、关节囊–SBAL、DBAL

目标：SBAL 中的目标组织——上斜方肌、小菱形肌和肩关节囊。

客户体位：仰卧，手臂置于治疗师身体上。

治疗师：

• 把客户的手臂向一侧上抬，让其手跨过治疗师躯干，并且手掌面向治疗师。

• 让客户用手勾住治疗师的髋关节，以获得一个稳固的接触点。

• 治疗师把一只手放在客户的手肘上，另一只手放在客户的手腕上（图 6.6）。

ROM：肩膀下压和手臂外展。

牵引：把手从诊疗桌下角边伸出来。

PNF：客户回缩肩膀并耸肩，把肩胛骨朝着耳朵向上提。

拉伸：增加肩膀下压和手臂外展。

重复：重复 PNF 两次或两次以上。

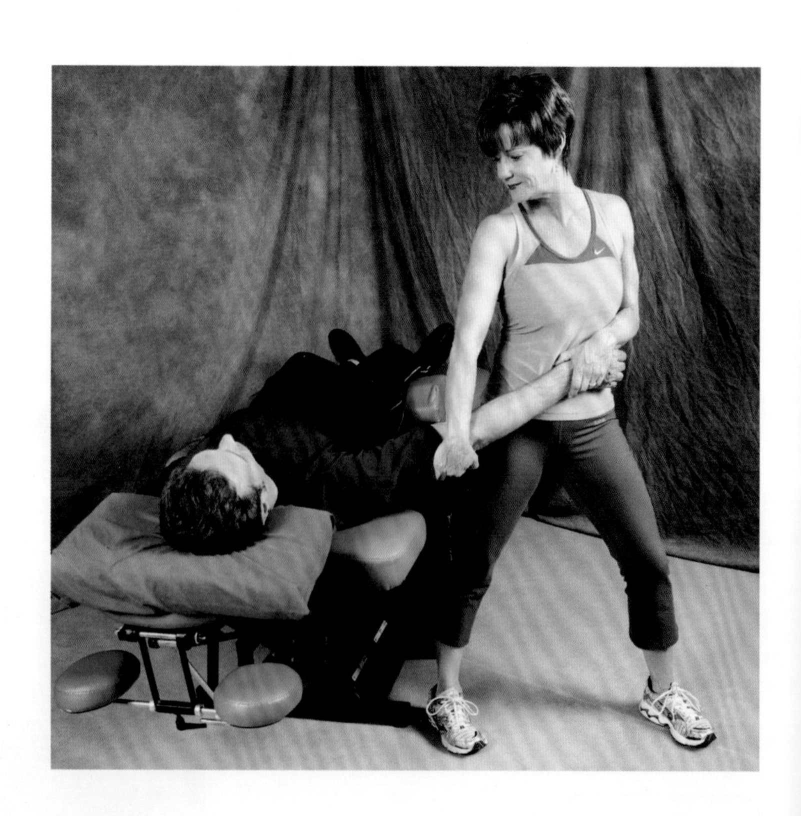

图 6.6
向外、向下侧做手臂牵引

（五）肩部牵引（90°外展）–斜角肌、斜方肌、关节囊–SFAL、SBAL、DBAL、DFAL、FL

目标：SFAL、SBAL、DBAL、DFAL、FL 中的目标组织——斜方肌、菱形肌和关节囊。

增加肩膀的下压和外展。

客户体位：手臂水平弯曲，仰卧。

治疗师：

- 从上一个位置开始，继续朝一侧上举移动客户的手臂，保持其手掌面向你且跨过你的身体。
- 治疗师手的姿势同上——一只手放在客户的手肘上，另一只手放在他们的手腕上。
- 使你的身体向外倾斜以获得活动范围和牵引（图 6.7）。

ROM：水平屈曲。

牵引：慢慢增加客户手臂在朝远离他们躯体方向上的牵引。

PNF：客户做耸肩动作，使肩胛骨朝着他们的耳朵方向上提。

PNF 提示：“朝你的耳朵耸肩。”

拉伸：增加肩膀的下压和外展。

重复：重复 PNF 两次或两次以上。

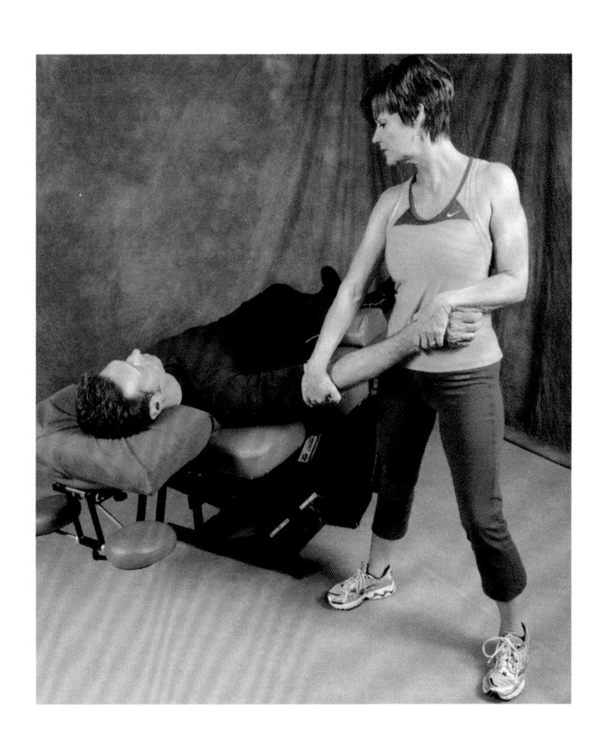

图 6.7
以 90° 外展对手臂进行牵引

（六）肩部横向牵引、水平外展（90°）–胸大肌或胸小肌、肱二头肌、喙肱肌–SFAL、DFAL、FL

目标：SFAL、DFAL、FL 中的目标组织——位于胸大肌或胸小肌的从低纤维到高纤维的前胸组织、肱二头肌、喙肱肌、肩袖、关节囊。

客户体位：仰卧，手臂向一侧进行外展。

手臂姿势：外展 45° ~ 160° 。

治疗师：一只手放在客户的胸部三角肌区域，另一只手放在他们的手腕上。

- 以上一个姿势为起始，把客户的手掌转向天花板。
- 把一只手放在客户的肩膀上，另一只手放在客户的手腕上。
- 降低治疗师的身体以增加拉伸。记住要用治疗师的整个身体去感受组织，而不仅仅是用手去感受（图 6.8）。

ROM：肩部外展。

牵引：呼气，伸出手臂并向下朝向地板。

PNF：使客户的整条手臂朝着天花板方向进行按压。

PNF 提示：“把你的整个手臂压向天花板。”

伸展：增加肩部横向或水平外展。

重复：重复 PNF 两次或两次以上。

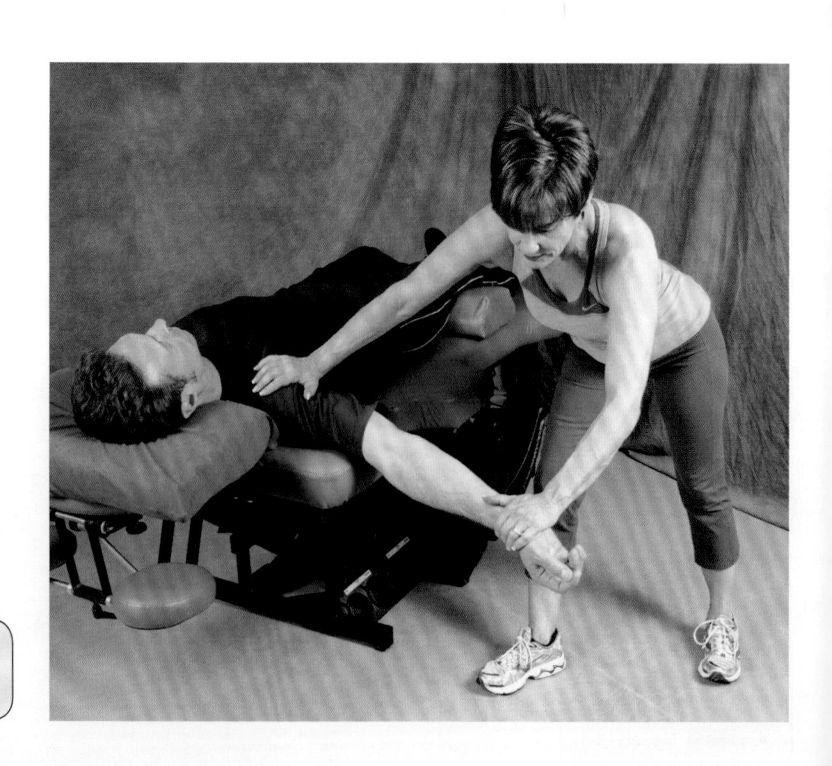

图 6.8
前胸–手臂下垂至地板

（七）肩部牵引（斜向头顶位置）胸大肌或胸小肌、喙肱肌、斜方肌、背阔肌–FL、SFAL、DFAL、DBAL、SBAL

目标：以 FL、SFAL、DFAL、DBAL、SBAL 中的组织为目标——包括胸大肌或胸小肌、喙肱肌、斜方肌、背阔肌、肩袖。增加肩部的外展和屈曲。

客户体位：手臂向一侧外展并跨过你的身体，仰卧。

治疗师：

- 治疗师一只手抓住客户的手腕上方，另一只手握在手肘上方。
- 用你的身体进行前冲，向诊疗床外倾斜，以增加拉伸（图 6.9）。

ROM：手臂屈曲 80° ~ 175° 进行移动。

牵引：手臂向外超过头顶朝着诊疗床对角线上的角落，呈 150° 角进行牵引。

PNF：客户将他们的肩胛骨朝着对侧髋部进行下拉。

PNF 提示："朝着对侧髋部向下拉你的肩胛骨。"

拉伸：增加肩膀屈曲，在 80° ~ 175° 进行移动。

重复：重复 PNF 两次或多次。

转换：在诊疗床前端将手臂移动到下一个位置之前，将客户的手臂向上牵引 90° 以清除关节空隙（图 6. 4）。

确保肩膀上没有挤压。如果有的话，减少向头顶的屈曲度，更多地向诊疗床角落进行屈曲。

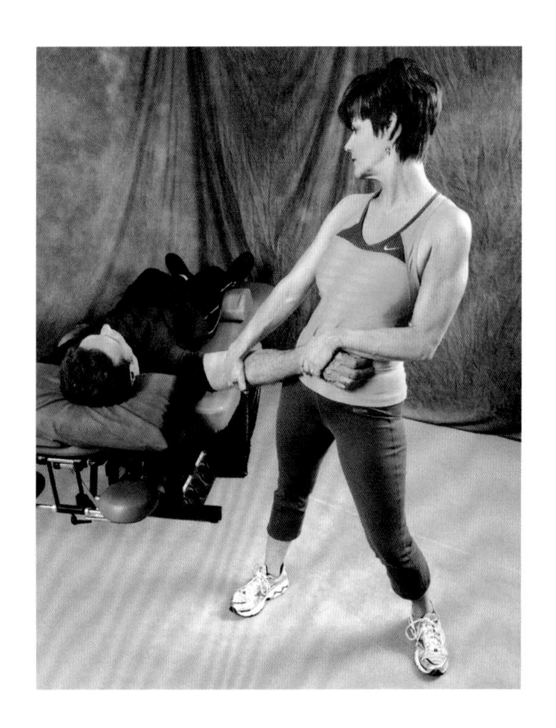

图 6.9
将手臂斜向上举

（八）肩部屈曲过头顶–胸大肌或胸小肌、背阔肌、肱三头肌–FL、SFAL、DFAL、DBAL、SBAL

肩膀屈曲过头

目标：以 FL、SFAL、DFAL、DBAL、SBAL 内的组织为目标，包括胸大肌、背阔肌和肱三头肌。

增加超过头顶的屈曲。

客户体位：仰卧，手臂举过肩进行肩部屈曲，手臂尽可能舒适地内收。

治疗师：

- 将身体降至蹲姿。
- 一只手放在客户的手肘上方，另一只手放在其手腕上方。
- 利用你的体重来增加拉伸。

ROM：超过头顶的屈曲。

牵引：将他们的手臂牵引至头顶上方，每次经过 PNF 后继续增加牵引强度。

PNF：

- 让客户收缩，把肩胛骨朝着脚的方向下拉。
- 让客户收缩，把他们的手臂朝着天花板举高。

PNF 提示：

- “把你的肩胛骨朝着同侧髋部向下拉。”
- “把手臂朝着天花板上举。”
- 增加牵引超过头顶。
- 将手臂朝着地板向下移动做更深的屈曲（图 6.10）。

重复：重复一次或两次或两次以上。

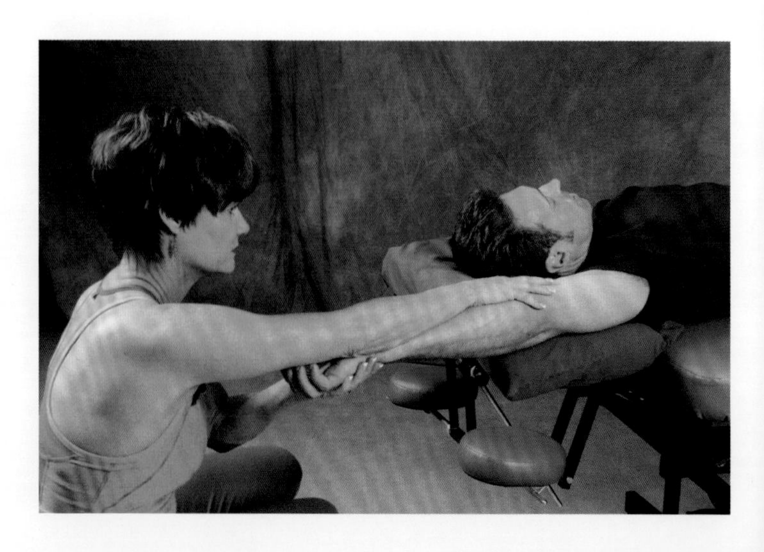

图 6.10
把手臂举过诊疗床前端

（九）肩部通过水平内收向头顶屈曲–菱形肌、背阔肌、肱三头肌–FL、DBAL、SBAL

过渡动作：治疗师挽着客户的胳膊走到下一个位置。

（他们的手臂往上举且超过头顶，在进行拉伸前重复使用拉伸波来调动关节活动性）。

目标：以 FL、DBAL、SBAL 内的组织为目标，包括菱形肌、背阔肌和肱三头肌。

增加超过头顶的屈曲和水平内收。

拉伸背阔肌、菱形肌、功能性和后臂线的特定纤维。

客户体位：侧卧，手臂举过头顶。

治疗师：

- 站在诊疗床的拐角处，一只手放在客户的背部。
- 肩胛骨和另一只手放在客户的手腕上。
- 客户手臂跨过你的身体。
- 弓身向前倾以增加拉伸（图 6.11）。

ROM：过头顶屈曲和水平内收。

牵引：手臂向上超过头顶进行屈曲。

PNF：当客户将身体恢复平躺时，让他们把肩胛骨朝着同侧髋部进行下拉。

PNF 提示：“把你的肩胛骨向着你臀部方向下拉，然后把身体恢复平躺。”

拉伸：促进过头顶屈曲和水平内收。

重复：重复 PNF 两次或两次以上。

过渡动作：将他们的手臂向下移动，然后绕到诊疗床的尾部转角处来做下一个伸展动作。

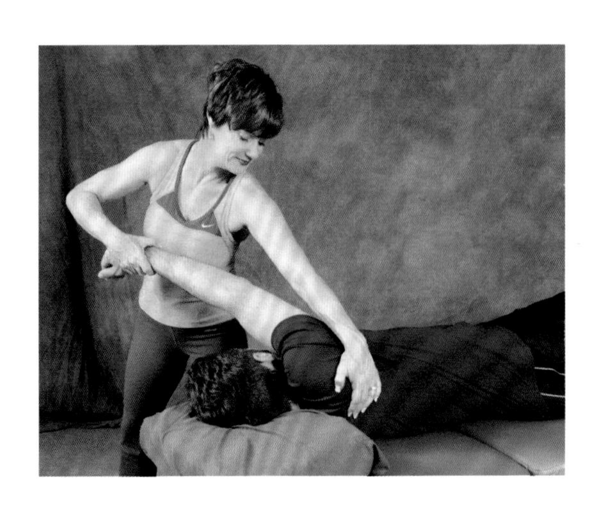

图 6.11
背阔肌–诊疗床前角

（十）肩膀水平内收-背阔肌、三角肌、后肩关节-SBAL

目标：以 SBAL 内的组织为目标，包括背阔肌、后三角肌和后肩关节。

促进肩下沉、内收。

客户体位：从侧卧位翻回到仰卧位。使客户的手臂跨过身体放置。

治疗师：

- 从之前维持的姿势开始，握住客户手腕，向诊疗床尾部移动。
- 在你用一只手牵引客户的手臂跨过他们身体时，将你的另一只手放在客户的肩膀上。
- 将你的身体向外倾斜以增加拉伸（图 6.12）。

ROM：手臂内收。

牵引：以 45° 角牵引他们的整个手臂使其跨过他们的身体。

PNF：让客户将他们的手臂和肩膀远离你向后拉且进行耸肩。

PNF 提示：“在我的手里耸肩。”

拉伸：把肩膀朝着诊疗床和周围的方向向下旋转，然后增加身体的牵引。

重复：重复两次或两次以上。

现在，朝着手的方向向下移动来完成 SFAL 的拉伸。所以很多时候手会过度操劳且没有被充分重视！

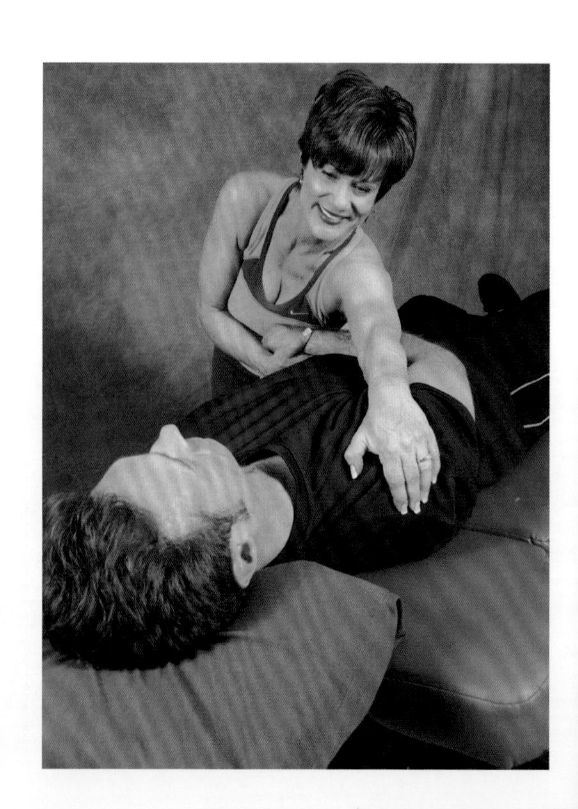

图 6.12
背阔肌越过身体 - 向着下口袋的角度

招牌动作

（十一）“腕骨之舞”：手或腕部动员–腕关节滑动或囊和腕管拉伸–SFAL，SBAL

目标： 轻轻拉伸，慢慢张开，通过手部舞蹈来释放手部关节和筋膜组织（腕骨、掌骨、指骨），以牵引每根手指作为结束！这就是我们所说的给他们一些“手指之爱”。

客户体位： 仰卧，手臂跨过他们的身体。

治疗师：

- 从上一个姿势开始，站起来，身体外倾，专注于客户的手。
- 从手腕到手指的最后一个关节进行移动。
- 用两只手，从客户手掌的中心开始，向外移动到手掌的两侧，把手掌打开。用一只手将客户的手指固定，另一只手牵拉手指和拇指（图 6.13）。

牵引： 打开腕关节、掌骨关节和指骨关节以及手腕、手掌和手指周围的组织。

PNF： 无。

PNF 提示： 无。

拉伸： 这是通过手指和拇指各关节的缓慢牵拉和摆动来完成的。

在必要的时候重复拉伸动作。

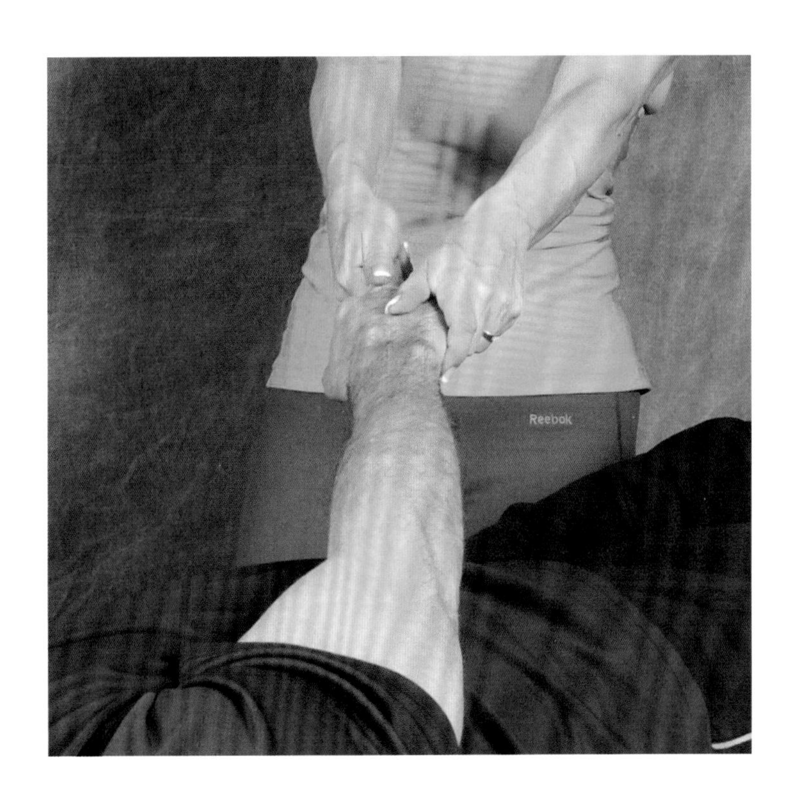

图 6.13
腕骨之舞–手部牵引

招牌动作

（十二）“碟子抹布”：肩膀前伸、躯干旋转-后肩和上背部-SPL、SBAL、DBAL

小贴士 **这是一个值得花费额外时间来使用的标志性拉伸。**

目标：以 SBAL、DBAL 内的组织为目标，包括肩膀伸长和躯干旋转。增加上脊柱的旋转。

客户体位：仰卧位、手臂跨过躯干。

治疗师：

- 一只手放在肩膀后面，另一只手放在胸腔后面。
- 把你自己的身体靠在他们身上，以便形成一个强烈的接触（图 6.14a）。

ROM：脊柱旋转。

牵引：想象一下将肩带和胸腔朝着天花板上拉，增加旋转。

PNF：使客户向下翻转肩膀，平躺于诊疗床上。

PNF 提示：“把你的肩膀向下翻，放到诊疗床上。”

拉伸：增加脊柱旋转。

重复：重复两次或两次以上。

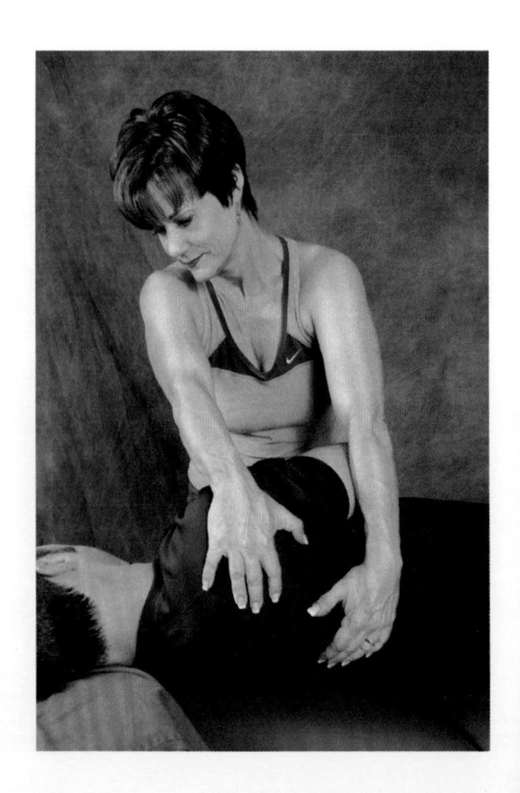

图 6.14a
碟子抹布——在肩膀和脊椎上部

（十三）“碟子抹布”：全脊柱旋转–竖脊肌、腰方肌、菱形肌–SPL、FL

目标： 以 SPL、FL 内的组织为目标——后肩和背部包括直立的竖脊肌、腰方肌、菱形肌。增加脊柱旋转。

客户体位： 仰卧位，手臂跨过躯干。

治疗师：

- 一只手放在他们的肩膀上，另一只手移动到同侧臀部。
- 当你按压他们的臀部使其打开并朝着诊疗床下压的同时，使他们的躯干朝下旋转。
- 当你重复 PNF 时，继续沿着客户的脊柱向下移动你的上方手，直至到达他们的臀部。
- 在客户呼气时做最后一次“抹布”式挤压（图 6.14b）。

ROM： 脊柱旋转。

牵引： 想象一下，使客户肩带和胸腔朝着天花板向上举，用你的上方手增加旋转，用你的下方手把客户的臀部压回到诊疗床上。

PNF： 使客户将其整个身体转回诊疗床上。

PNF 提示：“把你的整个身体翻回到诊疗床上。”

拉伸： 增加上半身和下半身相反方向的脊柱旋转。

重复： 重复两次或两次以上。

转换动作： 继续绕着诊疗床慢慢走。让客户滑到诊疗床的一边进行下一步的拉伸。

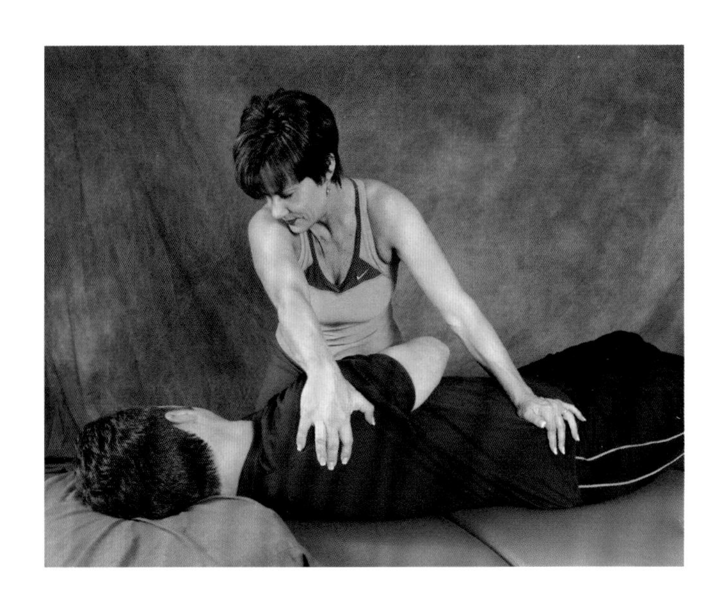

图 6.14b
碟子抹布——肩膀和臀部

（十四）外旋转-内旋肌-SFAL、DFAL

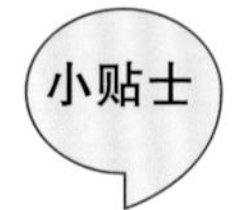

想想简单的提示：牵引（出）、下降（身体下沉）、抬起（臀部上提）。牵引是这一系列疗法成功的关键。

目标：以 SFAL、DFAL 内的组织为目标——肩袖内的内部旋转肌。增加外旋。

客户体位：仰卧，伸出胳膊弯曲 90°。让客户移动到诊疗床边缘，且关节与诊疗床边缘对齐。这是必要的，这可以使客户的肩胛骨固定在诊疗床上且肱骨可以往地板的方向向下伸展。

治疗师：

- 从上一个姿势开始，面向诊疗床前端转身。
- 用你的内侧臂勾住他们肘部的弯曲处，并抓住你的另一只手臂以保持稳定。
- 将另一只手轻轻地放在他们手腕内侧。请注意，这只是一个轻接触点，不要产生任何实际的压力。
- 以一个平行弓步远离诊疗床，使身体保持平衡。
- 把你的臀部向外倾斜进行牵引。
- 弯下腰，降低你自己的身体以实现手臂外展。
- 抬起你的臀部，来旋转他们的整个肩膀和手臂完成更大范围的外旋。不要压在手臂上。

每个 PNF 过程中都重复该序列动作：向外、向下、上举（图 6.15）。

ROM：外旋。

牵引：

- 以 90° 角向上牵引手臂为开始。
- 向一侧牵引肩部和肘部到 90°。
- 通过向上抬起肘部，完成更大范围的外旋。

PNF：让客户将整个肩膀向天花板方向旋转。轻柔地拉伸客户肩膀进行外旋来进行牵引。

PNF 提示：“把你的手臂向上压在我身上。”

拉伸：增加外旋。

重复：重复两次或两次以上。

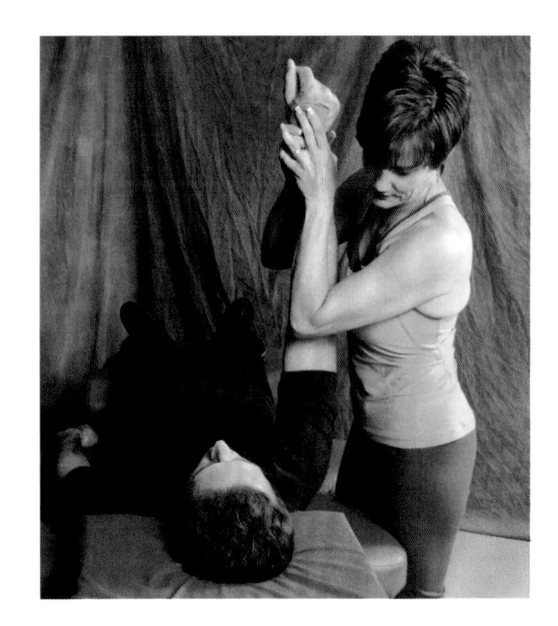

图 6.15a
向上牵拉手臂呈 90°
以做好准备

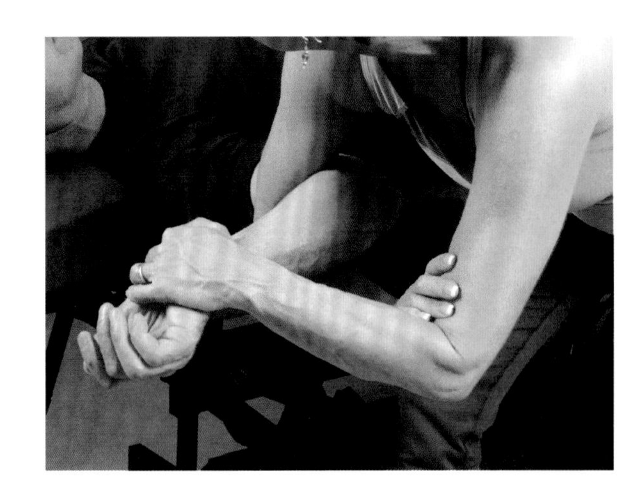

图 6.15b
肩袖–外部旋转以拉
伸内部回旋肌

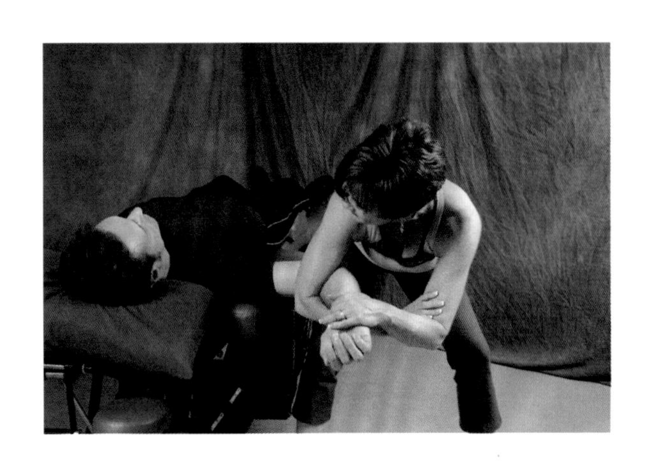

图 6.15c
向外牵引

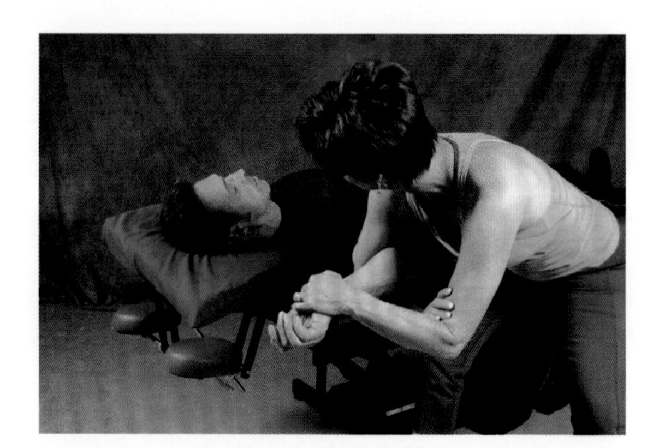

图 6. 15d
PNF

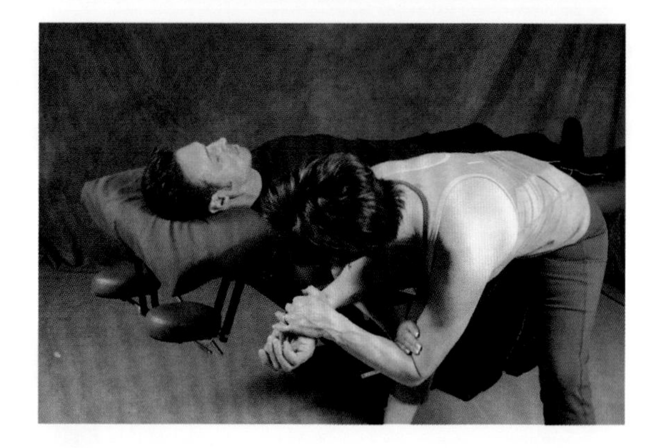

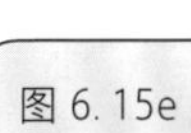

图 6. 15e
拉伸

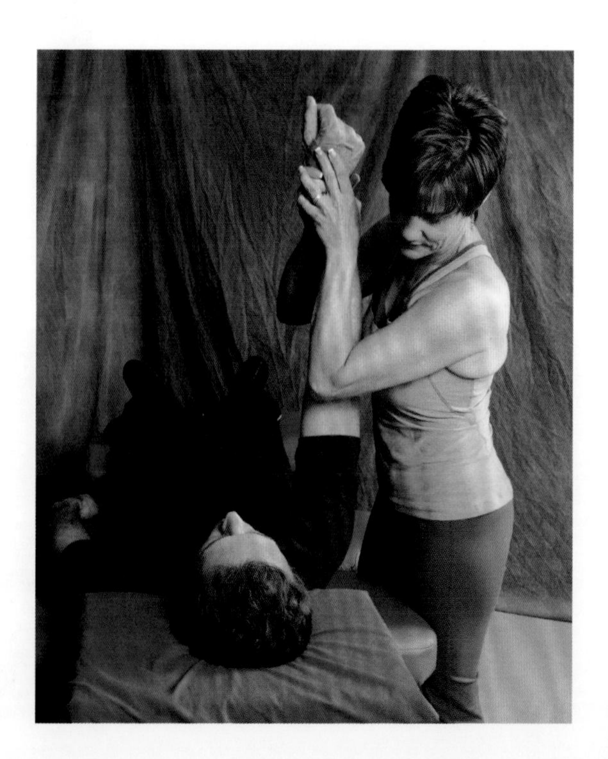

图 6. 15f
以 90° 角向上牵引手臂

（十五）内旋-外旋肌-DBAL

目标：以 DBAL 内的组织为目标——肩袖内旋。增加内旋。

客户体位：仰卧、在身体一侧伸出手臂并呈 70° 角弯曲。

把客户移到诊疗床边缘，使客户关节与诊疗床边缘对齐。这样可以使客户的肩胛骨固定在桌子上。

治疗师：

- 从上一个姿势开始，身体转过来，面向诊疗床的床脚位置。
- 将客户的手臂向下弯曲到 70° 。
- 用你的内臂勾住他们肘部的弯曲处，并抓住你的另一只手臂以保持稳定。
- 用另一只手温柔地握住他们的客户外侧。请注意，这只是一个轻接触点，不应该有任何实际的压力。
- 以一个平行弓步远离诊疗床，身体保持平衡。
- 把你的臀部向外倾斜以进行牵引。
- 腰部弯曲，身体下降，以实现手臂外展。
- 抬起你的臀部以旋转客户的整个肩膀和手臂做更大范围的内旋。不要压在手臂上（图 6.16）。

在每个 PNF 过程中都重复该序列动作：向外、向下、上举。

ROM：内旋。

牵引：向外牵引肩部使肩部与肘部呈 70° 角。通过向上提起肘部，进入更深的内部旋转。

PNF：让客户将整个肩膀向地面旋转。当你轻轻拉伸肩膀进入内旋时进行牵引。

PNF 提示：“把你的手臂向上压在我身上。”

拉伸：增加内旋。

重复：重复两次或两次以上。

在每个 PNF 过程中再次重复该序列动作：向外、向下、上举。

- 再来一次，面向诊疗床，在手臂上举 90° 时进行牵引。
- 转过身来面对诊疗床前端，开始下一个拉伸。

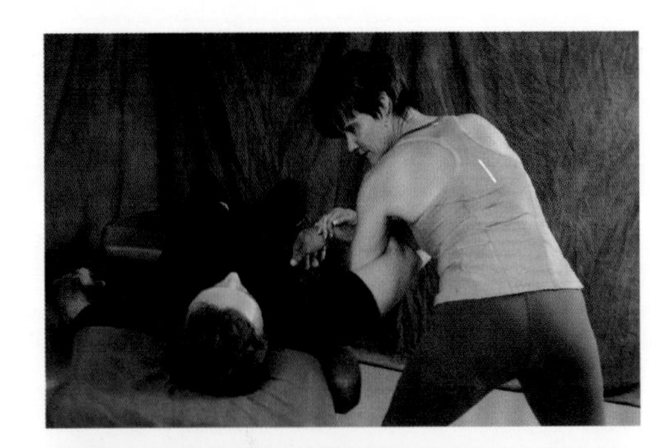

图 6.16a
内旋去拉伸外旋肌

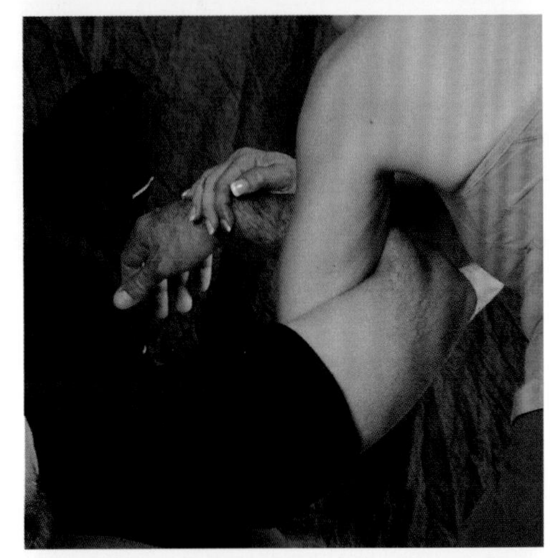

图 6.16b
肩袖内旋–靠近（手臂外旋肌位置）

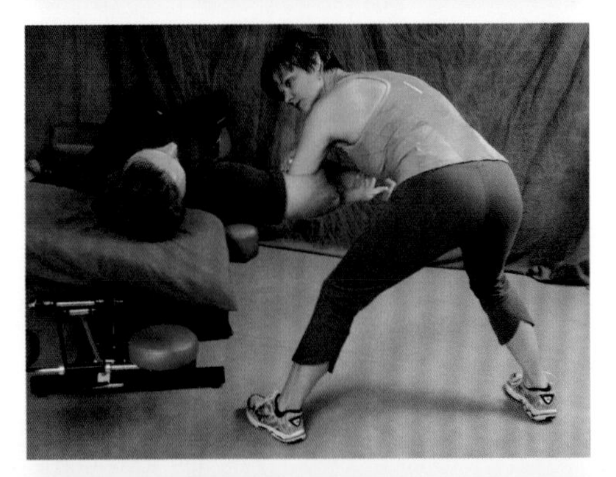

图 6.16c
牵引

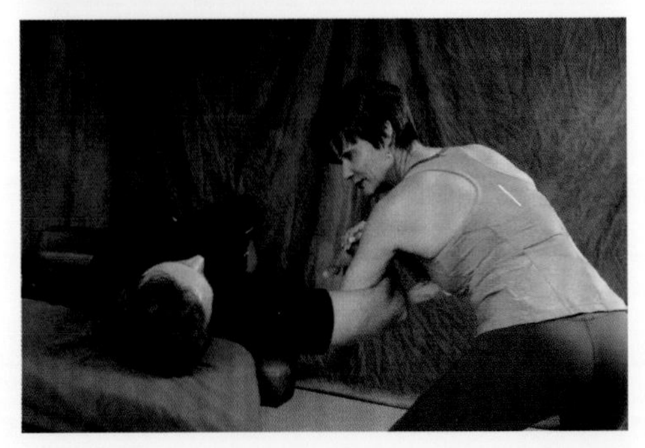

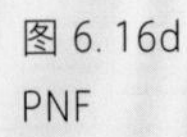

图 6.16d
PNF

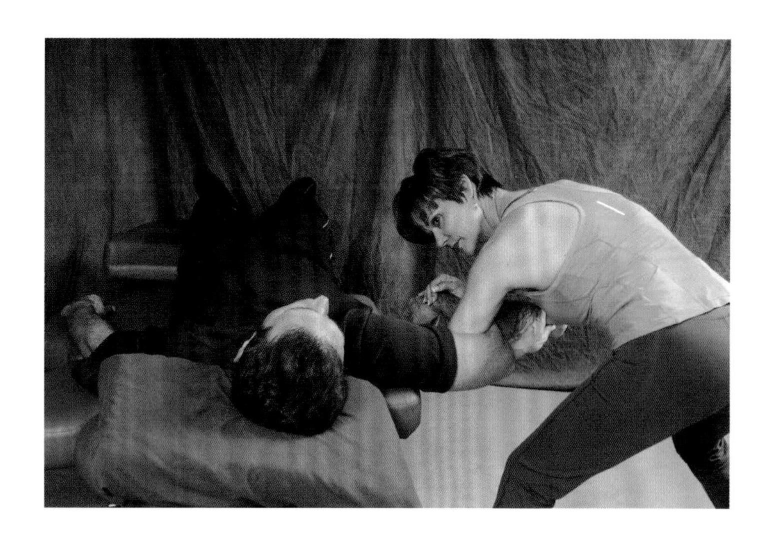

图 6. 16e
拉伸

（十六）肩膀水平外展或外旋（90°）–胸大肌–SFAL、FL

目标：以 SFAL、FL 内的组织为目标——胸大肌。增加肩部外展、外旋和肘部伸展。

客户体位：

- 仰卧在诊疗床的边缘，且客户的肘部和小臂完全脱离诊疗床。它们需要外伸到足够远的地方以使关节与诊疗床的边缘对齐。同时，让客户的肩胛骨在诊疗床的边缘上保持稳定。
- 手臂外旋使手臂与手肘呈 90° 角。
- 缓慢地移动前臂使肘部完全外旋。

治疗师：

- 从上一个面向诊疗床前端的姿势开始，把你的内侧手放在客户胸大肌的外侧，伸出你的外侧手放在他们手腕中间位置。
- 弓起内侧腿，用你的腿支撑他们的手臂——作为诊疗床的延伸。
- 通过你的身体前倾来增加拉伸（图 6.17）。

转换运动中手的姿势：

- 将你的内侧手向下移动到客户肘部内侧。
- 将客户肘关节完全伸展。

ROM：肩膀外展、外旋和肘部伸展。

牵引：肩膀外展 90°，然后外旋进入肘部伸展状态。

PNF：

- 让客户通过收缩胸大肌将他们的整个手臂向着他们的胸部挤压（保持 90° 角）。

- 收缩手臂进入内旋状态。
- 通过接触胸肌和肩袖来让客户同时做这两个动作。
- 让客户收缩整个手臂并将其朝着天花板上举。

PNF 提示：

- “把你的整个手臂上举贴向我。”或“做一个胸大肌层面的移动。”
- “把你的手臂向着我旋转。”
- “现在要同时上举和旋转。”
- “把你的整个手臂上举贴向我。”

拉伸：增加外旋、外展和肘部伸展。

重复：重复两次或两次以上。

通过拉伸客户的肘部伸直客户的胳膊来完成拉伸，并将他们的手臂向地板方向向下移动以得到所有需要的肌纤维角度！记住不只是使用你的手臂，还应该利用你身体的重量。

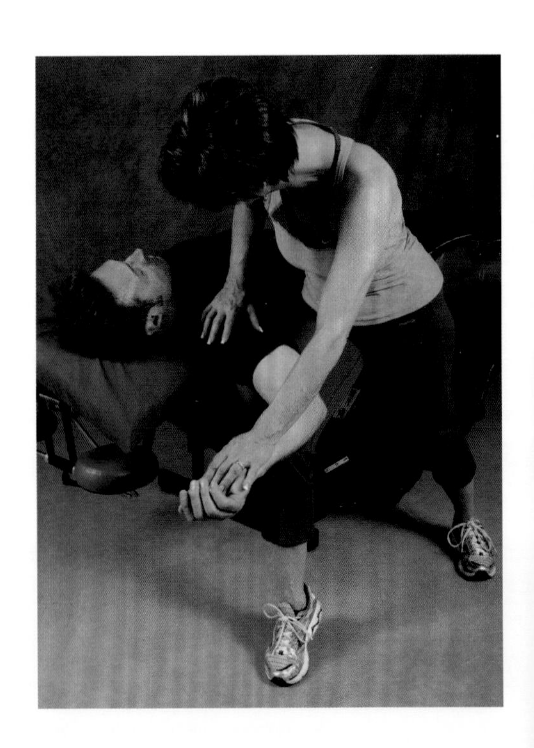

图 6.17a
胸大肌

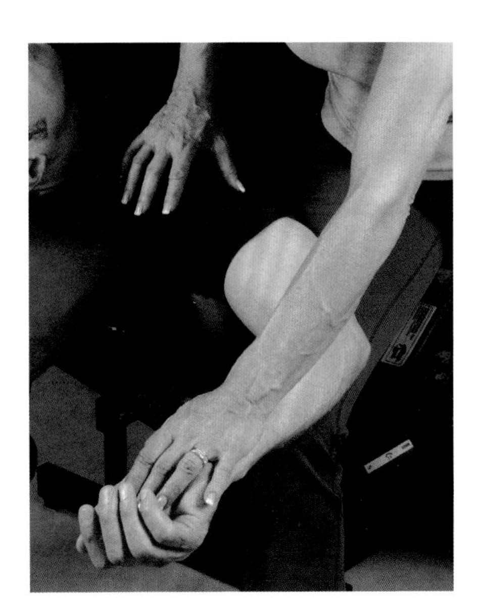

图 6.17b
手放在胸大肌上的位置

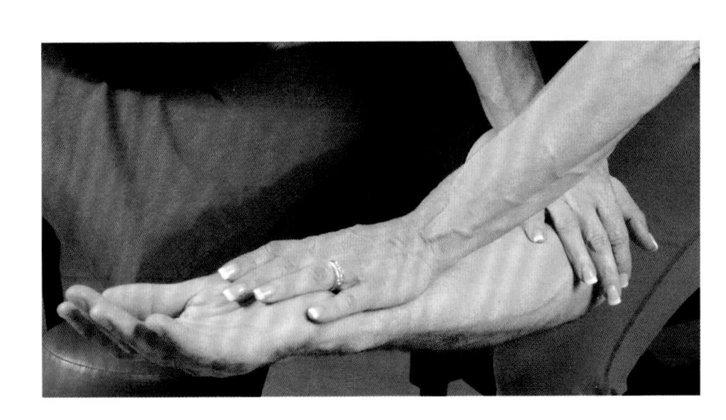

图 6.17c
转换时手的位置

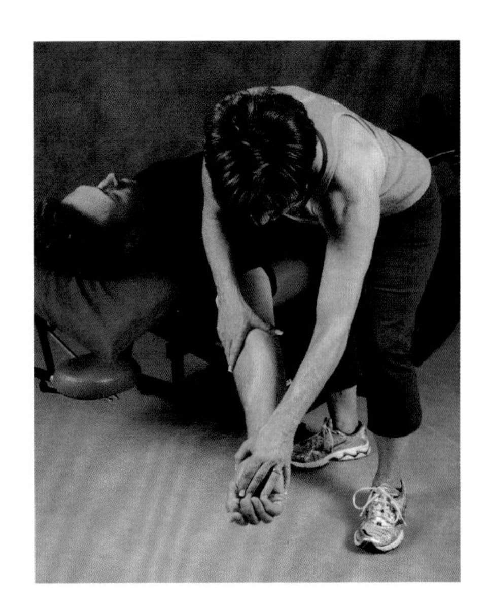

图 6.17d
肘部外展

（十七）肩部伸展或内旋、肘部伸展-肱二头肌-DFAL

目标：以 DFAL 内的组织为目标——肱二头肌。

客户体位：仰卧；客户将手臂移到诊疗床的边缘并伸出诊疗床。

治疗师：

• 从上一个姿势开始降低身体，以跪姿将你的身体置于诊疗床一侧来开始下一步动作。

• 用你的手指握住客户手臂的内侧并用另一只手握住客户的手腕。

• 降低身体，利用你的体重来牵引客户的手臂——不要只是用你的手臂拉。

• 把客户的手臂朝着诊疗床前端方向进行外展。

• 向内旋转客户的手臂。移动你的整个身体去带动客户以进入内旋状态。

• 现在慢慢地、轻轻地把客户的手掌向后旋转，作为一个完整的筋膜线拉伸（图 6.18）。

ROM：伸展，手腕内翻进行内旋。

牵引：手臂伸出朝着地面方向牵引。

牵引增加内旋。

利用你的体重向着地面降低身体来完成牵引。

PNF：

• 让客户收缩整个手臂，然后进入屈曲状态。

• 让客户试着弯曲二头肌，弯曲他们的肘部和外翻手。

PNF 提示：

• “把你的手臂向上压在我身上。”

• “弯曲二头肌。”

拉伸：增加向诊疗床顶部的伸展，增加内旋，增加手腕内旋。通过不同的角度来锻炼肱二头肌的两端。

重复：重复两次或两次以上。

在客户身体的另一侧重复前面（一）至（十六）整个系列中的动作。

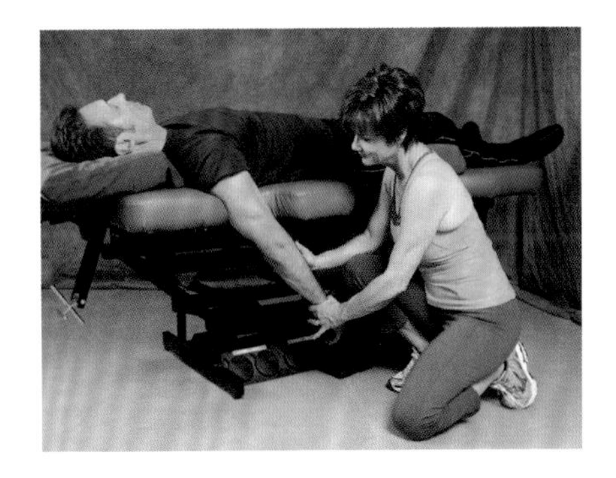

图 6.18a
肱二头肌

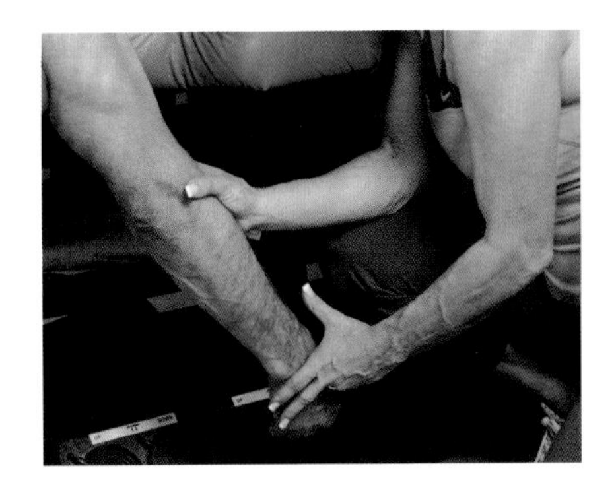

图 6.18b
手的姿势

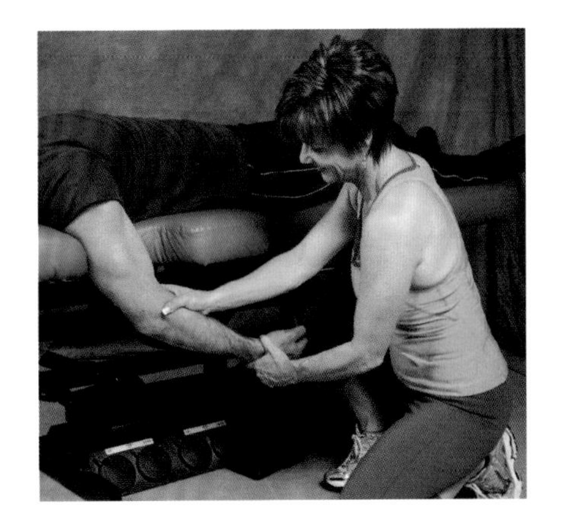

图 6.18c
PNF

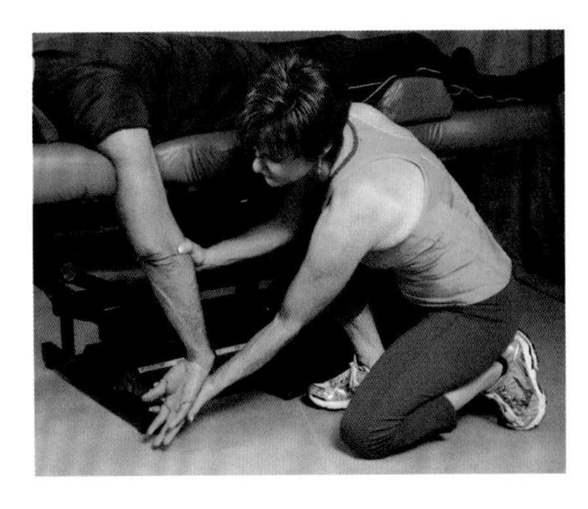

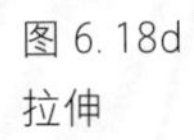

图 6.18d
拉伸

（十八）肩部复位

就像我们对骶骨做的一样，我们认为在拉伸后稳定肩带很重要。

- 向上牵引手臂到 90°。
- 向下牵引手臂到中立位。
- 同时把肩膀和手腕向下压到诊疗床上。
- 一只手放在肩膀前部；另一只手放在手腕上方，同时手掌朝下平放在诊疗床上。
- 把手掌平放在诊疗床上，轻轻地将指尖向诊疗床脚的方向拉来完成延长。
- 轻轻地在肩膀和手腕之间来回摆动整个手臂，找到一个静止的点，暂停片刻（你的心在他们心的上面，共同呼吸）。

四、活动范围评估热身和FST-PNF拉伸

颈部运动的关键点：

1. 由于神经和/或其他敏感组织的广泛存在，颈部区域的敏感度要高得多。
2. 这通常是一个人最需要受到保护、最私人的区域，需要非常小心地进行处理。
3. 就信任而言，这是工作的最终领域。
4. 客户更需要从治疗师那里看到可信任度。
5. 缓慢而轻柔的动作很重要。
6. 如果可能的话，坐着工作，这样你的身体就会承受最小的压力。
7. 拉伸后通过另一途径回到中立位。
8. 记住：少即是多——尤其是颈部运动！

颈部运动：在一侧进行 4 ~ 7 次拉伸后再在另一侧重复操作。

（一）肩膀下压-双侧斜方肌-SBAL

目标：定位 SBAL 内的组织——斜方肌。

肩部下沉，使客户进入副交感神经状态。

客户体位：仰卧和放松。

治疗师：

- 将双手放在客户的肩膀上，指尖上抬。
- 将客户肩膀朝着脚的方向下压。
- 像猫咪走路一样交替地下压肩膀，一次按压一侧（图 6.19）。

ROM：肩膀下压。

牵引：无。

PNF：让他们在你的手中耸肩。

PNF 提示：“耸肩到我的手里。”

拉伸：增加肩膀下压程度。

重复：重复 PNF 两次或两次以上。

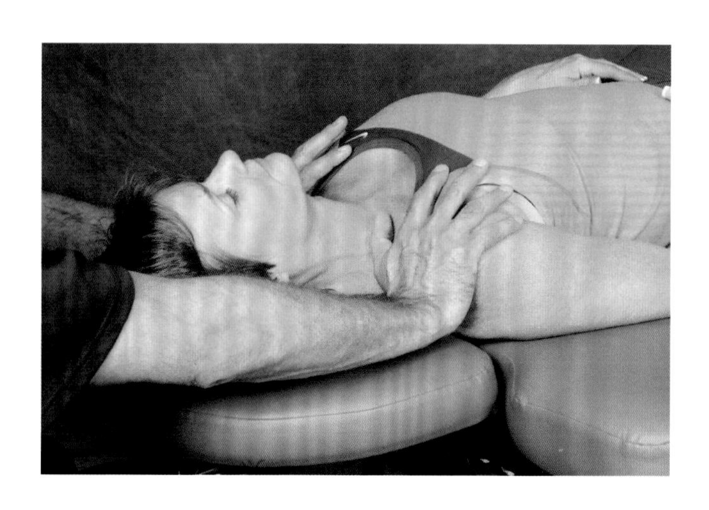

图 6.19
肩膀下压

（二）颈部牵引–颅或颈关节囊和组织–SBAL、DBAL、SBL、DFL

客户体位：仰卧且放松。

目标：以 SBAL、DBAL、SBL、DFL 内的组织为目标——枕骨，通过副交感神经激活为上颈椎关节减压，促进放松。

治疗师：最好坐着（注意，有很多方法可以实现这一点）。

- 开始时把你的手放在他们的脖子后面朝着肩膀向下。
- 慢慢地沿着组织滑动，直到你的手到达客户的枕脊下。
- 当你做牵引时双手托住乳突周围的两个区域。
- 将身体向后靠在椅子上增加拉伸——而不仅仅是你的手（图 6.20）。

ROM：颅或上颈椎减压。

牵引：轻轻地向颈部中心按压，同时通过扣住乳突和向后倾斜来牵引。

PNF：无。

PNF 提示：无。

拉伸：增加头盖骨和寰椎之间的空间，并通过上颈椎关节，同时拉伸覆盖在相同部位的所有组织，并尽可能向下通过颈部。

重复：重复两次或两次以上。

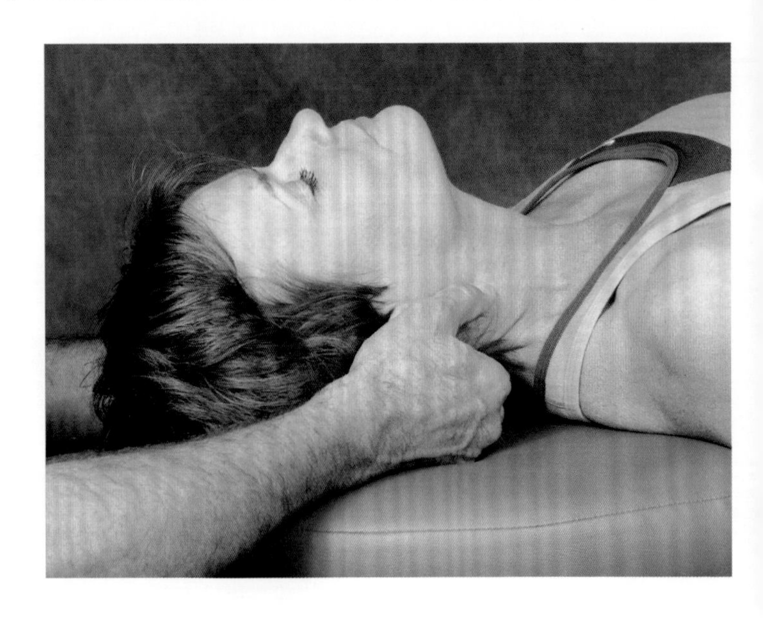

图 6.20
颈部牵引

（三）下枕骨牵引活动范围–颅下关节囊、组织–SBL、SBAL、DBAL

目标：以 SBL、SBAL、DBAL 内的组织为目标——颈椎及上颈关节减压，拉伸颈关节囊和所有覆盖的组织，刺激副交感神经，促进放松。

客户体位：仰卧位和放松。

治疗师（从上个姿势开始）：

- 慢慢地沿着组织滑动直到你的手落在客户的枕脊下。
- 当你延展客户的 SBL 时用你的指尖轻轻触诊。
- 将手指肚上卷，环绕枕脊。
- 让客户的头的重量真正落到你的手中。
- 使用一个小的拉伸波运动（图 6.21）。

ROM：上颈椎牵引、屈曲。

牵引：向后靠在椅子上来增加颈椎上部关节的牵引和拉伸，用你的身体而不仅仅用手进行牵引。

PNF：无。

PNF 提示：无。

拉伸：增加上颈椎屈曲；为上颈椎关节减压。

重复：重复两次或两次以上。

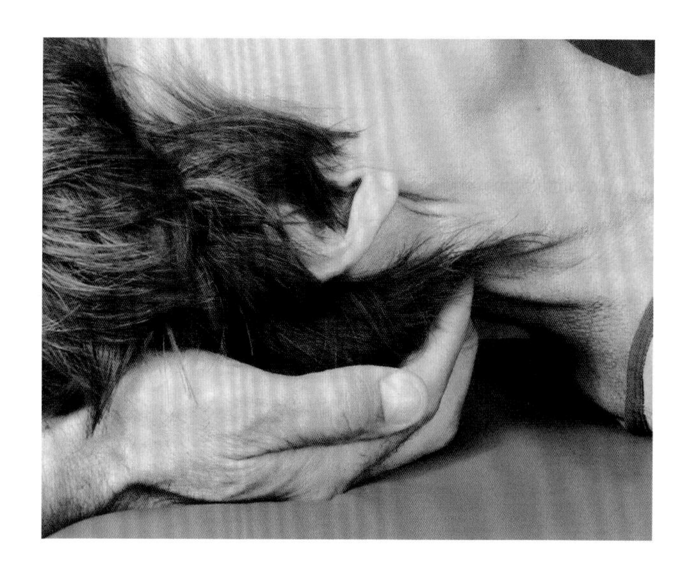

图 6.21
枕骨下活动范围的牵引

（四）牵引、上颈椎屈曲–颈或胸上部伸肌–SBL、SBAL、DBAL

目标：以 SBL 内的组织为目标——颈部和上背部的伸肌。

客户体位：仰卧位并放松。

治疗师：

- 把你的双手放在客户的枕脊上——捧住他们的头部。
- 轻轻转动你的指尖，让它们指向天花板。
- 手掌下端放在枕骨下面以形成一个更牢固的接触。
- 通过牵引使客户的头部朝着天花板方向上抬。
- 当你引导客户将下巴向胸部慢慢弯曲时，通过保持牵引来增加伸展。
- 注意不要抑制客户的气管，影响换气。
- 在释放拉伸恢复到起始姿势时要小心，支撑好头部，慢慢地移动（图 6.22）。
- 当客户的头向后浮动时保持颈部曲线。
- 再次重复第二至第六组的动作以获得最佳效果。

ROM：颈部屈曲。

牵引：轻轻地将头部朝天花板方向牵引并进入弯曲状态。

PNF：让客户轻轻地将头推回你的手掌里进行伸展。

PNF 提示：“轻轻地把你的头推回我的手里。”

拉伸：增加颈部屈曲。

重复：重复 PNF 两次或两次以上。动员多个角度探寻，然后拉伸所有紧绷的肌纤维。

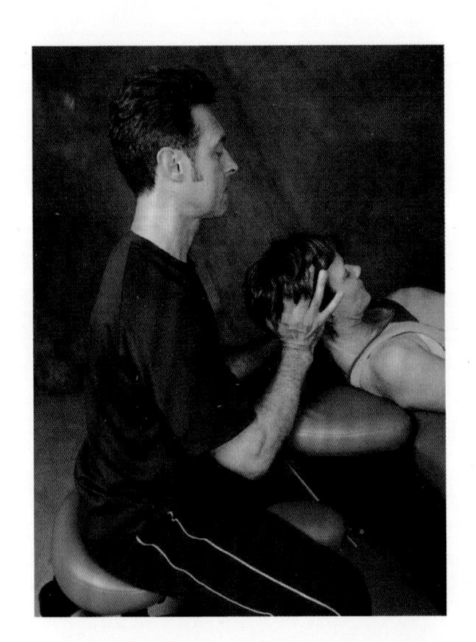

图 6. 22a
屈曲牵引

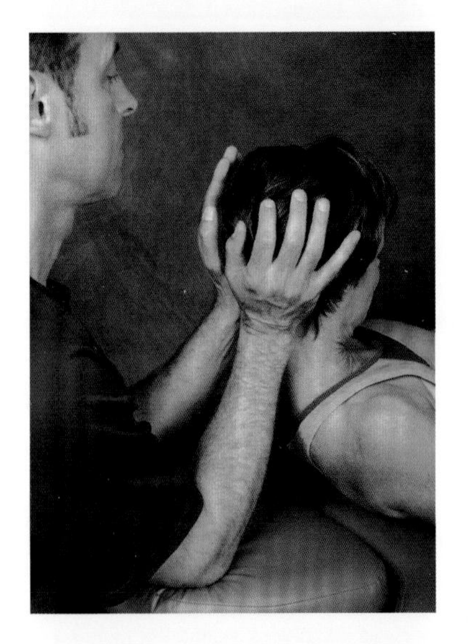

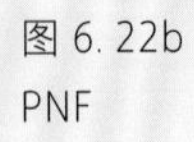

图 6. 22b
PNF

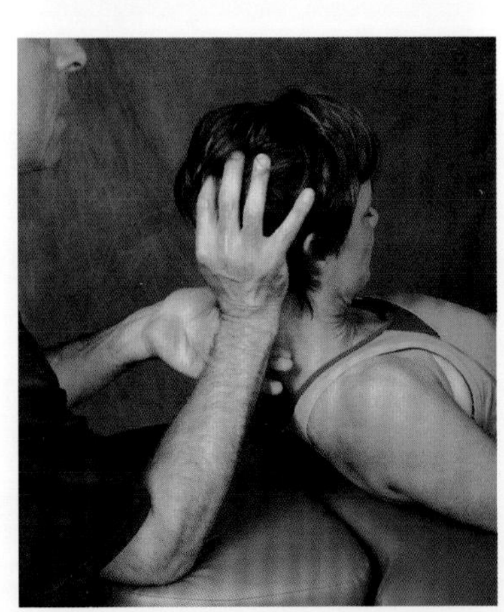

图 6. 22c
释放

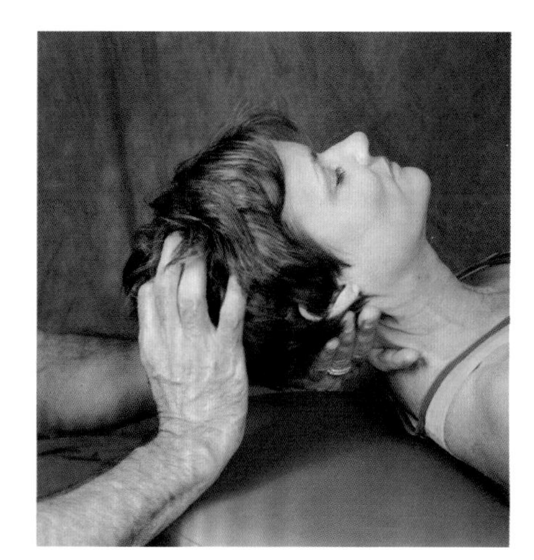

图 6.22d
浮动回来

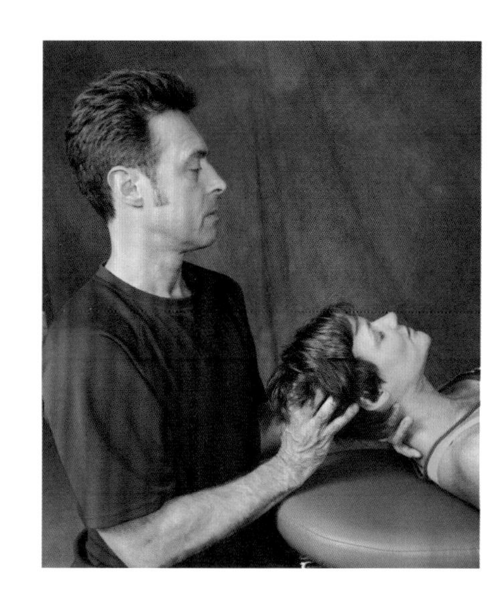

图 6.22e
保持浮动回来

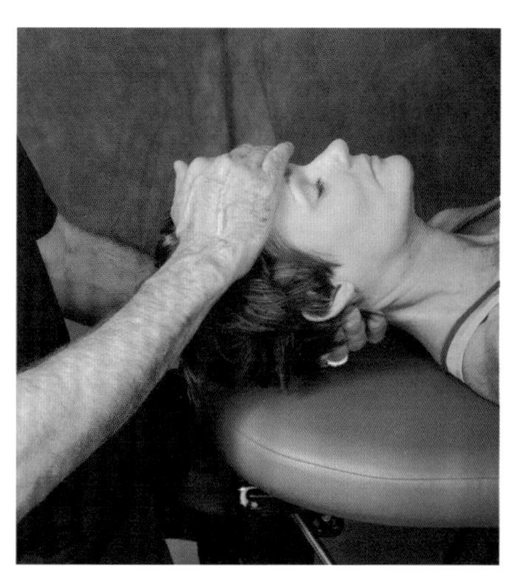

图 6.22f
中立位牵引（注意手部姿势变化）

（五）颈部向右旋转–左边颈部回旋肌–LL、SPL、FL

目标：以 LL、SPL、FL 内的组织为目标——颈部回旋肌（在本例中为左侧）。增加颈部向右边旋转。

客户体位：仰卧位，尽可能地把头向右旋转到一个舒服位置。确保客户的头只有旋转，而没有发生前向、侧向的弯曲或伸展。

治疗师：

- 一只手放在客户头后，另一只手放在客户头部侧方的颞区；小心避开客户的眼睛。
- 把客户的头右转，置于诊疗床上。
- 在 PNF 释放后，缓慢地增加活动范围。
- 慢慢地屈曲、旋转他们的头，然后使其向回浮动进入伸展状态以回到中立位，动作完成（图 6.23）。

ROM：颈部旋转。

牵引：考虑在他们的肩膀和脖子之间创造空间。

PNF：客户把眼睛和头部向相反方向转动。

PNF 提示：“把你的眼睛向着天花板的方向转动。”

拉伸：增加颈部向右旋转的程度。

重复：重复 PNF 两次或两次以上。通过不同角度的操作来找到所有的紧张纤维。

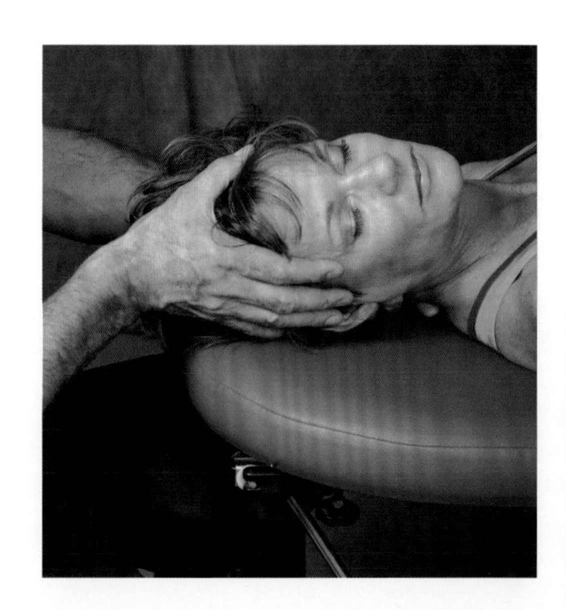

图 6.23a
颈部向右旋转

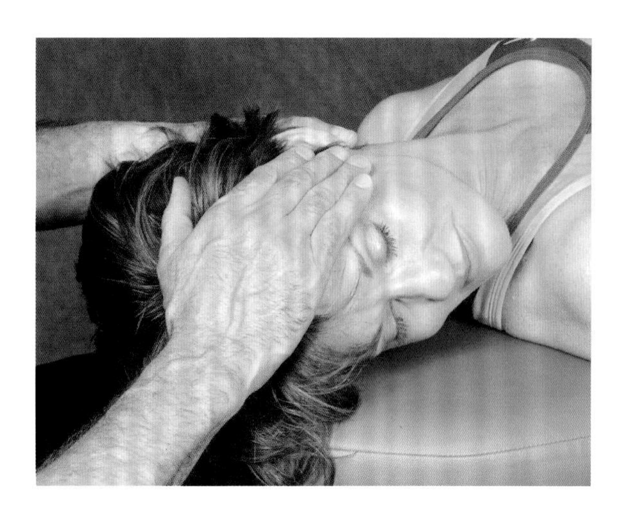

图 6. 23b
进一步向右边旋转
(PNF)

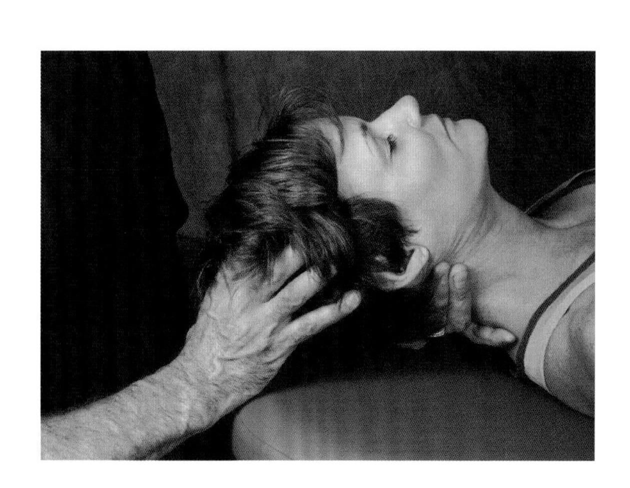

图 6. 23c
回到中立位

(六)颈部向右侧屈曲-左侧屈肌-LL、SPL、SBL、SBAL、DBAL、DFL

目标：以 LL、SPL、SBL、SBAL、SDAL、DFL 内的组织为目标：颈部外侧纤维（在本例中为左侧）。增加侧屈。

客户体位：仰卧位，颈部侧弯进入侧面屈曲状态。

治疗师：

- 把客户的后脑勺放在诊疗床上，将头向右滑动使耳朵靠近肩膀。
- 一只手放在客户的肩膀上，另一只手放在客户头部的一侧。您可以像图 6. 24b 所示的那样交叉你的手臂或张开双臂。
- 当你向外牵引和拉伸客户头部时，轻轻地按压客户另一侧的肩膀。
- 小心不要让客户的头向后倾斜，且要使其鼻头指向天花板。
- 当你通过牵引来增加客户的颈部屈曲时，轻轻地按压其肩膀以增加活动范围。

- 在 PNF 释放后，温柔地且缓慢地增加肩部下沉和颈部屈曲。
- 慢慢地屈曲旋转客户的头部，然后使其向回浮动进入伸展状态以回到中立位，动作完成（图 6.24）。

ROM：侧屈。

牵引：考虑在客户的肩膀和脖子之间创造空间。

PNF：

- 让客户把左肩耸入你的手中。
- 让客户把头轻轻推回你的手中。

PNF 提示：

- “将你的肩膀耸到我手里。”
- “把你的头压回到我手里。”

拉伸：增加侧屈。

重复：重复 PNF 两次或两次以上。通过不同角度的操作来找到所有的紧张纤维。

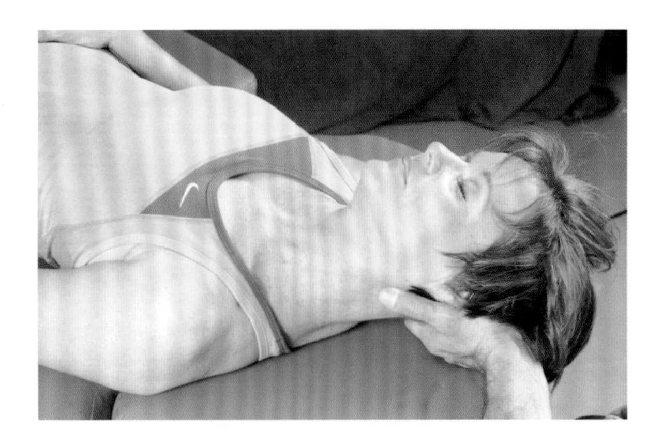

图 6. 24a
侧屈

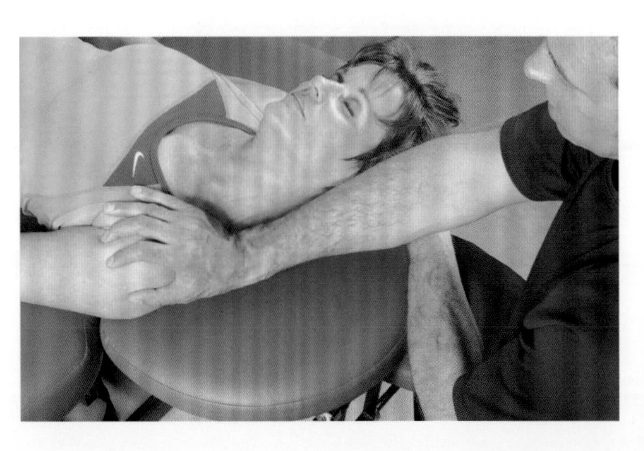

图 6. 24b
PNF

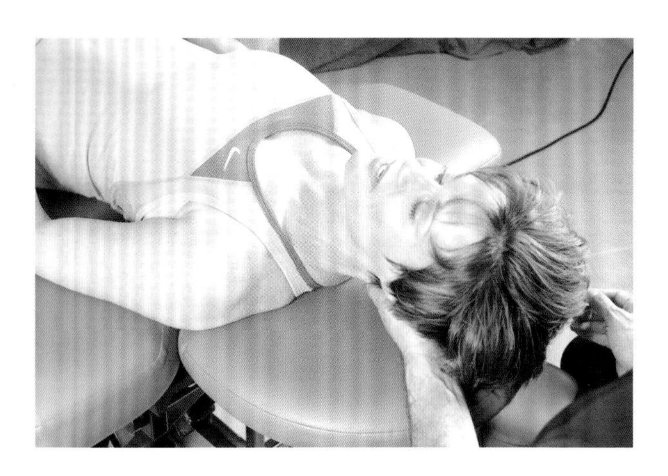

图 6.24c
回到中位

(七)颈部侧屈与右侧旋转相结合–左颈外侧屈肌、回旋肌、伸肌–LL、SPL、SBL、SBAL、DBAL、DFL

目标：以 LL、SPL、SBL、SBAL、DBAL、DFL 内的组织为目标——左颈部侧屈肌、旋转肌和伸肌。增加侧屈和旋转。

客户体位：仰卧，头部上抬进行屈曲和旋转。

治疗师：

- 将一只手放在客户的后脑勺上，另一只手放在肩膀的顶部。把他们的头抬起来向前屈曲。
- 将他们的下巴向胸部转动。
- 当你抬起客户头部时向下按压其对侧肩部并旋转以找到 R1。
- 释放 PNF 后，通过肩部下沉和颈部屈曲来增加活动范围。
- 在肩部和头部重复 PNF，然后再同时在这两个部位重复。
- 通过颈部伸展返回中立位置。
- 通过牵引来完成（图 6.25）。

ROM：增加侧屈和旋转。

牵引：考虑在他们的肩膀和脖子之间创造空间。

PNF：

- 让客户将肩膀伸到你的手上。
- 让客户将头缩回你的手中。
- 让客户同时抬起肩膀并把头缩回。

PNF 提示：

- “把你的肩膀上抬压到我的手上。”

- “把你的头压回我的手里。”
- “现在同时收缩——肩膀和头部。”

拉伸：增加侧屈和旋转。

重复：如果需要，重复每个模式的 PNF 两次或两次以上。专注于最紧张的区域。通过不同角度的操作来找到所有紧张纤维。

在另一边重复（四）至（七）的动作。

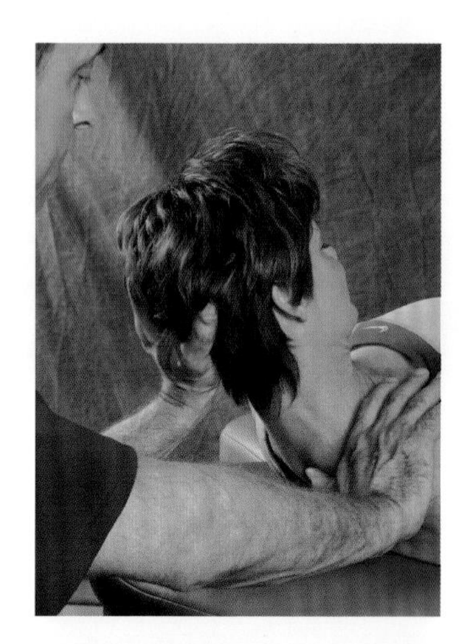

图 6. 25a
外侧旋和屈曲结合

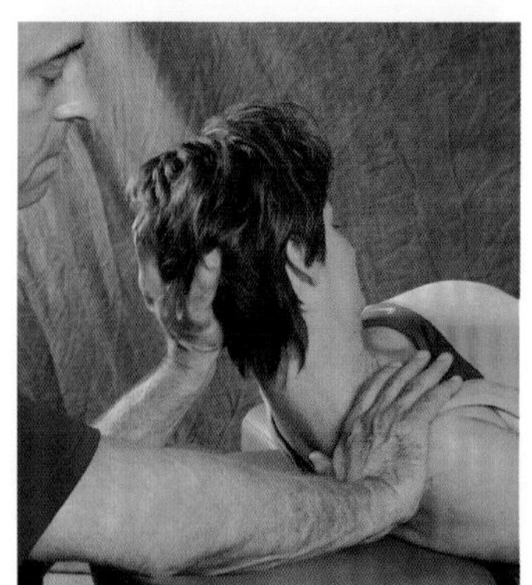

图 6. 25 b
向一侧旋转

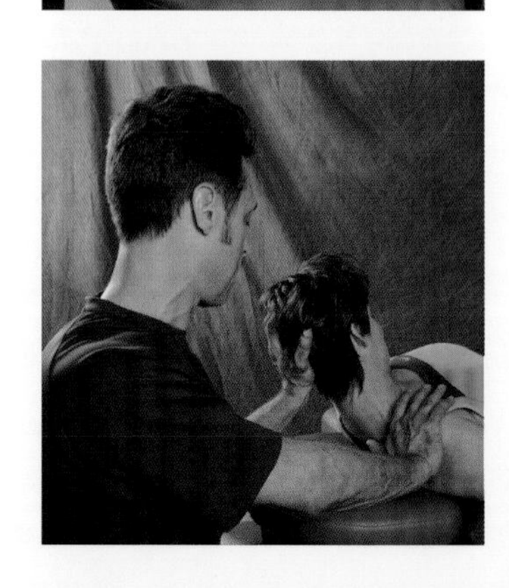

图 6. 25c
找到 R1

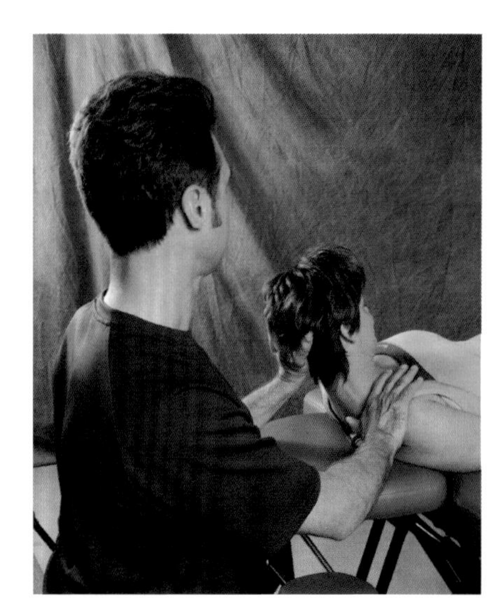

图 6.25d
PNF

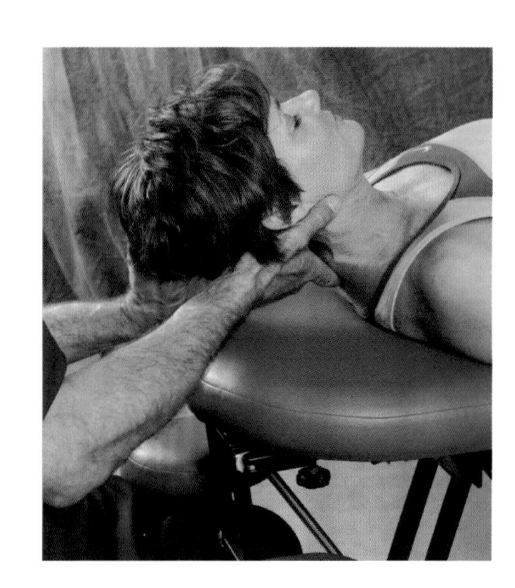

图 6.25 e
回到中立位

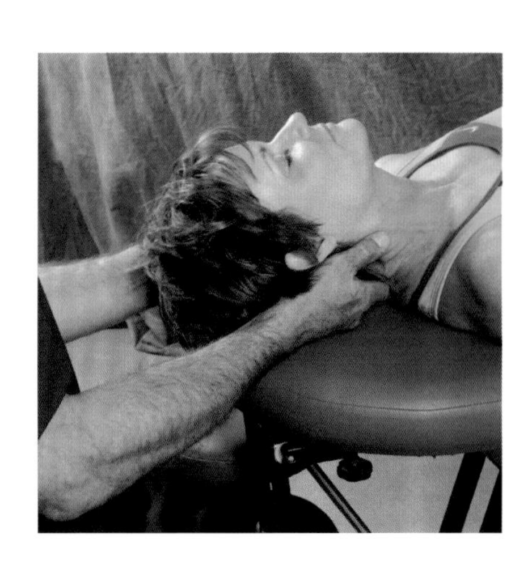

图 6.25 f
牵引

（八）前颈部牵引-前颈、上或下舌骨-DFL

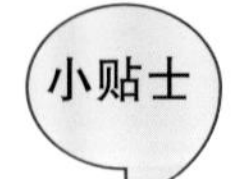

花点时间来进行这项操作，要极其轻柔且缓慢地移动。

目标：以 DFL 内部和前颈部的组织为目标——前颈部、上部或下部舌骨。增加颈部伸展和旋转。

客户体位：仰卧，颈部伸展和旋转。

治疗师：

- 将双手放在两侧锁骨上，同时指尖上翘。
- 将手腕放下并将鱼际隆起部位钩在客户锁骨顶部。
- 轻轻地从锁骨上方朝着脚的方向向下按压，做猫咪式的移动。
- 让客户深呼吸。在呼气时，慢慢拉伸组织、摇动锁骨，使他们可以将下巴略微向着天花板方向抬高。
- 现在将你的一只手放在客户下巴下面。
- 当你把客户的头向后伸展时，向下压客户的一侧锁骨，使客户下巴画一个小圈。
- 增加头部旋转。继续以小圆圈移动来增加拉伸（图 6.26）。

ROM：颈部伸展和旋转。

牵引：考虑在锁骨和下巴之间创造空间。

PNF：无。

拉伸：增加颈部伸展和旋转。通过不同角度的操作来找到所有的紧张纤维。

完成动作：为了完成颈部系列，我们一开始就做牵引，但顺序相反，先做枕下牵引，再到全颈部牵引。

正如在复位骶骨和肩部时所做的那样，我们也通过复位颅骨以稳定颈部肌肉组织并重置本体感觉来完成整个过程。

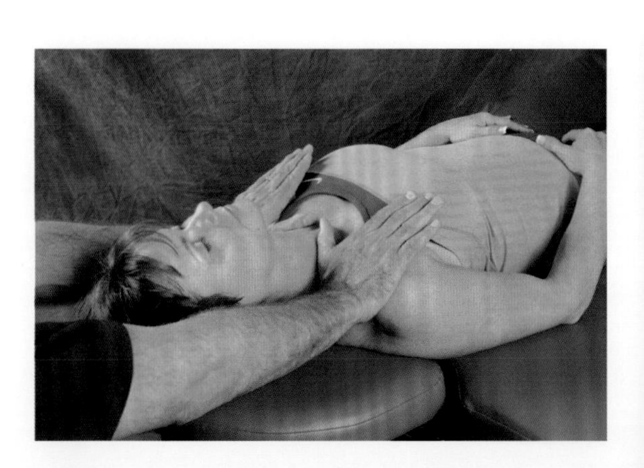

图 6.26 a
前颈部牵引

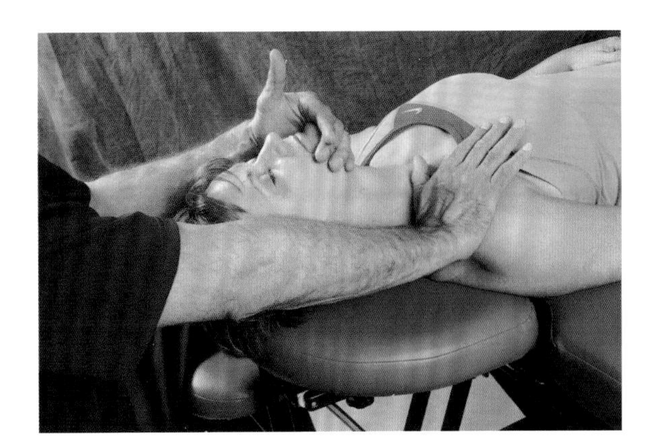

图 6. 26 b
伸展

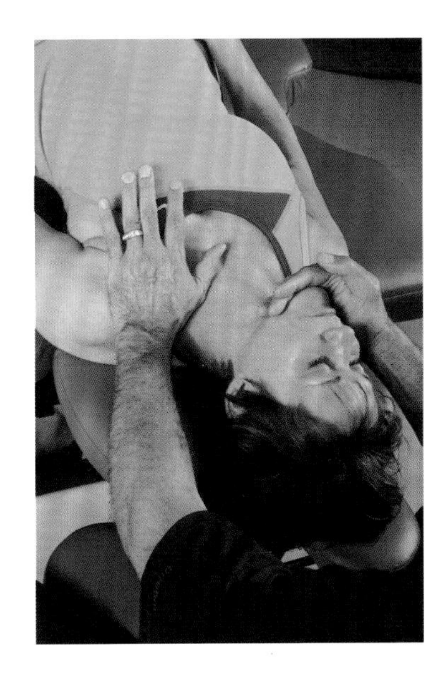

图 6. 26 c
旋转到一侧

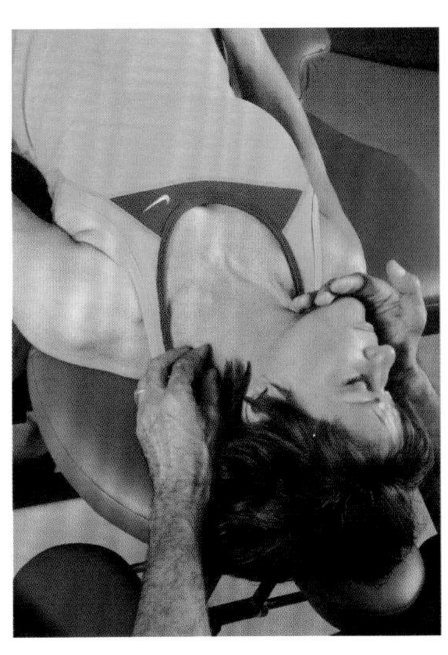

图 6. 26 d
更深层次的拉伸

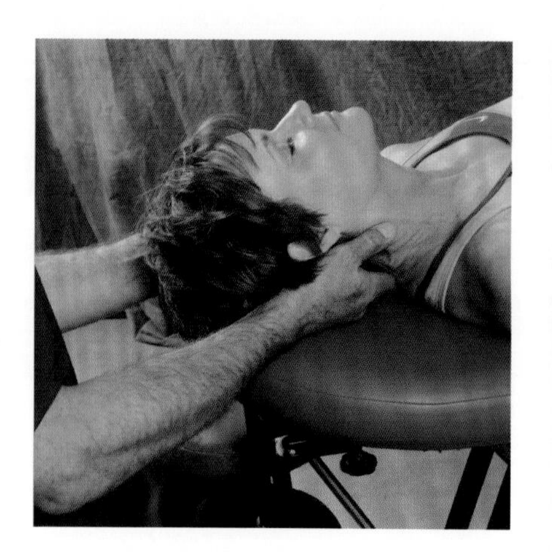

图 6. 26 e
回到中立位和牵引

（九）枕骨下牵引–颅下关节囊、组织–SBL、SBAL、DBAL

目标：以 SBL、SBAL、DBAL 内的组织为目标——颅下关节囊、组织。

客户体位：仰卧并保持放松。

治疗师：

- 沿着组织缓慢滑动，直到您的手落在客户的枕骨下面。
- 再次让指尖在延伸客户的 SBL 时轻轻触诊。
- 将手指肚朝上卷曲并环绕客户的枕脊。
- 让客户头部的重量真正落到你的手中（图 5.27）。
- 使用微拉伸波运动。

ROM：上颈部屈曲。

牵引：靠在椅子上以增加牵引和拉伸，利用你的身体而不仅仅是双手。

PNF：无。

PNF 提示：无。

拉伸：增加上颈部屈曲。

重复：重复两次或两次以上。

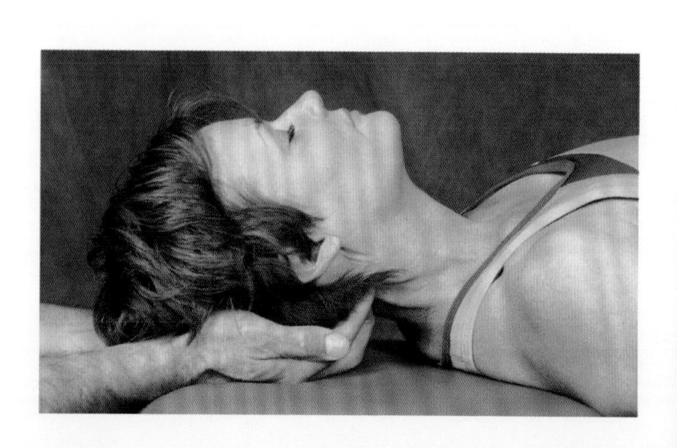

图 6. 27
枕骨下的牵引

（十）全牵引–颅颈关节囊、覆盖组织–SBL、SBAL、DBAL

目标：以 SBL、SBAL、DBAL 内的组织为目标——增加整个颈部的活动范围，颅颈关节减压和拉伸覆盖组织，增加放松。

客户体位：仰卧并保持放松。

治疗师：最好是坐着。

- 将一只手放在下方并钩住客户枕骨；另一只手以相对方向放在客户额骨上（图 6.28）。

ROM：牵引、减压。

牵引：

- 向后倾斜身体时，将双手轻轻地往一起挤压。
- 在可容忍的范围内，从微牵引到深度牵引演进。
- 将身体靠在椅子上来增加拉伸，而不是仅仅用手。

PNF：无。

PNF 提示：无。

拉伸：增加颈椎关节间隙和组织长度。

重复：重复两次或两次以上。

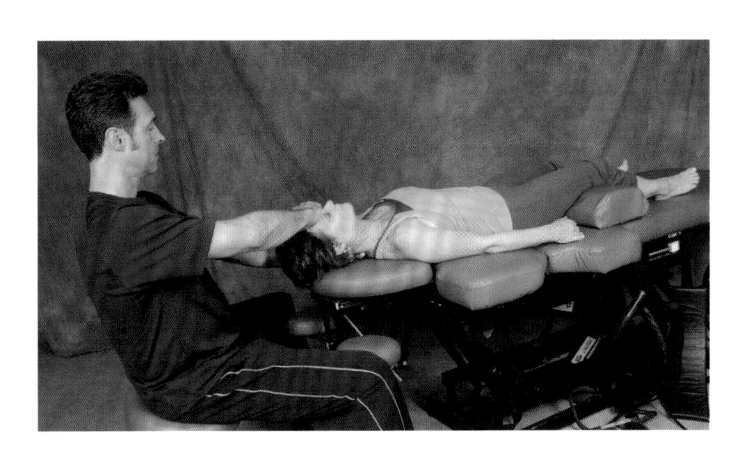

图 6.28
牵引

（十一）“颅盖骨”：颅下屈曲–颅颈伸肌–DFL

目标：稳定颈部肌肉组织并重置本体感受。

客户体位：仰卧。

治疗师：站立。

- 将客户的头放在诊疗床上，双手放在他们的额头上。
- 当客户拉长后颈时，使其下巴轻轻回收。

- 在呼吸和放松时保持这个姿势片刻。
- 找到一个静止点，将你的心脏放在客户心脏上方并一起呼吸（图 6.29）。

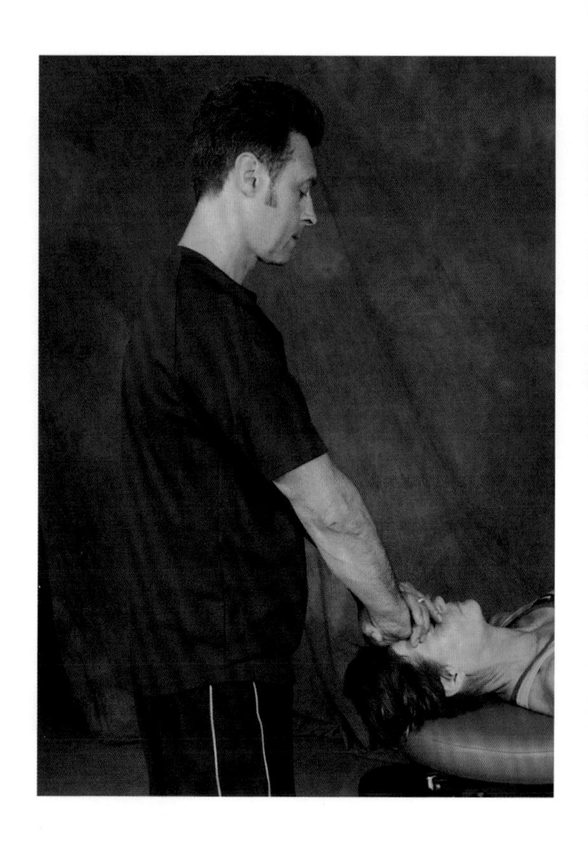

图 6. 29 a
复位颅盖骨

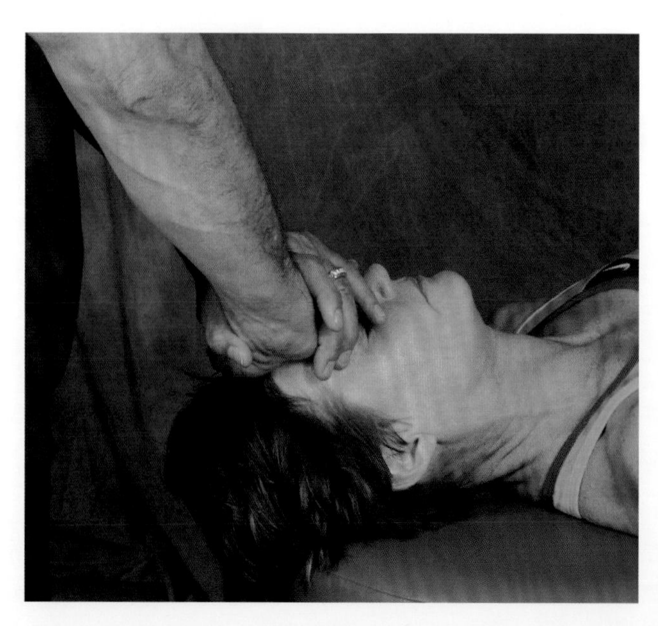

图 6. 29 b
手的位置

（十二）肩部下压–双侧斜方肌–SBAL–再次重复完成拉伸

目标：以位于 SBAL 内的组织为目标——斜方肌。

让肩部下沉并检查组织是否有任何变化。

客户体位：仰卧并保持放松。

治疗师：

- 将双手放在客户的肩膀上，指尖翘起。
- 朝着脚的方向下压肩膀。
- 以猫咪式的动作交替按压肩部，一次按压一侧（图 6.30）。

ROM：肩部下沉。

牵引：无。

PNF：让客户把肩膀耸到你的手里。

PNF 提示：“耸耸肩，落在我的手中。”

拉伸：增加肩部下压。

重复：重复 PNF 两次或两次以上。

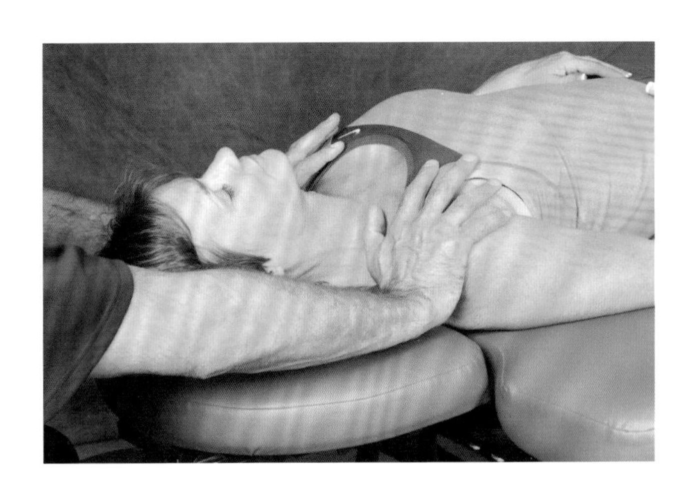

图 6.30
重复肩部下压

五、坐姿拉伸

（一）肩部伸展或内收–前三角肌和胸大肌–SFAL、FL

目标：以位于 SFAL、FL 内的组织为目标——前三角肌和胸大肌。

增加伸展、肩外展、肱骨的水平外展和侧向旋转。

客户体位：坐姿，双脚分开一定距离，牢牢地平放在地板上。让客户把手臂外展抱在身体后面，并十指交叉。

治疗师：

- 在客户肘部上方位置用你的手臂环绕其双臂，并轻轻地将客户双臂向一起挤压。
- 如果需要，可以抓住自己的双臂来辅助。
- 在他们的呼气时，将客户两臂肘部压得更近，使其挺起胸膛（图 6.31）。

ROM：伸展、肩外展、肱骨的水平外展和侧向旋转。

牵引：想象一下，在你将客户双肘拉近时，打开了他们的胸腔部位。

PNF：让客户收缩胸部和前肩，以便远离并进一步脱离治疗师双手的控制。

PNF 提示："将你的手臂向前拉出我的手臂。"

拉伸：增加伸展、肩外展、水平外展和肱骨的侧向旋转。

重复：重复 PNF 两次或两次以上。

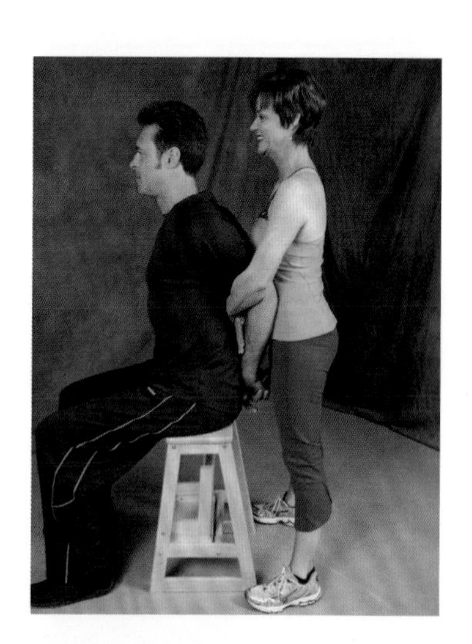

图 6. 31 a
肩部伸展或内收

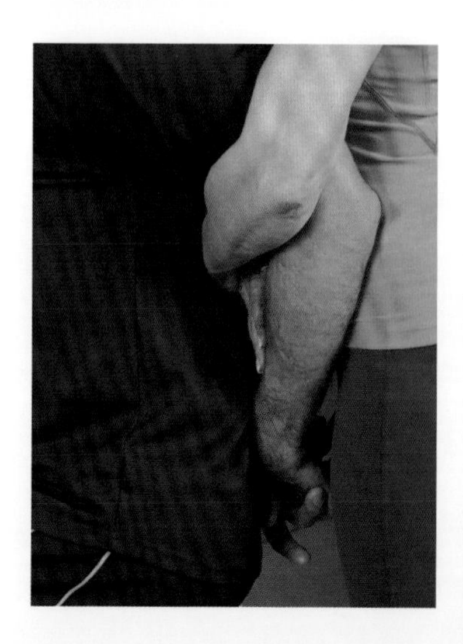

图 6. 31 b
特写(手部的姿势)

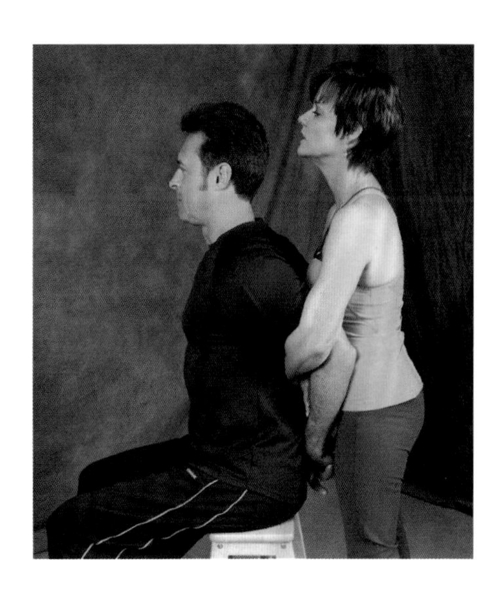

图 6.31 c
PNF

（二）肩部伸展或内收、肘关节屈曲－前三角肌、胸大肌、前关节囊－SFAL、FL

目标：以位于 SFAL、FL 内的组织为目标——前三角肌、胸大肌的胸骨纤维和前盂肱关节囊。增加伸展、肩外展、肱骨的水平外展和侧向旋转。

客户体位：坐姿，双脚分开一定距离，牢牢地平放在地板上。让客户把手臂外展抱在身体后面，并十指交叉，同时保持直立坐姿。

治疗师：

- 从上一个拉伸开始，将手掌平放在客户的背上并用力按压。
- 在客户呼气时将其手臂抬得更高，并将双肘向一起更近地挤压，随之抬起胸部。
- 你的双手在客户背部持续向上走，并保持客户双肘不断靠近。
- 用你的身体抬高客户手臂，而不仅仅是你的手臂（图 6.32）。

ROM：伸展、肩外展、肱骨的水平外展和侧向旋转。

牵引：想象一下，当客户的手臂向上浮动时，其胸骨向前压。

PNF：让客户试着抽离，脱离控制。

PNF 提示：“将你的手臂向上拉出我的手臂。”

拉伸：增加肱骨的伸展、肩外展、水平外展和侧向旋转。

重复：重复 PNF 两次或两次以上。通过不同角度的操作来命中更多目标纤维。

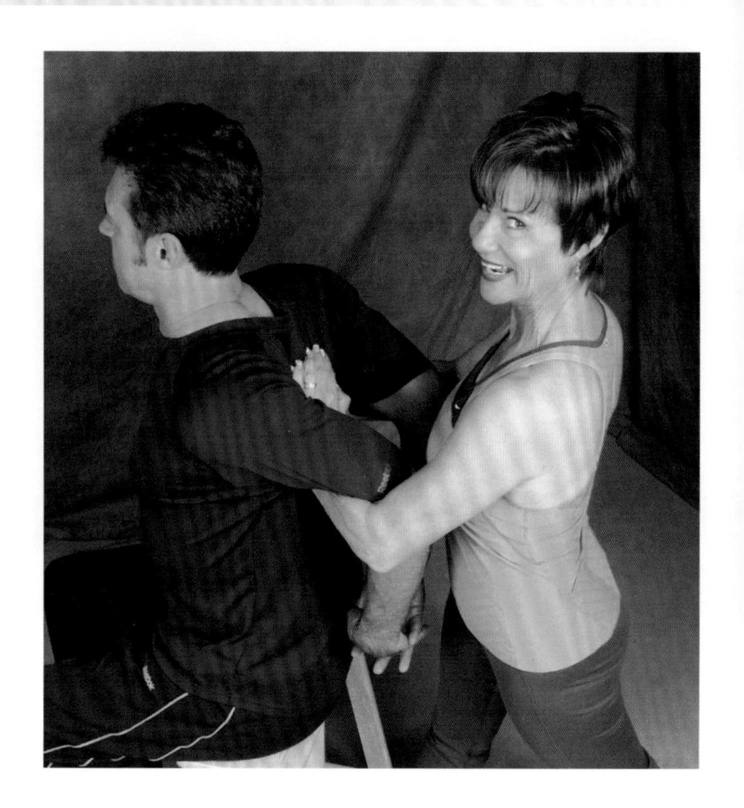

图 6. 32 a
肩部伸展或内收、肘关节屈曲

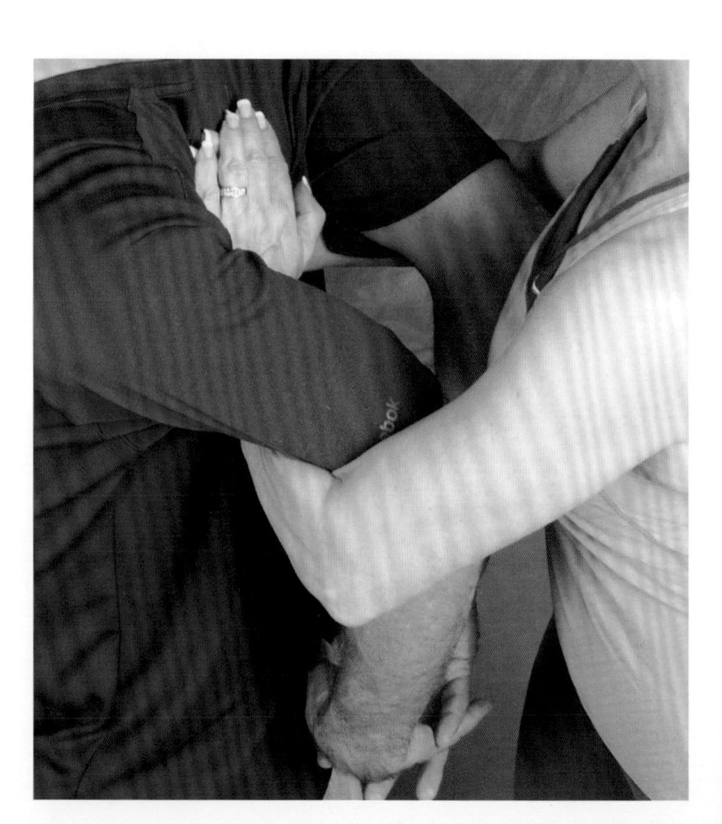

图 6. 32 b
手部姿势特写

（三）肩部外展、肘关节屈曲–胸大肌、前胸–SFAL、FL

目标：以位于 SFAL、FL 内的组织为目标——所有前胸纤维、胸大肌。

增加伸展、肩外展、肱骨的水平外展和侧向旋转。

客户体位：双脚置于地板上呈坐姿，让客户把手臂抱在身体后面，并交叉手指，允许其向后弯一点。

治疗师：用你的手抱住客户的肘部外侧（图 6.33）。

ROM：增加伸展、肩外展、肱骨的水平外展和侧向旋转。

牵引：轻轻地将肘部朝着天花板进行牵引，打开背部进行拉伸。

PNF：在进行 PNF 时，让客户试着将他们两侧的肘部朝向他们脸的方向互相靠近。

PNF 提示：“挤压你的肘部，使其相互靠近。”

拉伸：增加伸展、肩外展、肱骨的水平外展和侧向旋转。

重复：重复 PNF 两次或两次以上。通过不同角度的操作来命中更多纤维。

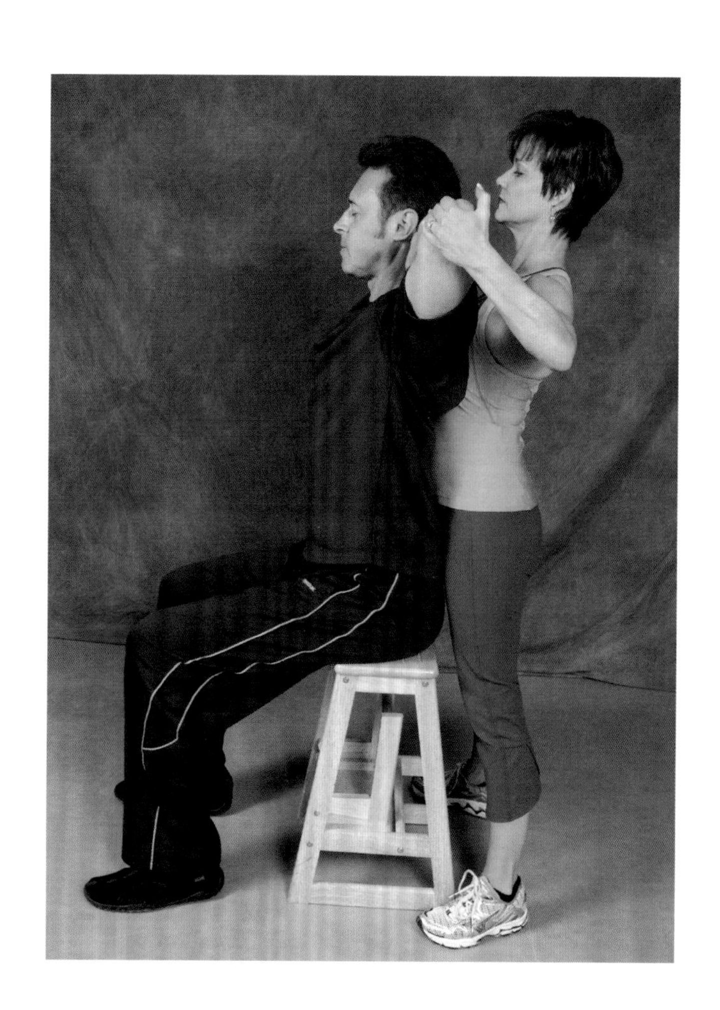

图 6.33 a
胸大肌（前胸）

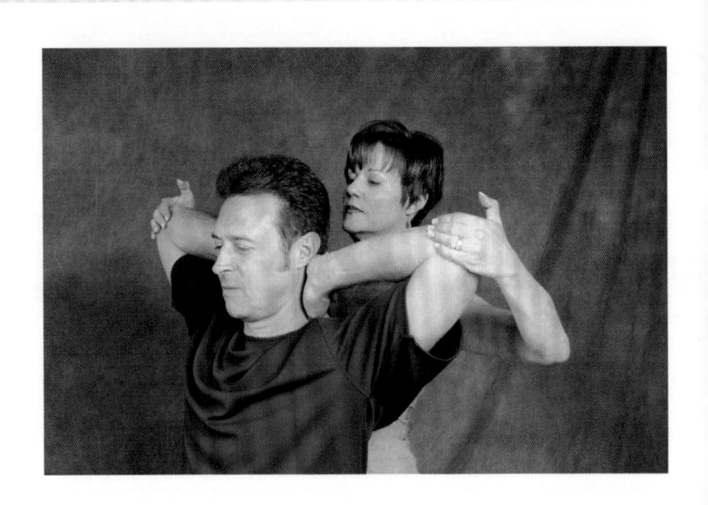

图 6. 33 b
胸大肌

（四）肩外展、肘关节屈曲-背阔肌、大圆肌、腰方肌和肋间肌-FL、SPL、DFL、LL、DBAL

这种拉伸以大量的组织为目标，会命中多种角度和纤维。所以，在这里真正发掘其潜力吧！

目标：以 FL，SPL，DFL，LL 和 DBAL 内的组织为目标——背阔肌、大圆肌、腰方肌和肋间肌。增加屈曲、肱骨的侧向旋转和外展、侧屈、躯干的旋转和伸展。

客户体位：坐姿，双脚分开，牢牢地平放在地板上。

- 让客户向上伸展他们的脊柱。
- 然后使客户将手臂上举于头顶并向后弯曲肘关节进行屈曲。

治疗师：

- 站立在你的客户后面，双腿分开。
- 确保你离客户足够近，与其背部接触，以便你可以在整个拉伸过程中对其做引导。
- 当客户将手臂向上伸展到屈曲状态时，通过向上牵引手臂来辅助，并将其抬起以清除关节空隙。
- 将你的手臂环绕在客户的手臂前部，将你的手放在其肘部的内侧。同时，你的另一只手抓住客户手腕的内侧。
- 继续从肘部向上牵引。
- 拉伸时，向上牵引并侧向一边，向上抬起手臂然后再向后伸向你。
- 使用你的身体来帮助引导客户做动作并增加牵引（图 6.34）。

ROM：屈曲、肱骨的侧向旋转和外展、侧屈、躯干的旋转和伸展。

牵引：考虑在骨盆顶部和肱骨之间创造空间。

PNF：让客户收缩，并向一侧弯曲；客户试图把肘部和肋骨拉向地板。

PNF 提示："把你的身体向着髋部拉伸。"

拉伸：增加屈曲、肱骨的侧向旋转和外展、侧屈、躯干旋转和伸展。

重复：重复 PNF 两次或两次以上。通过不同角度的操作来命中更多的纤维。

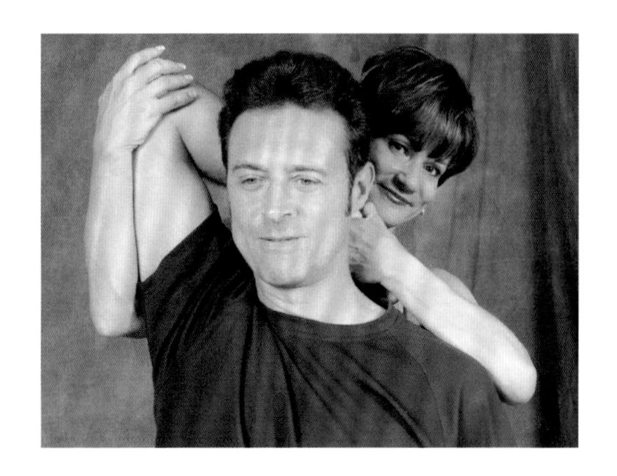

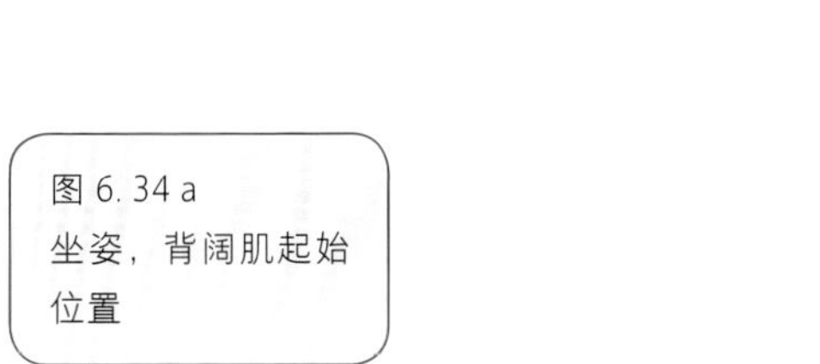

图 6.34 a
坐姿，背阔肌起始位置

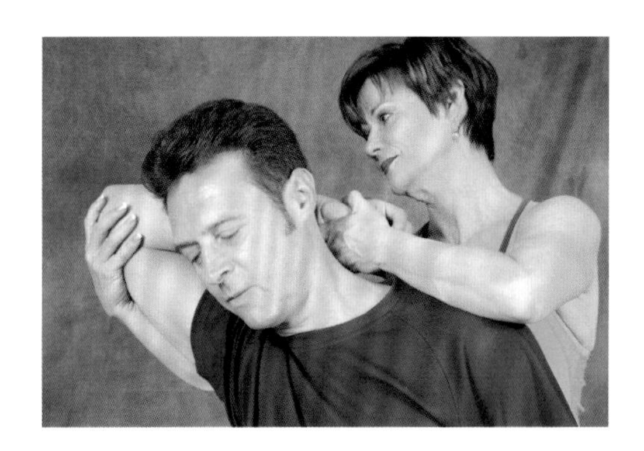

图 6.34 b
PNF

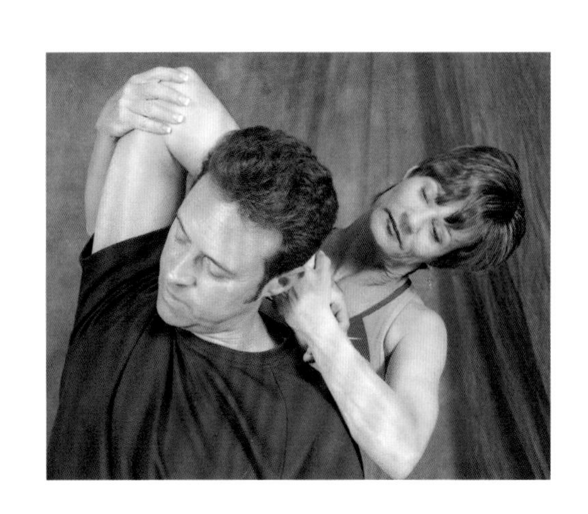

图 6.34 c
拉伸

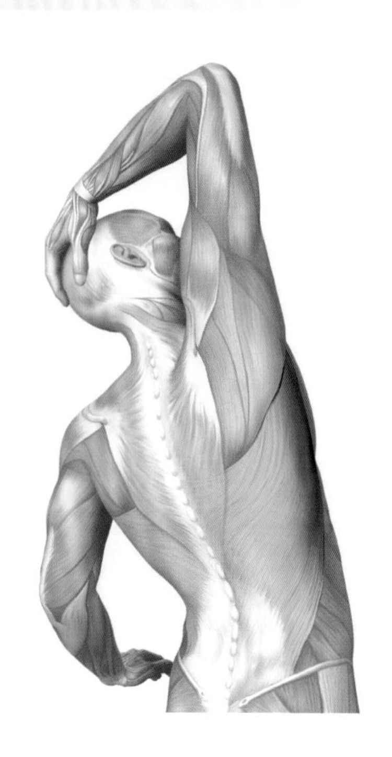

图 6. 34 d
主要功能性侧线内的目标组织

（五）肩外展、肘关节屈曲、躯干旋转–背阔肌、大圆肌、腰方肌和肋间肌– FL、SPL、DFL、LL、DBAL

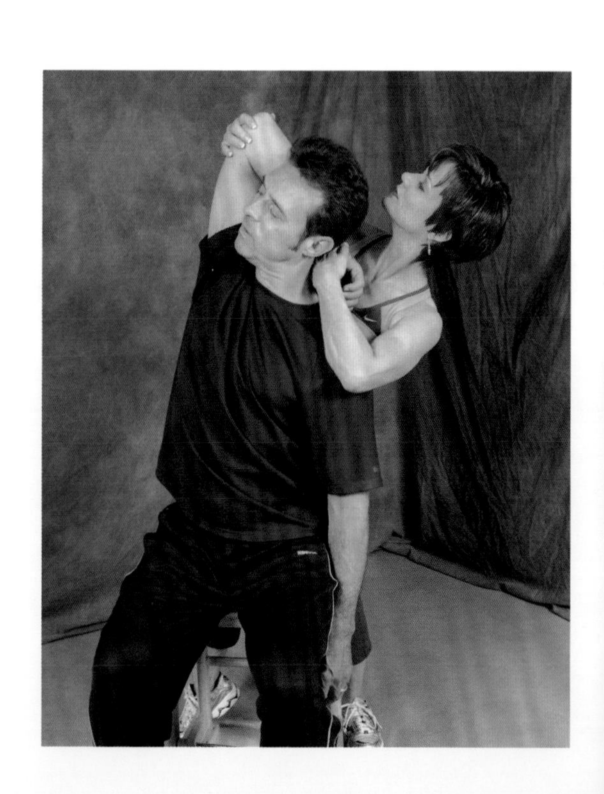

图 6. 34 e
通过旋转复位背阔肌

从上一个拉伸开始，再增加另一个旋转 PNF 的组合元素。

目标：以位于 FL、SPL、DFL、LL 和 DBAL 内的组织为目标——背阔肌、大圆肌、腰方肌和肋间肌。以旋转元素中涉及的纤维为目标。

增加屈曲、肱骨的侧向旋转和外展、侧屈、躯干的旋转和伸展。

客户体位：坐姿，与先前的姿势一样。

治疗师：站立，就像先前姿势那样。倾斜你的身体，以增加牵引和伸展。

ROM：屈曲、肱骨的侧向旋转和外展、侧屈、躯干的旋转和伸展。

牵引：考虑在骨盆顶部和肱骨之间创造空间。

PNF：让客户扭转躯干并将肘部向下拉向对侧臀部。

PNF 提示：“把你的肘部向着你的对侧膝盖下拉。”

拉伸：增加屈曲、肱骨的侧向旋转和外展、侧屈、旋转和躯干伸展。

重复：重复 PNF 系列动作两次或更多次。通过不同角度的操作以命中更多的纤维。

（六）肩外展、肘关节屈曲-肱三头肌-DBAL

目标：以位于 DBAL 内的组织为目标——肱三头肌。

增加肘关节屈曲、肱三头肌长头和肱骨屈曲。

客户体位：与之前的位置相同。

治疗师：从上一个姿势开始。

- 以三头肌长头的近端纤维为目标，改变手部位置，将你在客户肘部上的那只手放在客户的肩上，在客户手腕处的那只手放在他们的肘部。
- 轻轻牵引向上抬起手臂，帮助客户将肘部弯曲到背后。
- 然后再次转换手势，将一只手放在客户肘部背面，另一只手放在客户指尖上。
- 拉伸时，将肘部向上抬起并向后弯曲。
- 将指尖沿背部向下拉。
- 拉伸时，轻轻地将客户的手沿着其背部向下拉，并将肩部深拉至伸展状态（图 6.35a ~图 6.35c）。

ROM：肘关节屈曲、肱三头肌长头、肱骨屈曲。

牵引：把客户的手肘抬向天花板，然后朝你下移，最后通过指尖将客户手臂沿着他们的后背下拉。

PNF：让客户将手肘向前推到治疗师手中并尝试向上伸展自己的手。

PNF 提示：“将你的肘部向前推到我的手中”和“尝试将手伸向天花板”。

拉伸：增加肘关节屈曲、肱骨长头屈曲。通过在不同角度上的操作来命中更多的纤维。

重复：两次或两次以上。

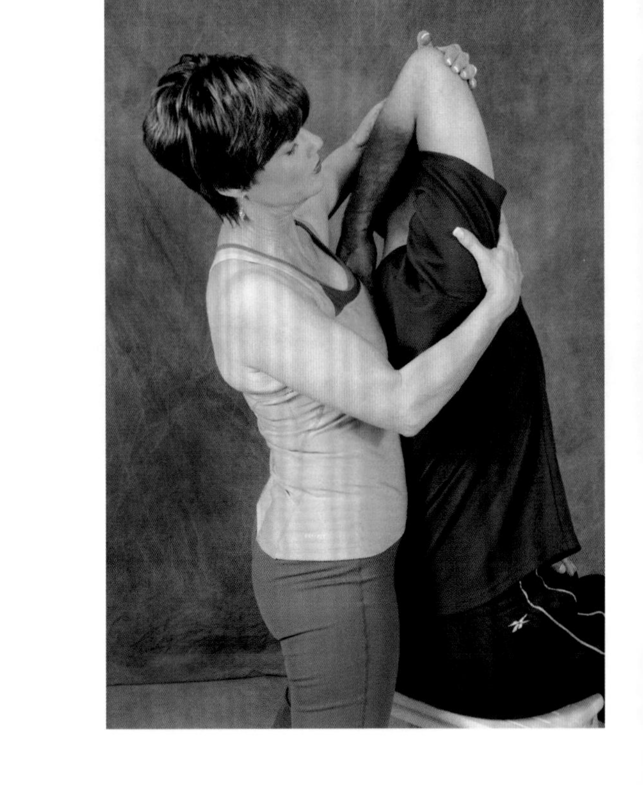

图 6. 35 a
复位肱三头肌的 PNF
（近端纤维为目标）

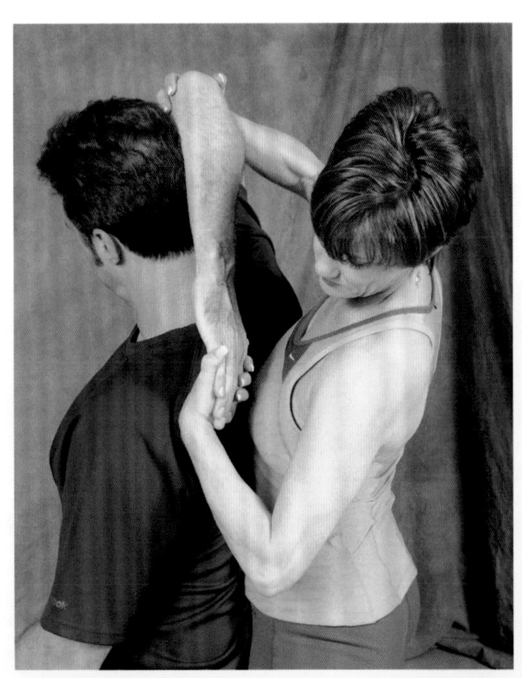

图 6. 35 b
肱三头肌的起始姿势

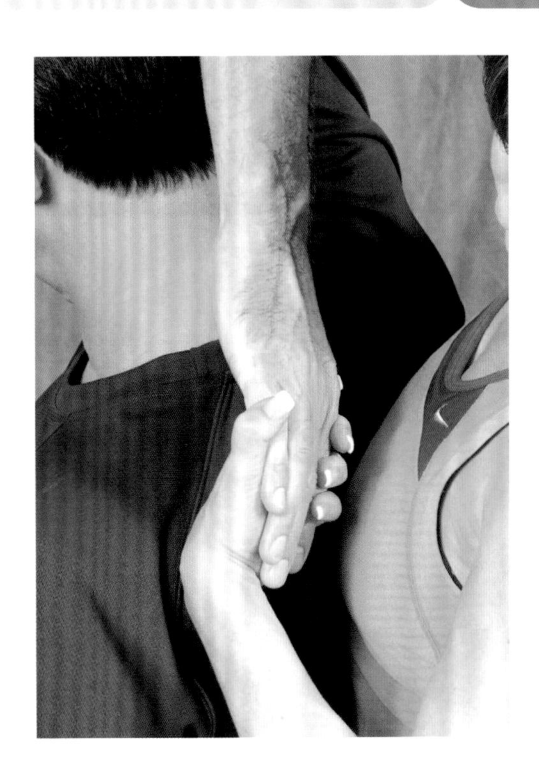

图 6.35 c
闭合——手的姿势

（七）颈部旋转、同侧侧屈-肩胛提肌-DBAL

目标：以位于 DBAL 内的组织为目标——肩胛提肌。因为这个区域在之前的拉伸序列中已经处于收缩状态一段时间了，所以最好的选择是在最后一个拉伸阶段来释放它以完成坐姿系列的拉伸。

治疗师：

- 在肱三头肌伸展时，从上次移动的伸展姿势中释放客户的手臂。
- 帮助客户的头向下、向前弯曲，并绕向对侧肩膀。
- 将一只手放在客户肩上，另一只手放在其头部侧面。
- 用双手轻轻向下按压。
- 分别向着相反的方向拉伸颈部和肩部。
- 多次呼吸，让组织有时间释放。
- 通过向前屈曲将头部向后下移，然后向上提起以完成拉伸。
- 重要的是要记住，从拉伸返回时始终穿过中性线，这样刚刚延长的组织就不会再收缩（图 6.35d）。

重复：在另一侧重复（四）至（六）序列运动。

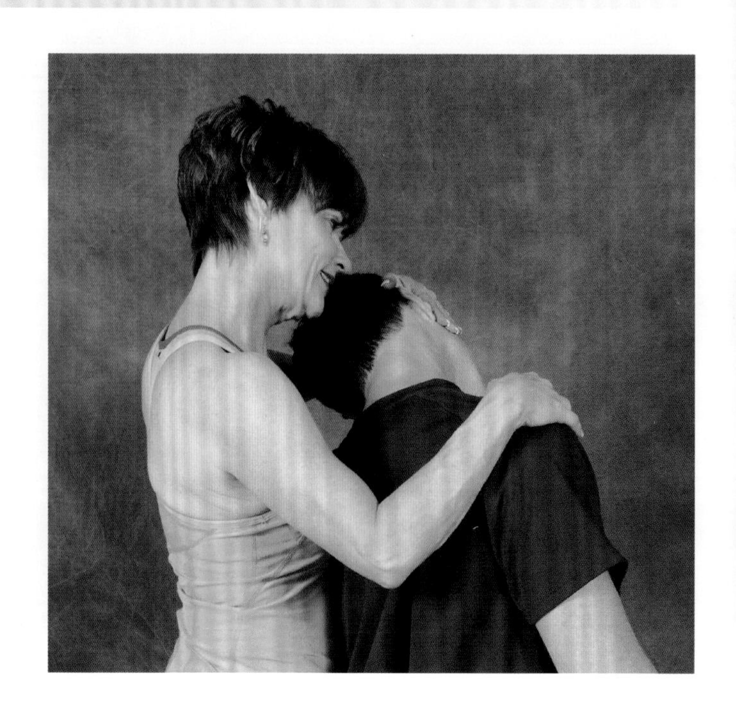

图 6.35 d
提肌释放

六、地板拉伸

（一）肩外展、肘关节屈曲–胸大肌– SFAL、FL

目标：以位于 SFAL、FL 内的组织为目标——前胸部和肩部的所有纤维、胸大肌。增加肩关节外展、肱骨的水平外展和侧向旋转和背部伸展。

客户体位：身体呈弓形仰卧于瑜伽球上，双脚及髋部分开，双脚平放在地板上，双手手指交叉置于头后。

治疗师：

- 站在客户的后面，保持弓步姿势并向前倾斜。
- 将手放在客户肘部。
- 轻轻地将客户肘部向下打开。
- 将身体下沉，重心放在后侧膝盖上。
- 向前倾斜以增加拉伸。
- 为了进一步增强拉伸和命中更多胸肌纤维，可以慢慢地将球滚向脚的位置（图 6.36）。

ROM：肩外展、肱骨的水平外展和侧向旋转、肩部伸展。

牵引：客户把肩膀朝着远离躯干的方向，向下打开。

PNF：让客户把他们的肘部压向天花板。

PNF 提示：“把你的手肘拉到一起。”

拉伸：增加肩关节外展、肱骨的水平外展和侧向旋转、肩部伸展。

重复：重复 PNF 两次或两次以上。通过不同角度的操作来命中更多的纤维。

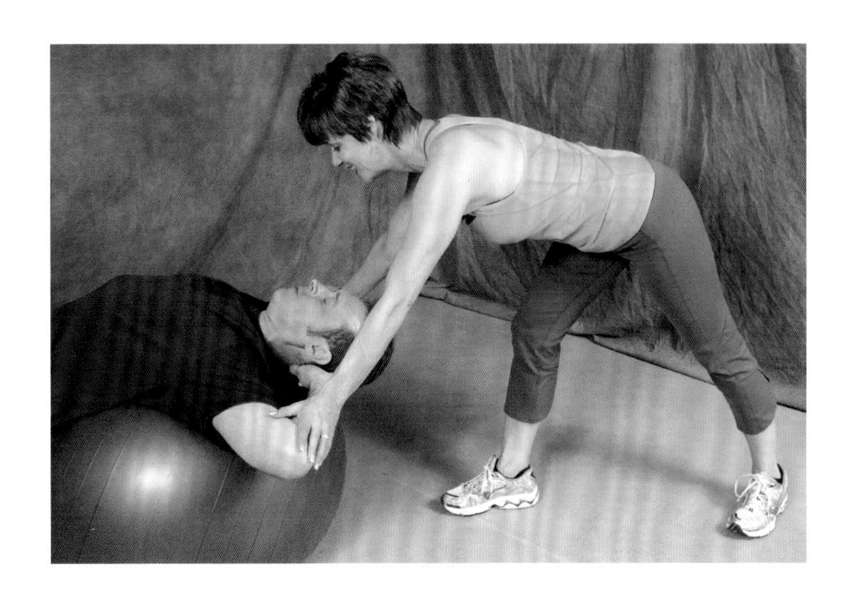

图 6.36 a
球上拉伸胸大肌的起始姿势

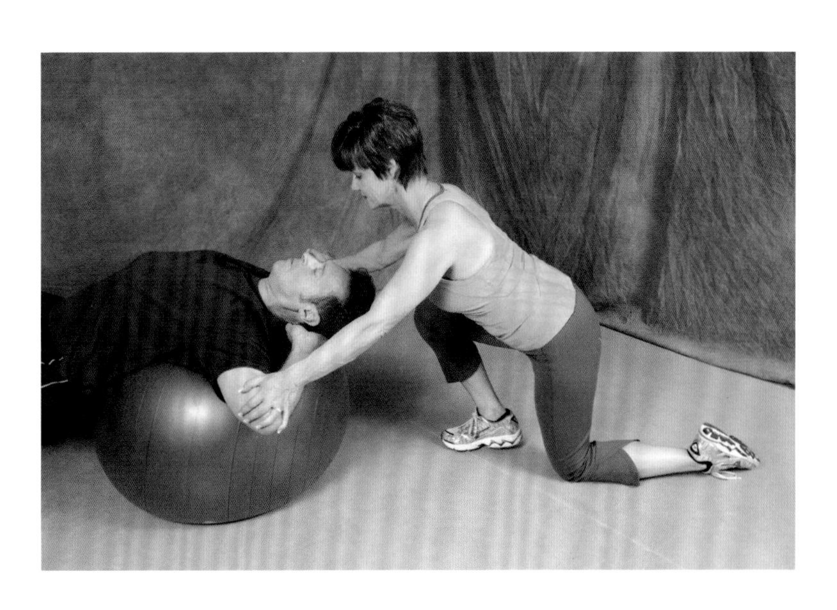

图 6.36 b
治疗师跪下来

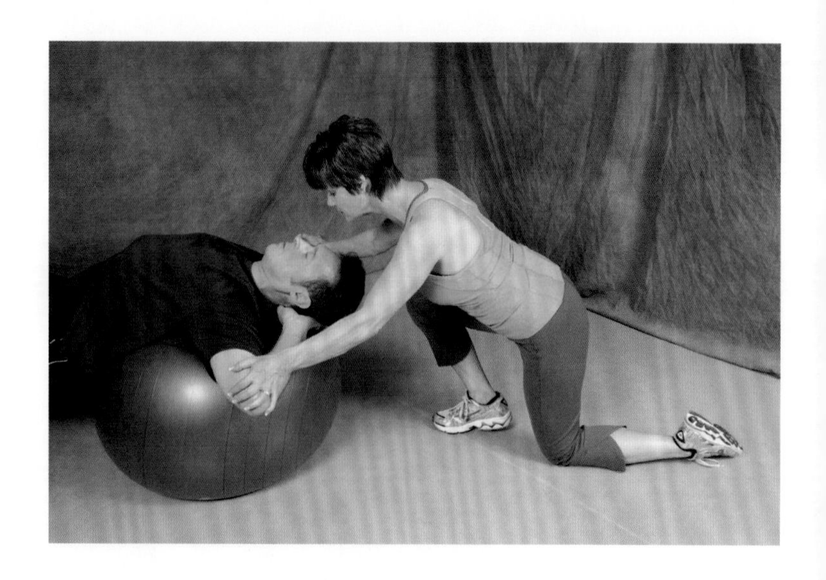

图 6. 36c
治疗师前倾

（二）肩外展、肘关节屈曲（90°）–胸小肌– DFAL

目标：以位于 DFAL 内的组织为目标——胸部深处的所有纤维、胸小肌。打开胸小肌的三个角度和滑动。增加肩胛骨的收缩。

客户体位：

- 跪着，膝盖和髋部都分开一定距离；一只手放在球上，且肘部以 90° 角弯曲。球的高度应该与客户以同样的姿势四肢着地时的身体高度大致相同。
- 将另一只手放在肩膀正下方的地板上。
- 让他们慢慢地、轻轻地朝着他们置于地板上的手向下旋转躯干。

治疗师：

- 站在客户的后面或前面——两者均可，选择最适合您的位置。
- 将一只手放在位于关节线上的肩胛骨外侧边缘上。
- 将你的手稍微向肩胛骨方向倾斜，然后轻轻向下。
- 将另一只手放在肘部的外侧，然后将其向下压入球中或将其拉开，但在任何一种情况下，都要向着远离肩关节的方向牵引肘关节。
- 你的抵抗要保持稳定—— 专注于使客户手臂远离身体的牵引。
- 将球稍微向前滚动以增加目标纤维。
- 通过按压肩胛骨，缓慢轻柔地增加肩部向下的牵引。
- 倾斜身体进行牵引（图 6.37）。

ROM：肩胛骨回缩，将躯干下压低于球，并向着远离置于球上的那只手的方向旋转。

牵引：在客户的肩胛骨和肘部之间创造空间，牵引它们远离彼此。

PNF：

- 让客户将身体抬起到诊疗师的手里，以抵抗诊疗师的阻力。
- 让客户平衡地回坐，将身体重心放在臀部上进行放松。
- 让客户将身体重心放在与置于球上的那只手相反侧的臀部上进行放松。

PNF 提示：

- “抬起你的身体。”
- “回坐，将身体重心放在臀部上。”
- “将身体重心放在对侧臀部上。”

拉伸：增加肩胛骨的回缩。

重复：重复 PNF 两次或两次以上。通过不同角度的操作来命中更多纤维。

在另一边侧重复上述操作。

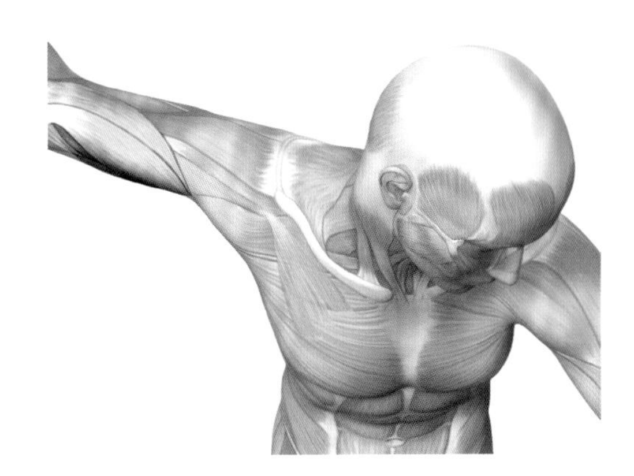

图 6.37 a
目标组织主要在深前臂线内

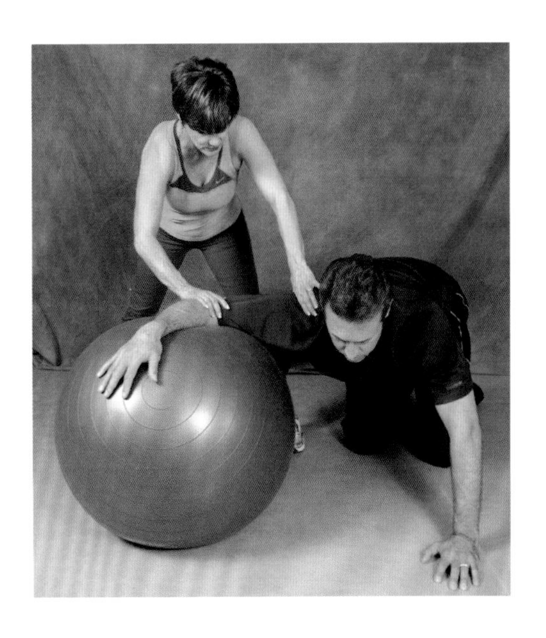

图 6.37 b
球上拉伸胸小肌的起始姿势

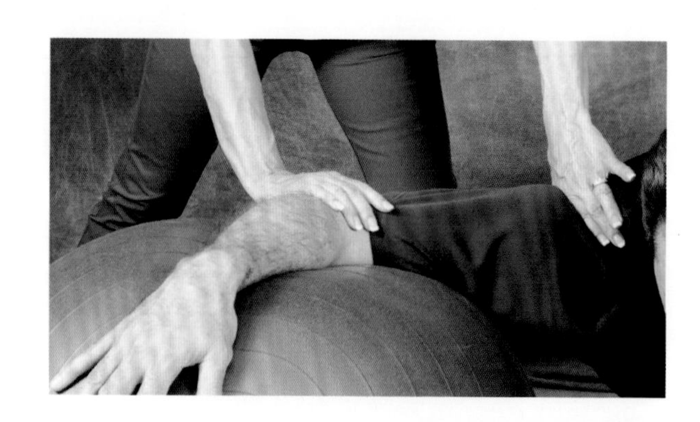

图 6. 37 c
手部姿势

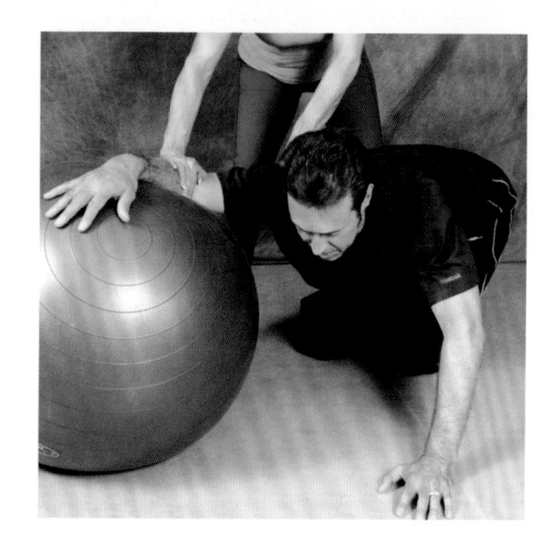

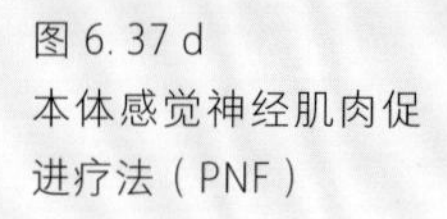

图 6. 37 d
本体感觉神经肌肉促进疗法（PNF）

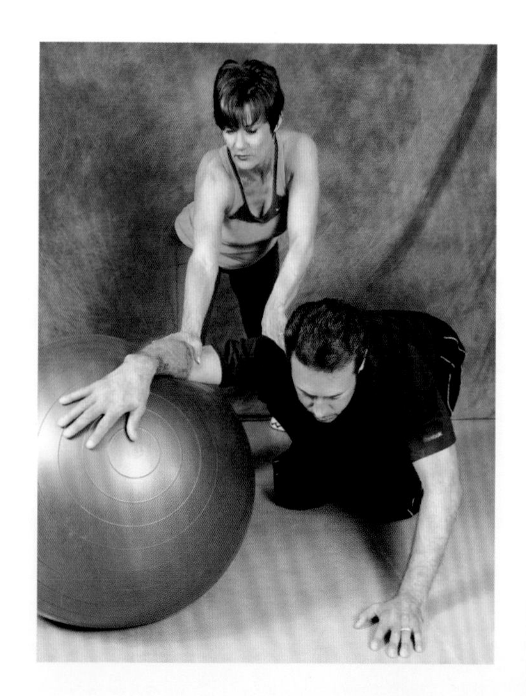

图 6. 37 e
牵引

七、站立位拉伸

躯干旋转、肩部伸长或屈曲-菱形肌- DBAL、SPL

目标：目标组织位于 DBAL、SPL 内——菱形肌。

客户体位：

- 让客户弯腰，扶着类似于诊疗床这样的牢固物体。
- 客户站立，双脚分开与臀部同宽，膝盖在整个拉伸过程中保持弯曲。
- 重量应均匀分布在双脚上。注意观察他们不要将重量转移到一条腿上。
- 伸出离治疗师最远的那只手臂，越过治疗师的手腕，抓住治疗师的前臂（图 6. 38a）。

治疗师：

- 转身并面向与客户相反的方向。
- 站立，双脚分开与髋部同宽，弯曲膝盖。
- 腰部弯曲。
- 将一只手放在客户的背阔肌底部，另一只手抓住他们的手腕——将手腕互锁以保持牢固的接触。
- 当你将他们的手臂拉过客户的身体时，将他们的背阔肌向上朝向天花板旋转，同时朝向你旋转身体。重点是旋转躯干，而不是拉动手臂（图 6.38）。

ROM：躯干旋转。

牵引：让客户的躯干朝着远离他们手臂的方向旋转。

PNF：让客户将他们的手臂和肩膀穿过自己向后拉，并向着离开诊疗师的方向旋转身体。

PNF 提示：“把你的躯干和手臂从我这里拉走。”

拉伸：增加躯干旋转。

重复：重复 PNF 两次或两次以上。通过不同角度的操作来命中更多纤维。

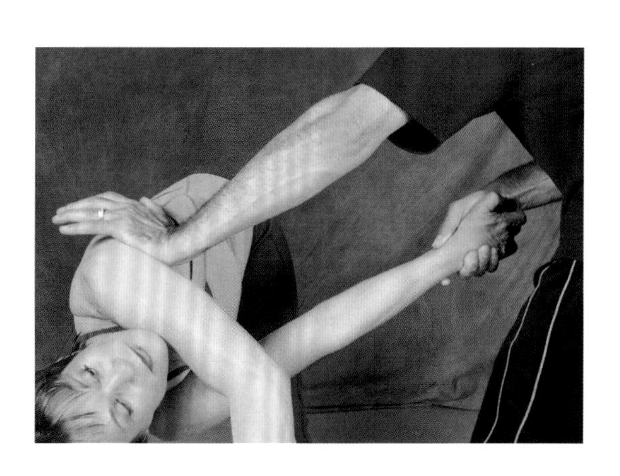

图 6. 38 a
菱形肌拉伸中手的位置

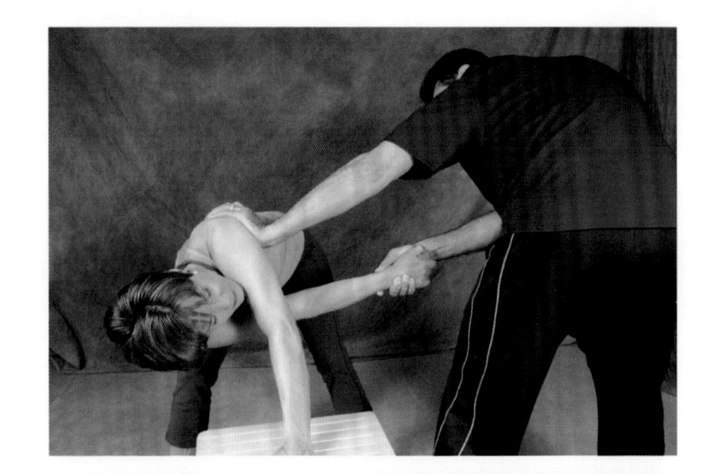

图 6. 38 b
活动范围（ROM）

图 6. 38 c
PNF

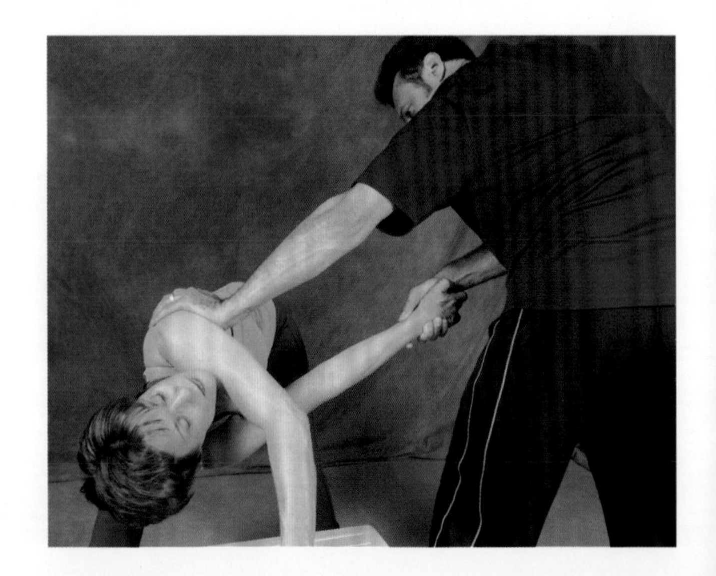

图 6. 38 d
拉伸

缩写词汇表

ADLs——Activities of Daily Living——日常生活的正常活动
AROM——Active Range of Motion——主动活动范围
CRAC——Contract Relax Agonist Contract——收缩 - 放松 - 拮抗 - 收缩
DBAL——Deep Back Arm Line——深臂后线
DFAL——Deep Front Arm Line——深前臂线
DFL——Deep Front Line——深前线
DOMS——Delayed Onset Muscle Soreness——延迟性肌肉酸痛
FL——Functional Line——功能线
FST——Fasial Stretch Therapy——筋膜拉伸疗法
GTO——Golgi Tendon Organ——高尔基肌腱器
H-R——Hold-Relax——保持 - 放松
HVLA——High Velocity Low Amplitude——高速低幅度
IR——Internal Rotation——内旋转
LL——Lateral Line——侧线
LLD——Leg Length Discrepancy——腿长差异
LSS——Lengthen-Shorten-Stabilize——延长 - 缩短 - 稳定
MET——Muscle Energy Technique——肌肉能量技术
PMJN——Posture-Myofascia-Joint-Nerve——姿势 - 肌筋膜 - 关节 - 神经
PNF——Proprioceptive Neuromuscular Facilitation——本体感受神经肌肉促进疗法
PNS——Parasympathetic Nervous System——副交感神经系统
PROM——Passive Range of Motion——被动活动范围
PTSD——Post Traumatic Stress Disorder——创伤后应激障碍
PRT——Positional Release Technique——定位释放技术
R1——Resistance 1——阻力屏障 1
R2——Resistance 2——阻力屏障 2
RROM——Resisted Range of Motion——抗阻运动范围
RT——Resistance to Traction——牵引阻力
SITTT——Scan-Identify-Test-Treat-Test again——手动扫描 - 识别 - 测试 - 治疗 - 测试
SBAL——Superficial Back Arm Line——浅背臂线
SBL——Superficial Back Line——浅背线
SFAL——Superficial Front Arm Line——浅前臂线
SFL——Superficial Front Line——浅前线
SIJ——Sacro Iliac Joint——骶髂关节
SPL——Spiral Line——螺旋线
SLR——Straight Leg Raise——直腿抬高试验
SNS——Sympathetic Nervous System——交感神经系统
SOAP——Subjective Objective Assessment Plan——主客观评估计划
TOC——Traction Oscillation Circumduction——牵引 - 摆动 - 环转